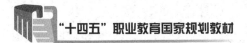

"十四五"职业教育国家规划教材

中等职业教育药学类专业第三轮教材

供药学类专业使用

药事法规概论 （第3版）

主　编　巩海涛　田　洋

副主编　朱晓波　王安娜　徐志华　王丽娜

编　者　（以姓氏笔画为序）

王安娜（江西省医药学校）

王丽娜（山东药品食品职业学院）

龙萌萌（河南医药健康技师学院）

田　洋（本溪市化学工业学校）

巩海涛（山东药品食品职业学院）

朱晓波（江苏省常州技师学院）

佟元春（淄博市技师学院）

徐志华（淮南市职业教育中心）

黄玉洁（四川省食品药品学校）

曾凡林（广东省食品药品职业技术学校）

U0206062

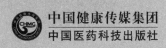

中国健康传媒集团

中国医药科技出版社

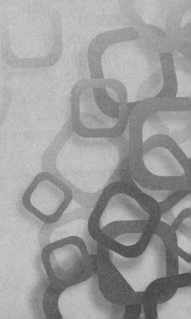

内 容 提 要

　　本教材是"中等职业教育药学类专业第三轮教材"之一。本教材结合中等职业教育药学类专业的特点和医药行业对从业人员的要求，考虑现阶段中等职业教育学生的实践需求，吸收近年来药学类中等职业教育药事法规教学改革的新成果编写而成。药事法规概论是药学类专业的专业基础课或专业核心课程。本教材分为十二个教学项目，下设子任务，内容涵盖药事管理基础知识、药事法律体系，药品的研制、生产、经营、使用四大环节的药事管理知识，以及疫苗、医疗器械的管理知识。本教材为书网融合教材，即纸质教材有机融合电子教材、教学配套资源（PPT、微课、视频等）、题库系统、数字化教学服务（在线教学、在线作业、在线考试），使教学资源更加多样化、立体化。

　　本书供全国中等职业教育和五年制高职药学类专业使用，也可作为医药卫生行业从业人员继续教育和培训用书。

图书在版编目（CIP）数据

　　药事法规概论/巩海涛，田洋主编 . — 3 版 . —北京：中国医药科技出版社，2020.12
（2024.7重印）
　　中等职业教育药学类专业第三轮教材
　　ISBN 978 - 7 - 5214 - 2136 - 1

　　Ⅰ. ①药…　Ⅱ. ①巩…　②田…　Ⅲ. ①药事法规 – 中国 – 中等专业学校 – 教材　Ⅳ.
①R951 ②D922.161

　　中国版本图书馆 CIP 数据核字（2020）第 236623 号

美术编辑　陈君杞
版式设计　友全图文

出版　**中国健康传媒集团**｜中国医药科技出版社
地址　北京市海淀区文慧园北路甲 22 号
邮编　100082
电话　发行：010 – 62227427　邮购：010 – 62236938
网址　www.cmstp.com
规格　787mm×1092mm $^1/_{16}$
印张　15 $^1/_4$
字数　326 千字
初版　2011 年 5 月第 1 版
版次　2020 年 12 月第 3 版
印次　2024 年 7 月第 6 次印刷
印刷　三河市万龙印装有限公司
经销　全国各地新华书店
书号　ISBN 978 - 7 - 5214 - 2136 - 1
定价　**48.00 元**

获取新书信息、投稿、为图书纠错，请扫码联系我们。

2011 年，中国医药科技出版社根据教育部《中等职业教育改革创新行动计划（2010—2012 年）》精神，组织编写出版了"全国医药中等职业教育药学类专业规划教材"；2016 年，根据教育部 2014 年颁发的《中等职业学校专业教学标准（试行）》等文件精神，修订出版了第二轮规划教材"全国医药中等职业教育药学类'十三五'规划教材"，受到广大医药卫生类中等职业院校师生的欢迎。为了进一步提升教材质量，紧跟职教改革形势，根据教育部颁发的《国家职业教育改革实施方案》（国发〔2019〕4 号）、《中等职业学校专业教学标准（试行）》（教职成厅函〔2014〕48 号）精神，中国医药科技出版社有限公司经过广泛征求各有关院校及专家的意见，于 2020 年 3 月正式启动了第三轮教材的编写工作。

党的二十大报告指出，要办好人民满意的教育，全面贯彻党的教育方针，落实立德树人根本任务，培养德智体美劳全面发展的社会主义建设者和接班人。教材是教学的载体，高质量教材在传播知识和技能的同时，对于践行社会主义核心价值观，深化爱国主义、集体主义、社会主义教育，着力培养担当民族复兴大任的时代新人发挥巨大作用。在教育部、国家药品监督管理局的领导和指导下，在本套教材建设指导委员会专家的指导和顶层设计下，中国医药科技出版社有限公司组织全国 60 余所院校 300 余名教学经验丰富的专家、教师精心编撰了"全国医药中等职业教育药学类'十四五'规划教材（第三轮）"，该套教材付梓出版。

本套教材共计 42 种，全部配套"医药大学堂"在线学习平台。主要供全国医药卫生中等职业院校药学类专业教学使用，也可供医药卫生行业从业人员继续教育和培训使用。

本套教材定位清晰，特点鲜明，主要体现如下几个方面。

1. 立足教改，适应发展

为了适应职业教育教学改革需要，教材注重以真实生产项目、典型工作任务为载体组织教学单元。遵循职业教育规律和技术技能型人才成长规律，体现中职药学人才培养的特点，着力提高药学类专业学生的实践操作能力。以学生的全面素质培养和产业对人才的要求为教学目标，按职业教育"需求驱动"型课程建构的过程，进行任务分析。坚持理论知识"必需、够用"为度。强调教材的针对性、实用性、条理性和先进性，既注重对学生基本技能的培养，又适当拓展知识面，实现职业教育与终身学习的对接，为学生后续发展奠定必要的基础。

2. 强化技能，对接岗位

教材要体现中等职业教育的属性，使学生掌握一定的技能以适应岗位的需要，具有一定的理论知识基础和可持续发展的能力。理论知识把握有度，既要给学生学习和掌握技能奠定必要的、足够的理论基础，也不要过分强调理论知识的系统性和完整性；注重技能结合理论知识，建设理论－实践一体化教材。

3. 优化模块，易教易学

设计生动、活泼的教学模块，在保持教材主体框架的基础上，通过模块设计增加教材的信息量和可读性、趣味性。例如通过引入实际案例以及岗位情景模拟，使教材内容更贴近岗位，让学生了解实际岗位的知识与技能要求，做到学以致用；"请你想一想"模块，便于师生教学的互动；"你知道吗"模块适当介绍新技术、新设备以及科技发展新趋势、行业职业资格考试与现代职业发展相关知识，为学生后续发展奠定必要的基础。

4. 产教融合，优化团队

现代职业教育倡导职业性、实践性和开放性，职业教育必须校企合作、工学结合、学作融合。专业技能课教材，鼓励吸纳 1～2 位具有丰富实践经验的企业人员参与编写，确保工作岗位上的先进技术和实际应用融入教材内容，更加体现职业教育的职业性、实践性和开放性。

5. 多媒融合，数字增值

为适应现代化教学模式需要，本套教材搭载"医药大学堂"在线学习平台，配套以纸质教材为基础的多样化数字教学资源（如课程 PPT、习题库、微课等），使教材内容更加生动化、形象化、立体化。此外，平台尚有数据分析、教学诊断等功能，可为教学研究与管理提供技术和数据支撑。

编写出版本套高质量教材，得到了全国各相关院校领导与编者的大力支持，在此一并表示衷心感谢。出版发行本套教材，希望得到广大师生的欢迎，并在教学中积极使用和提出宝贵意见，以便修订完善，共同打造精品教材，为促进我国中等职业教育医药类专业教学改革和人才培养作出积极贡献。

数字化教材编委会

主　编　巩海涛　田　洋
副主编　朱晓波　王安娜　徐志华　王丽娜
编　者　（以姓氏笔画为序）
　　　　王安娜（江西省医药学校）
　　　　王丽娜（山东药品食品职业学院）
　　　　龙萌萌（河南医药健康技师学院）
　　　　田　洋（本溪市化学工业学校）
　　　　巩海涛（山东药品食品职业学院）
　　　　朱晓波（江苏省常州技师学院）
　　　　佟元春（淄博市技师学院）
　　　　徐志华（淮南市职业教育中心）
　　　　黄玉洁（四川省食品药品学校）
　　　　曾凡林（广东省食品药品职业技术学校）

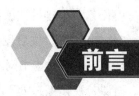

2019 年，随着全面落实习近平总书记提出的对食品药品"四个最严"监管要求，我国对《中国人民共和国药品管理法》进行了全面修订，并颁布施行了《中华人民共和国疫苗管理法》，将我国的药品管理水平提升到一个前所未有的高度。本教材及时跟进药事管理最新进展，使学生能掌握到最新的药事信息。医疗器械虽不是药品，但同药品一样，也是用于人类疾病预防、诊断、治疗、监护的特殊产品，并且在现代医疗服务中占有越来越重要的地位，本教材也一并讲解。

药事法规概论是中职和五年制高职药学类专业的核心课程，本教材是学生掌握药事管理基础理论、基本知识和专业技能的必备教材。通过本课程的学习，学生可掌握我国现行药品监督管理体制机制以及相关法律法规等要求，培养学生的行为规范，使其具备运用药事管理知识解决药学实践问题的能力，为知法、守法、依法从业打下良好的基础。

本版教材在上版基础上做了多处修订和优化。教材中所涉及的法律法规等，均以2020 年 8 月颁布的最新版为准；对于行业内近期重大工作，例如仿制药一致性评价、两票制、药品集中招标采购等，在教材中都有所介绍；补充了疫苗管理、医疗器械等相关内容；增加了 PPT、重要知识点微课、数字题库等数字资源。

在遵循"三基""五性"原则基础上，本教材着重体现了中职人才培养教育特色，注重理论与实践的紧密结合，学练结合，着力培养学生分析和解决实际问题的能力，努力培养高素质技术技能型人才。本教材按照药事管理内在逻辑关系，将全书内容分成十二个教学项目，下设子任务，涵盖药事管理通用基础知识、药事法律体系，药品研制、生产、经营、使用四大环节的药事管理知识，还单独介绍了药品管理专项知识，例如特殊管理药品、疫苗、中药等，促进学生对药事管理知识的掌握。最后讲解了与大健康产业密切相关的医疗器械相关知识。本教材根据行业企业生产经营实际，在部分对技能性要求较高的教学项目后，设置了针对性实训项目，项目引领、任务驱动，进一步强化学生行业技能及岗位素质的培养。

为提高教材的生动性和学习的趣味性，在编写体例上力求灵活生动，采用"项目

→任务"编排模式,正文前设置"学习目标""实例分析",文中有"请你想一想""你知道吗",文后设置"实训""目标检测"等版块,使教材好教、好用、易学、易掌握。本教材为书网融合教材,即纸质教材有机融合电子教材、教学配套资源(PPT、微课、视频等)、题库系统、数字化教学服务(在线教学、在线作业、在线考试),使教学资源更加多样化、立体化。

本教材有两大特色和亮点:一是根据"药事法规概论"的课程特点,着力强化案例式教学。全书共收集了行业内典型案例近20个,以案例说法、释法,和鲜活的案例调动学生的学习积极性。在任务内容前,首先进行典型案例引导,在内容中也不时穿插近年来行业内发生的真实案例,教育性强,警示作用突出,便于引起学生的关注和共鸣。二是精心设计典型实训项目,注重培养学生的实践技能。学习药事管理课程,重在实践、贵在应用。为此,本教材在具体内容展现上充分考虑了多数就业岗位对学生药事技能的要求,精选了在药品生产、经营、使用等工作岗位上常见、常用的药事技能,汇总提炼成典型实训项目,项目导向、任务驱动,促进学生实践技能的提升。

本教材的项目一由朱晓波编写,项目二由曾凡林编写,项目三由佟元春编写,项目四、项目十由田洋编写,项目五由黄玉洁编写,项目六由徐志华编写,项目七由王安娜编写,项目八、项目十一由王丽娜编写,项目九由龙萌萌编写,项目十二由巩海涛编写。

本教材中的案例均是引用的官方客观报道,所涉及内容仅供教学使用,不对案例做任何评价,若有不当之处欢迎指教探讨。

由于编者水平所限,难免有不当之处,敬请读者及使用该教材的师生批评指正。

编　者
2020 年 10 月

目录

项目一　药事管理与药事组织认知　1

任务一　药事管理认知　1

一、药事　1

二、药事管理　2

三、我国的药事管理体制　2

任务二　药事组织认知　4

一、药事组织的概念与类型　4

二、药品监督管理行政机构　5

三、药品监督管理技术机构　8

四、医药行业组织　9

实训一　药品监督管理组织　11

项目二　药品管理法律法规认知　15

任务一　药品管理立法认知　16

一、法的基本知识　16

二、我国药品管理法律体系　17

任务二　《中华人民共和国药品管理法》认知　20

一、概述　20

二、《中华人民共和国药品管理法》主要内容　20

任务三　《中华人民共和国疫苗管理法》认知　37

一、概述　37

二、《中华人民共和国疫苗管理法》主要内容　38

实训二　典型假药、劣药案例分析　47

项目三　药学技术人员管理认知　53

任务一　药学技术人员认知　53

一、药学技术人员概述　53

二、药学技术人员的职责　53

三、我国药师管理制度　54

1. 掌握药事、药事管理、药事组织的概念；我国药品监督管理机构及其职责。

2. 熟悉我国药事管理体制。

1. 掌握《中华人民共和国药品管理法》的立法目的、适用范围和主要内容。

2. 熟悉法的基本知识；药品管理的法律体系；《中华人民共和国疫苗管理法》的主要内容。

1. 掌握执业药师的概念、考试和注册管理制度；执业药师道德准则及业务规范。

2. 熟悉药学技术人员的职责；药师职业道德的基本原则。

任务二　执业药师管理　　　　　　　　　　　55
　一、执业药师概述　　　　　　　　　　　55
　二、执业药师资格制度　　　　　　　　　55

任务三　药师职业道德与规范认知　　　　　58
　一、药师的职业道德原则　　　　　　　　58
　二、执业药师职业道德准则　　　　　　　59
　三、执业药师业务规范　　　　　　　　　59

项目四　药品管理认知　　　　　　　　　　66

任务一　药品认知　　　　　　　　　　　　66
　一、药品的概念及分类　　　　　　　　　66
　二、药品的质量特性与特殊性　　　　　　66
　三、药品标准　　　　　　　　　　　　　68

任务二　处方药与非处方药分类管理　　　　70
　一、处方药与非处方药的定义　　　　　　70
　二、处方药的管理要点　　　　　　　　　70
　三、非处方药的管理要点　　　　　　　　71

任务三　药品不良反应报告与监测管理　　　73
　一、药品不良反应的界定和分类　　　　　73
　二、药品不良反应报告和处置　　　　　　73
　三、药品重点监测　　　　　　　　　　　76
　四、药品不良反应评价与控制　　　　　　76

任务四　药品召回管理　　　　　　　　　　77
　一、药品召回的定义　　　　　　　　　　78
　二、药品召回的分类与分级　　　　　　　78
　三、药品召回的实施与监督管理　　　　　78
　四、法律责任　　　　　　　　　　　　　80

任务五　国家基本药物和基本医疗保险药品管理　81
　一、国家基本药物管理要点　　　　　　　81
　二、基本医疗保险药品管理要点　　　　　82

项目五　药品信息管理认知　　　　　　　　87

任务一　药品标签和说明书管理　　　　　　87
　一、药品标签的管理　　　　　　　　　　87
　二、药品说明书的管理　　　　　　　　　91

1. 掌握药品的概念、药品标准；药品不良反应的相关定义；药品召回管理的定义与分类、药品召回管理责任划分；处方药与非处方药分类管理制度的有关规定等内容。

2. 熟悉药品分类；药品的质量特性和特殊性；药品不良反应监测管理制度；药品召回的程序、《药品召回管理办法》；国家基本药物制度、基本医疗保险用药政策及相关规定。

1. 掌握药品标签、药品说明书的定义；药品广告的基本要求。

2. 熟悉药品标签的内容；医保对药品价格的引导作用。

任务二 药品价格和广告管理   93
　　一、药品价格管理   93
　　二、药品广告管理   94

项目六 药品注册管理   99

任务一 药品注册概述   99
　　一、新药的定义与管理范畴   100
　　二、药品注册的定义与分类   100
　　三、药品注册监管   101

任务二 药品注册管理认知   101
　　一、药物研制   101
　　二、药品上市注册   105
　　三、药品批准证明文件的格式   107

任务三 仿制药一致性评价认知   107
　　一、仿制药一致性评价   107
　　二、仿制药一致性评价的进展与时限   108

项目七 药品生产管理   111

任务一 药品生产与药品生产企业认知   111
　　一、药品生产   111
　　二、药品生产企业   112

任务二 《药品生产质量管理规范》认知   114
　　一、GMP 概述   114
　　二、GMP 的主要内容   116

实训三 药品生产企业参观及 GMP 操作体验   128

项目八 药品经营管理   131

任务一 药品经营与药品经营企业认知   131
　　一、药品经营   131
　　二、药品经营企业   133

任务二 《药品经营质量管理规范》认知   137
　　一、GSP 概况   137
　　二、GSP 的主要内容   138

任务三 药品电子商务认知   147
　　一、药品电子商务概述   147
　　二、互联网药品信息服务管理   147

1. 掌握药品注册的概念与分类；药品注册申报与审批。
2. 熟悉《药品注册管理办法》《药物非临床研究质量管理规范》（GLP）和《药物临床试验质量管理规范》（GCP）的主要内容。

1. 掌握药品生产企业开办的流程和药品生产管理的要求。
2. 熟悉药品生产的注册、生产、经营及监督管理的有关知识。

1. 掌握《药品经营质量管理规范》的基本内容和要求；药品电子商务的定义。
2. 熟悉互联网药品信息服务管理和互联网药品交易服务管理的基本要求。

三、互联网药品交易服务管理　　149

实训四　药品批发企业库房参观及药品验收
　　　　储存养护管理体验　　151

实训五　零售药店药品陈列操作体验　　152

项目九　医疗机构药事管理　　155

任务一　医疗机构药事管理认知　　155
　一、医疗机构的概念及分类　　156
　二、医疗机构药事管理规定　　157

任务二　医疗机构调剂管理　　160
　一、处方管理　　160
　二、调剂管理　　162

任务三　医疗机构制剂管理　　164
　一、医疗机构制剂的含义　　164
　二、医疗机构制剂的特点　　165
　三、医疗机构制剂管理要点　　165

任务四　医疗机构药品管理　　167
　一、医疗机构药品的采购　　167
　二、医疗机构药品的储存　　170
　三、医疗机构药物临床应用　　171

项目十　特殊药品管理　　175

任务一　麻醉药品和精神药品的管理　　175
　一、麻醉药品和精神药品的概念及品种范围　　175
　二、麻醉药品和精神药品的监督管理　　176

任务二　医疗用毒性药品的管理　　181
　一、医疗用毒性药品的概念及品种范围　　181
　二、医疗用毒性药品的监督管理　　181

任务三　放射性药品的管理　　183
　一、放射性药品的概念及品种范围　　183
　二、放射性药品的监督管理　　184

任务四　其他实行特殊管理的药品　　186
　一、药品类易制毒化学品的管理　　186
　二、兴奋剂的管理　　188
　三、含特殊管理药品复方制剂的管理　　189

1. 掌握调剂的定义、调剂的流程与步骤。

2. 熟悉处方的定义、内容、颜色、书写要求、权限等内容。

1. 掌握麻醉药品、精神药品生产、经营、使用的管理要点；医疗用毒性药品的生产、经营、使用的管理规定；药品类易制毒化学品、含兴奋剂药品、含麻黄碱类复方制剂的管理规定。

2. 熟悉我国生产和使用的麻醉药品、精神药品、医疗用毒性药品的品种；药品类易制毒化学品的概念和分类；兴奋剂的概念、分类和目录。

项目十一 中药管理 196

任务一 中药及《中华人民共和国中医药法》认知 196
一、中药的定义及分类 197
二、《中华人民共和国中医药法》简介 197

任务二 中药材管理 199
一、中药材生产质量管理 199
二、中药材专业市场管理 201
三、进口药材管理 203
四、野生药材资源保护管理 204

任务三 中药饮片管理 206
一、中药饮片生产经营管理 206
二、中药配方颗粒的管理规定 207

任务四 中药品种保护管理 208
一、中药保护品种的范围及等级划分 208
二、中药保护品种的保护措施 209

项目十二 医疗器械管理 213

任务一 医疗器械认知 213
一、医疗器械的概念 214
二、医疗器械的分类管理 215
三、国家重点监管的医疗器械目录 215

任务二 医疗器械的监督管理 216
一、我国医疗器械监管的法规体系 217
二、《医疗器械监督管理条例》简介 218

任务三 医疗器械生产、经营管理 220
一、医疗器械的生产管理 221
二、医疗器械的经营管理 222
三、医疗器械说明书、标签管理 224
四、医疗器械不良事件监测与召回管理 225
五、医疗器械广告管理 225

参考答案 228
参考文献 230

1. 掌握中药材生产质量管理；野生药材资源保护管理规定；中药品种保护的范围、等级划分。

2. 熟悉中药的概念及其分类；中药材专业市场管理；中药饮片、中药配方颗粒的管理规定；中药保护品种的保护措施。

1. 掌握医疗器械基本知识和重点医疗器械的管理。

2. 熟悉医疗器械的备案、注册、生产、经营及使用监督管理的有关知识。

药事管理与药事组织认知

PPT

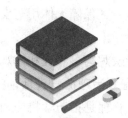

学习目标

知识要求

1. **掌握** 药事、药事管理、药事组织的概念；我国药品监督管理机构及其职责。
2. **熟悉** 我国药事管理体制。
3. **了解** 医药行业的组织。

能力要求

　　能根据具体的药事活动或事件，分辨其应归属管理的药品监督管理机构或相关部门。

📑实例分析

"齐二药""亮菌甲素"事件

　　2006 年 5 月 3 日，广东省食品药品监督管理局报告，发现部分患者使用齐齐哈尔第二制药公司生产的"亮菌甲素注射液"后，出现严重不良反应——急性肾功能衰竭。国家食品药品监督管理局在接到有关报告后，立即责成相关部门对这批药品进行查封，并停止其销售和使用，同时对此事件展开调查。

　　查明事件原因：犯罪嫌疑人王某于 2005 年 9 月以江苏某化工总厂名义用"二甘醇"1 吨假冒"丙二醇"销售给"齐二药"，其在购销活动中还存在伪造药品注册证、药品生产许可证等违法行为；"齐二药"生产和质量管理混乱，检验环节失控，检验人员违反 GMP 有关规定，将"二甘醇"当作"丙二醇"投料生产；"二甘醇"在患者体内氧化成草酸，导致急性肾功能衰竭。

　　讨论　1."齐二药"事件涉及了哪些药事组织？暴露出哪些问题？

　　　　　2.说一说药品监督管理的重要意义。

🏛 任务一　药事管理认知

一、药事

　　药事，即药学事业的简称。通常情况下，药事可以理解为一切与药有关的事务，是由药学若干个部门及其活动构成的一个完整体系。这些部门包括药学教育、药品研制、药品生产、药品经营、药品使用、药品检验及药品管理等；涉及的活动主要有药品的研制、生产、经营、使用、价格、广告和监督管理等所有涉药活动。

二、药事管理

1. 药事管理的含义 药事管理是指对药学事业的综合管理，是运用管理学、法学、社会学、经济学的原理和方法对药事活动进行研究，总结其规律，并用于指导药事工作健康发展的社会活动。

2. 药事管理的目的 对药学事业进行管理是为了保证药品质量，保障人体用药安全、有效，维护人民身体健康和用药的合法权益，促进药学事业发展。

3. 药事管理的主要内容 在我国，药事管理的主要内容包括宏观药事管理和微观药事管理。宏观的药事管理是国家政府的行政机关对药事进行有效治理的管理活动，称之为药品监督管理，简言之就是国家对药品的管理。微观药事管理是指药学机构和组织自身的药事管理。

三、我国的药事管理体制

药事管理体制是指在一定社会制度下药事工作的组织方式、管理制度和管理方法，是国家机关、企业和事业单位管理权限划分的制度，是药事组织运行机制的制度。

我们这里介绍的是国家对药事的管理，是指国务院以及各级政府设置的药品监督管理部门对药事的管理。

我国药品的监督管理体制是各级药品监督管理机构根据国家法律、法规、政策，对药品研究、生产、流通、使用、价格、广告等各个环节实行有效的全过程的管理，对药学组织和相应从业人员进行必要的监督管理。

（一）我国药品监督管理的历史沿革 ⓔ微课

中华人民共和国成立后，卫生行政部门下设药政管理处，主管药品监督管理工作。1957 年更名为药政管理局，协调全国药品生产、经营和使用各环节的药政管理。改革开放以后，我国政府先后进行了三次行政管理体制改革，组建了国家医药管理局等专业管理部门，逐步规范药品管理。

1998 年，我国进行了第四次行政管理体制改革。第九届全国人民代表大会审议通过了关于国务院机构改革的决定，为了加强国务院对药品监督管理工作的领导，新组建了国家药品监督管理局，为国务院直属机构，负责对药品（含医疗器械）研究、生产、流通、使用全过程的监督管理。2000 年，国务院批准药品监督管理体制改革方案，明确省级以下药品监督管理机构实行垂直管理。

2003 年 3 月，第十届全国人民代表大会审议通过国务院机构改革方案，在国家药品监督管理局基础上组建国家食品药品监督管理局。2003 年 4 月 16 日，国家药品监督管理局正式更名为国家食品药品监督管理局，为国务院直属机构。其主要职责是继续行使药品监督管理职能，并负责对食品、保健食品、化妆品安全管理的综合监督和组织协调。

2008年3月，第十一届全国人民代表大会审议通过国务院的机构改革方案，明确由卫生部承担食品安全综合协调、组织查处食品安全重大事故的责任，同时国家食品药品监督管理局由国务院直属改为由卫生部管理。同年11月，国务院办公厅印发《关于调整省级以下食品药品监督管理体制有关问题的通知》，要求将食品药品监督管理机构省级以下垂直管理改为由地方政府分级管理，业务接受上级主管部门和同级卫生部门的组织指导和监督。

2013年3月22日，第十二届全国人民代表大会审议通过了关于国务院机构改革的方案，这次改革为了进一步提高食品药品监督管理水平，将原来食品安全办的职责、食品药品监督管理局的职责、质检总局的生产环节食品安全监督管理职责、工商总局的流通环节食品安全监督管理职责整合，组建了国家食品药品监督管理总局，为国务院直属机构。

2018年，第十三届全国人民代表大会第一次会议审议批准的《国务院机构改革方案》，将原国家工商行政管理总局的职责、原国家质量监督检验检疫总局的职责、原国家食品药品监督管理总局的职责、国家发展和改革委员会的价格监督检查与反垄断执法职责、商务部的经营者集中反垄断执法以及国务院反垄断委员会办公室等职责进行整合，组建国家市场监督管理总局，为国务院直属机构。同时，考虑到药品监管的特殊性，单独组建国家药品监督管理局，由国家市场监督管理总局管理。

我国药品监督管理的历史沿革见图1-1所示。

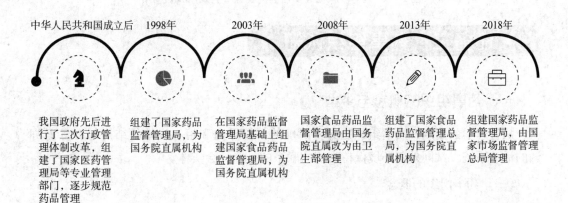

中华人民共和国成立后	1998年	2003年	2008年	2013年	2018年
我国政府先后进行了三次行政管理体制改革，组建了国家医药管理局等专业管理部门，逐步规范药品管理	组建了国家药品监督管理局，为国务院直属机构	在国家药品监督管理局基础上组建国家食品药品监督管理局，为国务院直属机构	国家食品药品监督管理局由国务院直属改为由卫生部管理	组建了国家食品药品监督管理总局，为国务院直属机构	组建国家药品监督管理局，由国家市场监督管理总局管理

图1-1 我国药品监督管理的历史沿革

（二）我国现行的药品监督管理机构设置

2018年，国务院机构改革后的药品监督管理机构设置如图1-2所示。

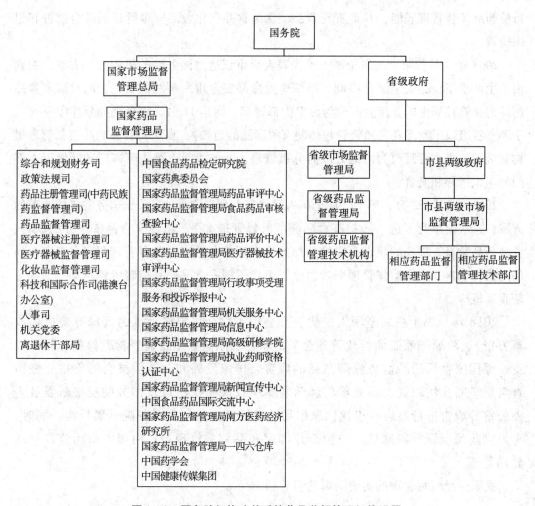

图 1-2　国务院机构改革后的药品监督管理机构设置

任务二　药事组织认知

一、药事组织的概念与类型

从管理学的角度，所谓组织是具有明确的目标导向和精心设计的结构与有意识协调的活动系统，又同外部环境保持密切的联系的一个社会实体。

（一）药事组织的概念

狭义的药事组织是指为了实现药学的社会任务所提出的目标，经由人为的分工形成的各类药事组织机构的总称。

广义的药事组织是指以实现药学社会任务为共同目标而建立起来的人们的集合体，它是药学人员相互影响的社会心理系统，是运用药学知识和药学技术的技术系统，是人们以特定形式的结构关系而共同工作的系统。

（二）药事组织的类型

药事组织的类型如图 1-3 所示。

药品监督管理组织	◦药品监督管理组织是指政府机构中监督管理药品和药学企事业组织的行政机构。
药品生产、经营组织	◦药品生产、经营组织是指药品生产企业、药品经营企业，其主要功能是生产药品和经销药品。
药品使用组织	◦药品使用组织是指医疗机构药学部（药剂科或药房），直接给病人供应药品和提供药学服务。
药学教育、科研组织	◦药学教育组织、科研组织指的是学校和科研机构。主要功能是教育、培养药学人才，对药品进行基础研究和创新研究等。
药事社会团体组织	◦药事社团组织主要指药学会和各类药学协会，是药学企事业组织与政府机构联系的纽带，发挥协助政府管理药事的作用。

图 1-3 药事组织的类型

药事组织和卫生组织、经济组织、国家的行政组织等密切关系，不是孤立存在于社会的。

请你想一想

我们当地有哪些药事组织？分别属于药事组织的哪种类型？

二、药品监督管理行政机构

药品监督管理行政机构是指依照法律法规的授权和相关规定，承担药品研制、生产、流通和使用环节监督管理职责的组织机构，属于药品监督管理组织。

我国药品监督管理的行政机构如表 1-1 所示。

表 1-1 我国药品监督管理的行政机构

我国药品监督管理的行政机构	主要负责内容
国家药品监督管理局	负责制定药品、医疗器械和化妆品监管制度； 负责药品、医疗器械和化妆品研制环节的许可、检查和处罚
省级药品监督管理局	负责药品、医疗器械和化妆品生产环节的许可、检查和处罚； 负责药品批发许可、零售连锁总部许可、互联网销售第三方平台备案及检查和处罚
市县两级市场监督管理部门	负责药品零售、医疗器械经营的许可、检查和处罚，化妆品经营和药品、医疗器械使用环节质量的检查和处罚； 相关市场主体登记注册和营业执照核发，查处准入、生产、经营、交易中的有关违法行为，实施反垄断执法、价格监督检查和反不正当竞争； 负责药品、保健食品、医疗器械、特殊医学用途配方食品广告审查和监督处罚

（一）国家药品监督管理局

国家药品监督管理局（National Medical Products Administration，简称 NMPA）贯彻落实党中央关于药品监督管理工作的方针政策和决策部署，在履行职责过程中坚持和加强党对药品监督管理工作的集中统一领导。其主要职责如下。

1. 负责药品（含中药、民族药，下同）、医疗器械和化妆品安全监督管理。拟订监督管理政策规划，组织起草法律法规草案，拟订部门规章，并监督实施。研究拟订鼓励药品、医疗器械和化妆品新技术新产品的管理与服务政策。

2. 负责药品、医疗器械和化妆品标准管理。组织制定、公布国家药典等药品、医疗器械标准，组织拟订化妆品标准，组织制定分类管理制度，并监督实施。参与制定国家基本药物目录，配合实施国家基本药物制度。

3. 负责药品、医疗器械和化妆品注册管理。制定注册管理制度，严格上市审评审批，完善审评审批服务便利化措施，并组织实施。

4. 负责药品、医疗器械和化妆品质量管理。制定研制质量管理规范并监督实施。制定生产质量管理规范并依职责监督实施。制定经营、使用质量管理规范并指导实施。

5. 负责药品、医疗器械和化妆品上市后风险管理。组织开展药品不良反应、医疗器械不良事件和化妆品不良反应的监测、评价和处置工作。依法承担药品、医疗器械和化妆品安全应急管理工作。

6. 负责执业药师资格准入管理。制定执业药师资格准入制度，指导监督执业药师注册工作。

7. 负责组织指导药品、医疗器械和化妆品监督检查。制定检查制度，依法查处药品、医疗器械和化妆品注册环节的违法行为，依职责组织指导查处生产环节的违法行为。

8. 负责药品、医疗器械和化妆品监督管理领域对外交流与合作，参与相关国际监管规则和标准的制定。

9. 负责指导省、自治区、直辖市药品监督管理部门工作。

10. 完成党中央、国务院交办的其他任务。

根据上述职责，国家药品监督管理局设置的主要内设机构有：综合和规划财务司、政策法规司、药品注册管理司（中药民族药监督管理司）、药品监督管理司、医疗器械注册管理司、医疗器械监督管理司、化妆品监督管理司、科技和国际合作司（港澳台办公室）、人事司等。

（二）地方药品监督管理部门

各省（自治区、直辖市）按照中央要求，结合各地实际，组建省（自治区、直辖市）药品监督管理局。2018 年政府机构改革，单纯的药品监督管理机构只设到省一级。省级药品监督管理部门负责药品、医疗器械和化妆品生产环节的许可、检查和处罚，以及药品批发许可、零售连锁总部许可、互联网销售第三方平台备案及检查和处罚。

根据党的十九届三中全会审议通过的《中共中央关于深化党和国家机构改革的决定》和《深化党和国家机构改革方案》，省市县各级涉及党中央集中统一领导和国家法制统一、政令统一、市场统一的机构职能要基本对应。赋予省级及以下机构更多自主权，突出不同层级职责特点，允许地方根据本地区经济社会发展实际，在规定限额内因地制宜设置机构和配置职能。

市场监管实行分级管理，药品经营销售等行为的监督管理，则由市县两级市场监督管理部门统一承担。

(三) 药品监督管理工作相关部门

药品监督管理工作涉及多个政府职能部门，除药品监督管理部门以外，还涉及以下行政管理部门。

1. 市场监督管理部门 国家和省（自治区、直辖市）的市场监督管理机构管理同级药品监督管理机构。市县两级市场监督管理部门负责药品零售、医疗器械经营的许可、检查和处罚，以及化妆品经营和药品、医疗器械使用环节质量的检查和处罚；

> **请你想一想**
> 如果你想在当地开一个单体药店，应该找哪一个行政部门审批？

负责相关市场主体登记注册和营业执照核发，查处准入、生产、经营、交易中的有关违法行为，实施反垄断执法、价格监督检查和反不正当竞争；负责药品、保健食品、医疗器械、特殊医学用途配方食品广告审查和监督处罚。

2. 卫生健康部门 国家卫生健康委员会贯彻落实党中央关于卫生健康工作的方针政策和决策部署，在履行职责过程中坚持和加强党对卫生健康工作的集中统一领导。国家卫健委与药事相关的职责主要有：

（1）组织拟订国民健康政策，拟订卫生健康事业发展法律法规草案、政策、规划，制定部门规章和标准并组织实施。统筹规划卫生健康资源配置，指导区域卫生健康规划的编制和实施。制定并组织实施推进卫生健康基本公共服务均等化、普惠化、便捷化和公共资源向基层延伸等政策措施。

（2）协调推进深化医药卫生体制改革，研究提出深化医药卫生体制改革重大方针、政策、措施的建议。组织深化公立医院综合改革，推进管办分离，健全现代医院管理制度，制定并组织实施推动卫生健康公共服务提供主体多元化、提供方式多样化的政策措施，提出医疗服务和药品价格政策的建议。

（3）组织制定国家药物政策和国家基本药物制度，开展药品使用监测、临床综合评价和短缺药品预警，提出国家基本药物价格政策的建议，参与制定国家药典。

（4）管理国家中医药管理局。

3. 其他药品管理工作相关部门 药品管理工作相关部门还包括：中医药管理部门、医疗保障部门、发展和改革宏观调控部门、人力资源和社会保障部门、工业和信息化部门、商务部门、公安部门、海关、网信办、新闻宣传部门、新闻出版广电部门等。

三、药品监督管理技术机构

药品监督管理部门在实施行政监管的过程中，必须有技术部门的支撑和服务。我国药品监督管理的技术机构如表 1 - 2 所示。

表 1 - 2　我国药品监督管理的技术机构

分类	我国药品监督管理的技术机构
国家药品监督管理局直属	中国食品药品检定研究院 国家药典委员会 国家药品监督管理局药品审评中心 国家药品监督管理局食品药品审核查验中心 国家药品监督管理局药品评价中心 国家药品监督管理局行政事项受理服务和投诉举报中心 国家药品监督管理局执业药师资格认证中心 国家药品监督管理局高级研修学院
省级药品监督管理局直属	省级食品药品检验研究院、省级医疗器械检验所、省级认证评审中心、省级药品不良反应监测中心等
市县两级市场监督管理部门直属	市县两级食品药品检验部门

（一）中国食品药品检定研究院

中国食品药品检定研究院是国家药品监督管理局的直属事业单位，是国家检验药品、生物制品质量的法定机构。其主要职责有：

1. 承担食品、药品、医疗器械、化妆品及有关药用辅料、包装材料与容器（以下统称为食品药品）的检验检测工作。组织开展药品、医疗器械、化妆品抽验和质量分析工作。负责相关复验、技术仲裁。组织开展进口药品注册检验以及上市后有关数据收集分析等工作。

2. 承担药品、医疗器械、化妆品质量标准、技术规范、技术要求、检验检测方法的制修订以及技术复核工作。组织开展检验检测新技术、新方法、新标准研究。承担相关产品严重不良反应、严重不良事件原因的实验研究工作。

3. 负责医疗器械标准管理相关工作。

4. 承担生物制品批签发相关工作。

5. 承担化妆品安全技术评价工作。

6. 组织开展有关国家标准物质的规划、计划、研究、制备、标定、分发和管理工作。

7. 负责生产用菌毒种、细胞株的检定工作。承担医用标准菌毒种、细胞株的收集、鉴定、保存、分发和管理工作。

8. 承担实验动物饲育、保种、供应和实验动物及相关产品的质量检测工作。

9. 承担食品药品检验检测机构实验室间比对以及能力验证、考核与评价等技术工作。

10. 负责研究生教育培养工作。组织开展对食品药品相关单位质量检验检测工作的培训和技术指导。

11. 开展食品药品检验检测国际（地区）交流与合作。

12. 完成国家局交办的其他事项。

你知道吗

中国食品药品检定研究院的前身系中国药品生物制品检定所。1950 年，中央人民政府卫生部药物食品检验所和生物制品检定所成立，1961 年两所合并为卫生部药品生物制品检定所，1986 年更名为中国药品生物制品检定所，2010 年 9 月 26 日更名为中国食品药品检定研究院。

（二）国家药典委员会

国家药品监督管理局会同国家卫生健康委员会，组织国家药典委员会并制定国家药典。国家药典委员会是法定的国家药品标准工作专业管理机构。其主要职责有：

1. 组织编制、修订和编译《中华人民共和国药典》（以下简称《中国药典》）及配套标准。

2. 组织制定、修订国家药品标准。参与拟订有关药品标准管理制度和工作机制。

3. 组织《中国药典》收载品种的医学和药学遴选工作。负责药品通用名称命名。

4. 组织评估《中国药典》和国家药品标准执行情况。

5. 开展药品标准发展战略、管理政策和技术法规研究。承担药品标准信息化建设工作。

6. 开展药品标准国际（地区）协调和技术交流，参与国际（地区）间药品标准适用性认证合作工作。

7. 组织开展《中国药典》和国家药品标准宣传培训与技术咨询，负责《中国药品标准》等刊物编辑出版工作。

8. 负责药典委员会各专业委员会的组织协调及服务保障工作。

9. 承办国家局交办的其他事项。

（三）其他药品监督管理技术机构

药品监督管理技术机构还包括：国家药品监督管理局药品审评中心、国家药品监督管理局食品药品审核查验中心、国家药品监督管理局药品评价中心、国家药品监督管理局行政事项受理服务和投诉举报中心、国家药品监督管理局执业药师资格认证中心、国家药品监督管理局高级研修学院等。

四、医药行业组织

（一）药品生产企业

药品生产企业，指生产药品的专营企业或者兼营企业。改革开放以来，我国医药工业发展迅速，在建立现代企业制度方面也取得很大发展。

在国家带量采购逐步趋于常态化、医保控费信息化、药品上市许可持有人制度在2019年新修订的《中华人民共和国药品管理法》（以下简称《药品管理法》）中被确定为药品管理的基本制度和核心制度等等一系列的背景下，药企面临着更大的机遇和挑战，竞争会更加激烈，也必将刺激药企进行创新药研发，以获得更大的竞争力。同时也将有利于资源的整合配置，推动产业升级。

根据中国制药工业智能制造白皮书，制药工业作为我国智能化水平重点提升十大领域之一，在智能制造转型中也面临着特殊的机遇与挑战。智能制造可以帮助制药企业合理高效地利用大健康数据、医疗大数据，制定更有针对性的研发方向和市场战略。

（二）药品经营企业

药品经营企业，指经营药品的专营企业和兼营企业。药品经营企业分为药品经营批发企业和药品经营零售企业。

随着人们生活水平不断提高，大健康理念也深入人心，还有人口老龄化问题等，使得药品流通市场规模也在持续增长。截至2019年底，全国零售药店数量为47.98万家。我国零售药店总量整体呈现震荡上行，终端销售额也在增长，但增速有所放缓。医药电商的规模也在持续增长，使得药品经营企业的竞争更加激烈。2020年初新冠疫情发生，医药电商行业发挥了积极的作用。

（三）药品使用组织

医疗机构是药品使用的重要场所。医疗机构中药事活动质量的高低直接关系到人民用药是否安全、有效。药学部（药剂科）是医疗机构中药学管理的重要职能部门，是负责组织管理医院临床用药和各项药学技术服务的部门，在医疗机构的医疗管理和药品管理工作中占有重要地位。药学服务从"以药品为中心"转变为"以患者为中心"，从"以保障药品供应为中心"转变为"在保障药品供应的基础上以重点加强药学专业技术服务、参与临床用药为中心"的模式转变，进一步凸显了临床药师的重要作用和地位。

你知道吗

2019年11月，卫生健康管理委员会在对政协十三届全国委员会第二次会议第0536号（医疗体育类040号）提案答复的函中指出：2014年，临床药师培训工作调整为通科药师培训和专科药师培训两个阶段。与专科药师不同，通科药师工作的重点一般是以抗感染药物治疗和慢病管理为主，在医疗机构主要从事基础临床药学服务，如处方点评、用药交代、用药咨询等。

卫生健康管理委员会将尽快修订完善《医疗机构药师管理办法》并推进实施，促进药师队伍健康发展。

（四）药学教育组织

药学教育组织主要包括综合性大学药学院、独立药科大学、高等医药院校和中等医药学校。药学教育组织教育和培养了很多优秀的药师、药学工程师、药学企业家和药事管理的专门技术人才等。

我国现代药学教育经历了近百年的发展历程，已形成由高等药学教育、中等药学教育、药学继续教育构成的多层次、多类型、多种办学形式的药学教育体系。

（五）药学科研组织

药学科研组织的主要功能是研究开发新药、改进现有药品以及围绕药品和药学的发展进行基础研究，提高创新能力，发展药学事业。

我国的药学科研组织主要有两种类型：一种是独立的药物研究所。如中国科学院、中国医学科学院、中国中医科学院、军事医学科学院等国家和地方科学院系统以及中央和地方的医药卫生行政主管部门等直属的药物研究所。另一种是附设在高校、大型制药企业和大型医院里的药物研究所、室。

（六）药学社会团体

1. 中国药学会　中国药学会成立于 1907 年，是我国成立较早的学术性社会团体之一。1947 年加入国际药学联合会（FIP），但 1949 年以后曾一度中断，直到 1992 年才重返 FIP，是亚洲药物化学联合会（AFMC）的发起成员之一。

2. 药学协会　我国主要的药学协会如表 1-3 所示。

表 1-3　我国主要的药学协会

协会名称	成立时间/年	协会网址
中国医药企业管理协会	1985	http://www.cpema.org/
中国化学制药工业协会	1988	http://www.cpia.org.en/
中国非处方药物协会	1988	http://www.cnma.org.cn/
中国医药商业协会	1989	http://www.capc.org.cn/
中国中药协会	2000	http://www.catcm.org.cn/
中国医药教育协会	1992	http://www.cmea.org.cn/
中国药师协会	2003	http://www.clponline.cn/

实训一　药品监督管理组织

一、实训目的

结合本章所学内容，通过各种方式深入了解本地区的药品监督管理组织，包括行政机构和技术机构。熟悉各部门的主要职责，下设科室的分工，以及彼此之间的工作关联或者隶属关系。

二、实训原理

通过文献研究、官网查阅、调查研究等方式，得出相关结论。

三、实训方法

1. 以实训小组为单位，各自制定计划。按照计划进行任务分工。

2. 各小组如需要到相关部门进行参观和走访，由班级干部和组长统一协调，并汇报老师。

3. 可以采取的方法：查阅文献；登录药品监督管理部门官网及相关部门的官网；翻阅医药相关报纸和杂志；参观本地的药品监督管理行政部门、技术部门以及相关部门；其他有效途径。

4. 对收集到的各类信息进行分析、整理、精炼，提取有效的信息。

5. 各小组制作 PPT，进行汇报。

四、实训考核

根据所整理的内容和 PPT 的制作情况进行打分。

目标检测

一、单项选择题

1. 国家药品监督管理局的英文缩写为（　　）

A. FDA　　　　　　B. CFDA　　　　　　C. NMPA　　　　　　D. SFDA

2. 国家药品监督管理局的上级管理部门是（　　）

A. 国家发展和改革委员会　　　　B. 国家市场监督管理总局

C. 国家卫生健康委员会　　　　　D. 国家医疗保障局

3. 2018 年政府机构改革，单纯的药品监督管理机构设到（　　）

A. 国家级　　　　　　　　　　　B. 省级

C. 地市级　　　　　　　　　　　D. 县级

4. 以下属于药品监督管理组织的是（　　）

A. 国家药品监督管理局　　　　　B. 药科学校

C. 医院药学部　　　　　　　　　D. 药品生产企业

5. 以下属于药品监督管理行政机构的是（　　）

A. 中医药管理部门　　　　　　　B. NMPA

C. 国家卫健委　　　　　　　　　D. 医疗保障部门

6. 以下不属于药品监督管理技术机构的是（　　）

A. 国家药品监督管理局　　　　　B. 药典委员会

C. 国家药品监督管理局药品评价中心　D. 国家药品监督管理局药品审评中心

7. 国家药品监督管理局的职责之一是（　　）

A. 负责药品的储备管理　　　　　B. 制订医药行业的发展规划

C. 组织制定药品、医疗器械标准　　　D. 负责医药行业各专业统计工作

8. 下列不属于药品监督管理行政机构管辖的是（　　　）

　　A. 药品使用管理　　　　　　　　　B. 药品广告管理

　　C. 药品注册管理　　　　　　　　　D. 药品储备管理

9. 负责药品标准制定和修订的部门是（　　　）

　　A. 中国食品药品检定研究院　　　　B. 国家药典委员会

　　C. 国家药品监督管理局药品评价中心　D. 国家药品监督管理局药品审评中心

10. 国家检验药品、医疗器械、化妆品及有关药用辅料、包装材料与容器的检验检测工作的部门是（　　　）

　　A. 中国食品药品检定研究院

　　B. 国家药品监督管理局食品药品审核查验中心

　　C. 中国药学会

　　D. 国家药典委员会

二、多项选择题

1. 下列属于国家药品监督管理局（NMPA）直属单位的是（　　　）

　　A. 中国食品药品检定研究院　　　　B. 国家药典委员会

　　C. 药品注册司　　　　　　　　　　D. 省级药品监督管理局

　　E. 医政医管局

2. 国家药典委员会的主要职责有（　　　）

　　A. 编制《中国药典》及配套标准

　　B. 负责药品通用名称命名

　　C. 负责药品、医疗器械和化妆品注册管理

　　D. 管理国家中医药管理局

　　E. 开展食品药品检验检测国际（地区）交流与合作

3. 下列属于国家药品监督管理局（NMPA）职责的是（　　　）

　　A. 组织拟订国民健康政策

　　B. 负责药品、医疗器械和化妆品质量管理

　　C. 组织制定国家药物政策和国家基本药物制度

　　D. 负责执业药师资格准入管理

　　E. 负责指导省、自治区、直辖市药品监督管理部门工作

4. 以下属于中国食品药品检定研究院职责的是（　　　）

　　A. 负责药品、医疗器械和化妆品质量管理

　　B. 承担化妆品安全技术评价工作

　　C. 组织开展检验检测新技术、新方法、新标准研究

　　D. 食品、药品、医疗器械、化妆品的检验检测

　　E. 负责药品、医疗器械和化妆品上市后风险管理

5. 属于药事组织的是（　　　）
   A. 药品生产企业　　　　　　B. 药品经营企业
   C. 药品监督管理行政机构　　D. 中国药学会
   E. 上海医药工业研究院

书网融合……

e 微课

划重点

自测题

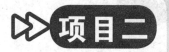 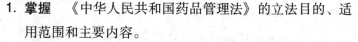

项目二　药品管理法律法规认知

PPT

学习目标

知识要求

1. **掌握**　《中华人民共和国药品管理法》的立法目的、适用范围和主要内容。

2. **熟悉**　法的基本知识；药品管理的法律体系；《中华人民共和国疫苗管理法》的主要内容。

3. **了解**　《中华人民共和国疫苗管理法》的概况。

能力要求

1. 能正确运用药品管理法律法规的知识分析案例和解决工作中遇到的实际问题。

2. 能依据药事法律法规，合法合规开展药学实践活动。

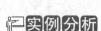 **实例分析**

黑龙江完达山"刺五加"案

2008 年 10 月 6 日，国家食品药品监督管理局接到云南省食品药品监督管理局报告，云南省红河州 6 名患者使用了标示为黑龙江省完达山制药厂生产的两批刺五加注射液（批号：200712272、200712151，规格：100ml/瓶）出现严重不良反应，其中有 3 例死亡。10 月 7 日，国家食品药品监督管理局同卫生部组成联合调查组，在云南、黑龙江两省地方政府及相关部门的配合下，对事件原因展开调查。经查，2008 年 7 月 1 日，昆明特大暴雨造成库存的刺五加注射液被雨水浸泡，使药品受到细菌污染。原中国药品生物制品检定所、云南省食品药品检验所在被雨水浸泡药品的部分样品中检出多种细菌。完达山药业公司云南销售人员张某从完达山药业公司调来包装标签，更换包装标签并销售。完达山药业公司包装标签管理存在严重缺陷，管理人员质量意识淡薄，包装标签管理不严，提供包装标签说明书给销售人员在厂外重新贴签包装。

讨论　本案例中，你认为完达山药业公司有哪些违法违规行为？应承担何种责任？

任务一　药品管理立法认知

一、法的基本知识 e 微课

（一）法的概念

法是由国家制定、认可并保证实施的，反映由特定物质生活条件所决定的统治阶级的意志，以权利义务为内容，以确认、保护和发展统治阶级所期望的社会关系和社会秩序为目的的行为规范体系。

（二）法的基本特征

法是特殊的社会规范，其基本特征包括四个方面：①是由国家制定或认可的社会规范。②是以国家强制力保证实施的社会规范。③是规定权利义务的社会规范。④是调整人的行为或社会关系的规范，具有普遍约束力的社会规范。

（三）法的作用

1. 法的规范作用　①指引作用。对人们的一种指导和引领作用。②评价作用。作为一种社会规范具有判断、衡量他人行为是否合法或有效的作用。③教育作用。对人们今后的行为发生直接或间接的诱导影响。④预测作用。对人们之间将要如何行为能够预料和估计。⑤强制作用。制裁和惩罚违法犯罪行为的作用。

2. 法的社会作用　①维护统治阶级的阶级统治。②执行社会公共事务。

（四）法律的概念

法律有广义和狭义的两种理解。广义的法律与法的概念同义。狭义的法律是由国家制定或认可，并由国家强制力保证实施，以规定当事人权利义务为内容，对全体社会成员具有普遍约束力的强制性规范。

（五）法律的渊源

1. 法律渊源的概念　法律渊源是指法律规范的效力来源，包括法的创制方式和法律规范的外部表现形式，用以表现法律的各种具体形式。主要有制定法、判例法、习惯法、协议法和法理、国际惯例和国际条约等。

2. 我国法律渊源的种类　我国法律的渊源主要有：《中华人名共和国宪法》（以下简称《宪法》）、法律、行政法规、行政规章、地方性法规、地方政府规章等。

（1）《宪法》　宪法规定国家的根本制度和根本任务，具有最高的法律地位和法律效力，一切法律、法规都不得与《宪法》相抵触。《宪法》是我国的根本大法，是国民生活的基本准则，也是制定其他法律法规的依据。

（2）法律　是指全国人民代表大会及其常务委员会依照一定的立法程序制定的规范性文件，是国家各部门规章及地方性法规制定的依据。

（3）行政法规　专指由国务院根据宪法和法律所制定的规范性文件，行政法规表现为由国务院发布的条例、规范、规定、办法、决定、命令等。

（4）行政规章 是由国务院所属各部、局、委员会及同级机构，根据法律和行政法规，在其权限范围内所制定的规范性文件。

（5）地方性法规 专指省、自治区、直辖市人民代表大会及其常务委员会制定的规范性文件。其必须在不同《宪法》、法律、行政法规相抵触的前提下制定，并报全国人民代表大会常务委员会备案，它只在本辖区内有效。

（6）民族自治地方的自治条例和单行条例 民族自治地方的人民代表大会有权根据当地民族的政治、经济和文化的特点，制定自治条例和单行条例，报全国人民代表大会常务委员会批准后生效；自治州、县人民代表大会制定的自治条例和单行条例，报自治区人民代表大会常务委员会批准后生效。

（7）地方政府规章 指省、自治区、直辖市和较大的市人民政府，根据法律、行政法规和本省、自治区和直辖市的地方性法规，制定的规范性文件。

（8）国际条约 指我国同其他国家缔结或者加入并生效的规范性文件，包括条约、公约、和约、协定等。

此外，我国法律渊源的种类还有军事法规和规章、特别行政区的法律、经济特区的单行经济法规、法律解释等等。

你知道吗

法律的分类

①根据法律的创制形式和表现形式，分为成文法与不成文法；②根据法的内容、效力和制定程序，分为根本法与普通法；③根据法的内容，分为实体法与程序法；④根据法律的空间效力、时间效力或对人的效力分为一般法与特别法；⑤根据法律的主体、调整对象和渊源，分为国际法和国内法；⑥根据法律运用的目的，分为公法和私法。

二、我国药品管理法律体系

（一）药品管理法律体系的概念

1. 法律体系是指由国家制定或认可，并由国家强制力保证实施，具有普遍效力和严格程序的行为规范体系。

2. 药品管理法律体系是指以《宪法》为依据，以药品管理法为主体，由数量众多的单行药品行政法规、行政规章、地方药品法规和地方药品规章组成的多层次、多门类的法律体系，包括相关的法律、行政法规、行政规章、地方性法规、地方政府规章等。我国的药品管理主要法律法规体系框架见图2-1。

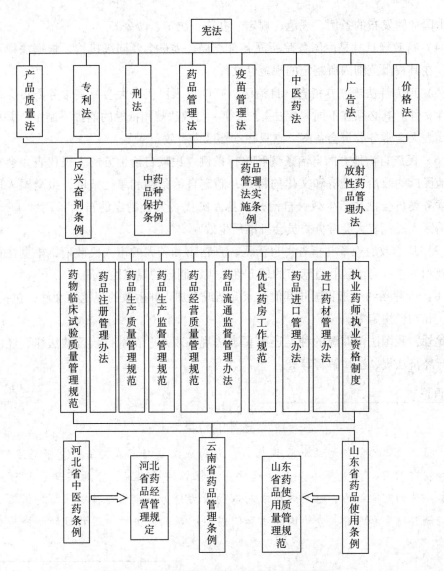

图 2-1　我国药品管理主要法律法规体系框架

3. 药品管理立法是指由特定的国家机关，依照法定的权限和程序，制定、认可、修订、补充和废止药品管理法律规范的全部活动的总称。根据我国《宪法》和《中华人民共和国立法法》（以下简称《立法法》）的规定，立法权限见表 2-1。

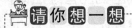

请你想一想

《河北省中医药条例》《山东省药品使用质量管理规范》分别属于何种法律法规？

表 2-1　我国法律形式及其立法机构表

法律形式	立法机构	法律法规
法律	全国人大及其常委会	《中华人民共和国药品管理法》 《中华人民共和国疫苗管理法》
行政法规	国务院	《麻醉药品管理办法》

续表

法律形式	立法机构	法律法规
行政规章	国务院各部委	《药品注册管理办法》
地方性法规	省、自治区、直辖市人大及其常委会	《山东省药品使用条例》
地方政府规章	省、自治区、直辖市和较大的市人民政府	《山东省药品使用质量管理规范》

（二）药品管理法规的效力等级和适用规则

根据我国《宪法》和《立法法》的规定，药品管理法规的效力等级和适用应当遵循以下规则。

1. 宪法具有最高的效力等级，法律的效力高于行政法规、行政规章、地方性法规、地方政府规章。

2. 行政法规的效力高于行政规章、地方性行政法规和地方政府规章；地方性法规的效力高于本级和下级地方政府规章，上级地方政府规章的效力高于下级地方政府规章。

3. 行政规章之间、行政规章与地方政府规章之问具有同等效力，在各自的权限范围内实施，行政规章与地方政府规章对同一事项规定不一致时，由国务院提出裁决。地方性法规与行政规章对同一事项规定不一致，不能确定如何适用时，由国务院提出意见，由国务院决定或由全国人民代表大会常务委员会裁决。

（三）药品管理法规冲突的适用规则

立法应尽量避免法律法规的冲突，法规有冲突时，《立法法》明确了法律冲突的适用原则。

1. 上位法优先适用规则　不同机关制定的法律范畴之间的冲突，根据效力等级的一般规则，法律位阶高的规范优于法律位阶低的规范。如《药品管理法》优于行政规章《药品生产质量管理规范》。

2. 特别法优先适用规则　同一机关制定的类似内容法律规范的法律、行政法规、地方性法规和行政规章，特别规定与一般规定不一致的，适用特别规定。如《药品管理法》和《产品质量法》都是全国人民代表大会制定通过的法律，如对药店销售假药、劣药时，优先适用《药品管理法》。

3. 新法优先适用规则　同一机关制定的法律、行政法规、地方性法规和规章，新的规定与旧的规定不一致的，适用新的规定。如《药品管理法》（2019 年修订）优于《药品管理法》（2015 年修正）。《立法法》规定，法律之间对同一事项的新的一般规定与旧的特别规定不一致，不能确定如何适用时，由全国人民代表大会常务委员会裁决。行政法规之间对同一事项的新的一般规定与旧的特别规定不一致，不能确定如何适用时，由国务院裁决。同一机关制定的新的一般规定与旧的特别规定不一致时，由制定机关裁决。还应考虑到"法不溯及既往"的原则，即法律规范原则上不适用于其生效前发生的事件和行为，但为了更好地保护人的合法权益而作的特别规定除外。

4. 地方法规优先适用情形　地方性法规或者地方政府规章与行政规章对同一事项规定不一致的，应当优先适用地方性法规或者地方政府规章。

5. 行政规章优先适用情形　行政规章依据法律、行政法规的授权作出的实施性规定，或者行政规章对于尚未制定法律、行政法规而国务院授权的事项作出的具体规定，与地方性法规或者地方政府规章对同一事项规定不一致的，应当优先适用行政规章。

6. 行政规章冲突情形下的适用规则　行政规章与国务院其他部门制定的规章之间，对同一事项的规定不一致的，应当优先适用根据专属职权制定的规章；两个以上部门联合制定的规章，优先于一个部门单独制定的规章；不能确定如何适用的，应当按程序报请国务院裁决。

任务二　《中华人民共和国药品管理法》认知

一、概述

《中华人民共和国药品管理法》（简称《药品管理法》）于1984年9月20日中华人民共和国第六届全国人民代表大会常务委员会第七次会议通过，自1985年7月1日起施行。《药品管理法》是我国颁布的第一部全面的、综合性的药品法律，自施行以来，对保证药品质量，保障人民用药安全有效，打击违法行为，促进医药事业健康发展，发挥了重要作用。随着我国药品行业的快速发展，药品监督管理中出现了一些新情况、新问题。根据一系列新政策、新措施，对存在的突出问题及时予以规范和完善，以适应新时期药品监督管理工作的需要。2001年2月28日第九届全国人民代表大会常务委员会第二十次会议第一次修订，自2001年12月1日起施行；根据2013年12月28日第十二届全国人民代表大会常务委员会第六次会议《关于修改〈中华人民共和国海洋环境保护法〉等七部法律的决定》第一次修正；根据2015年4月24日第十二届全国人民代表大会常务委员会第十四次会议《关于修改〈中华人民共和国药品管理法〉的决定》第二次修正；2019年8月26日第十三届全国人民代表大会常务委员会第十二次会议第二次修订，自2019年12月1日起施行。《药品管理法》是目前我国药品监督管理方面的基本法律，也是制定其他药品管理法律法规的基本依据。

二、《中华人民共和国药品管理法》主要内容

《药品管理法》共十二章一百五十五条，其主要内容如下。

（一）总则

1. 立法目的　为了加强药品管理，保证药品质量，保障公众用药安全和合法权益，保护和促进公众健康。

2. 适用范围　在中华人民共和国境内从事药品研制、生产、经营、使用和监督管

理活动。

3. 管理思路 药品管理应当以人民健康为中心，坚持风险管理、全程管控、社会共治的原则，建立科学、严格的监督管理制度，全面提升药品质量，保障药品的安全、有效、可及。强化各级人民政府及其有关部门、药品行业协会、新闻媒体等各方面的责任，共同保障药品安全。

4. 国家发展药学事业的基本方针 国家发展现代药和传统药，充分发挥其在预防、医疗和保健中的作用；保护野生药材资源和中药品种，鼓励培育道地中药材；鼓励研究和创制新药，保护公民、法人和其他组织研究、开发新药的合法权益。

5. 建立健全制度

（1）国家对药品管理实行药品上市许可持有人制度，药品上市许可持有人依法对药品研制、生产、经营、使用全过程中药品的安全性、有效性和质量可控性负责。

（2）国家建立健全药品追溯制度，国务院药品监督管理部门应当制定统一的药品追溯标准和规范，推进药品追溯信息互通互享，实现药品可追溯。

（3）国家建立药物警戒制度，对药品不良反应及其他与用药有关的有害反应进行监测、识别、评估和控制。

6. 药品监督管理体制 国务院药品监督管理部门主管全国药品监督管理工作。省、自治区、直辖市人民政府药品监督管理部门负责本行政区域内的药品监督管理工作。设区的市级、县级人民政府承担药品监督管理职责的部门负责本行政区域内的药品监督管理工作。县级以上地方人民政府对本行政区域内的药品监督管理工作以及药品安全突发事件应对工作，建立健全药品监督管理工作机制和信息共享机制；加强药品监督管理能力建设，为药品安全工作提供保障。

7. 药品专业技术机构及其职责 药品监督管理部门设置或者指定的药品专业技术机构，承担依法实施药品监督管理所需的审评、检验、核查、监测与评价等工作。

（二）药品研制和注册

1. 药品研制

（1）鼓励创新 国家支持以临床价值为导向、对人的疾病具有明确或者特殊疗效的药物创新，鼓励具有新的治疗机制、治疗严重危及生命的疾病或者罕见病、对人体具有多靶向系统性调节干预功能等的新药研制。国家鼓励运用现代科学技术和传统中药研究方法开展中药科学技术研究和药物开发，建立和完善符合中药特点的技术评价体系，促进中药传承创新。国家采取有效措施，鼓励儿童用药品的研制和创新，支持开发符合儿童生理特征的儿童用药品新品种、剂型和规格，对儿童用药品予以优先审评审批。

（2）严格管理药品研制环节 从事药品研制活动，应当遵守药物非临床研究质量管理规范、药物临床试验质量管理规范，保证药品研制全过程持续符合法定要求。开展药物非临床研究，应当符合国家有关规定，有与研究项目相适应的人员、场地、设备、仪器和管理制度，保证有关数据、资料和样品的真实性。开展药物临床试验，应当按照国务院药品监督管理部门的规定如实报送研制方法、质量指标、药理及毒理试验结果等有关数据、资料和样品，经国务院药品监督管理部门批准。国务院药品监督管理部门应当自受理临床试验申请之日起六十个工作日内决定是否同意并通知临床试验申办者，逾期未通知的，视为同意。开展生物等效性试验、药物临床试验机构实行备案管理。

（3）加强临床试验过程管理　开展药物临床试验，应当符合伦理原则，制定临床试验方案，经伦理委员会审查同意，实施药物临床试验，应当向受试者或者其监护人如实说明和解释临床试验的目的和风险等详细情况，取得受试者或者其监护人自愿签署的知情同意书，并采取有效措施保障受试者合法权益，维护社会公共利益。药物临床试验期间，发现存在安全性问题或者其他风险的，临床试验申办者应当及时调整临床试验方案、暂停或者终止临床试验，并向国务院药品监督管理部门报告。必要时，国务院药品监督管理部门可以责令调整临床试验方案、暂停或者终止临床试验。对正在开展临床试验的用于治疗严重危及生命且尚无有效治疗手段的疾病的药物，经医学观察可能获益，并且符合伦理原则的，经审查、知情同意后可以在开展临床试验的机构内用于其他病情相同的患者。

2. 药品注册

（1）注册范围　在中国境内上市的药品，应当经国务院药品监督管理部门批准，取得药品注册证书；但是，未实施审批管理的中药材和中药饮片除外。

（2）注册审评审批　申请药品注册，应当提供真实、充分、可靠的数据、资料和样品，证明药品的安全性、有效性和质量可控性。对申请注册的药品，国务院药品监督管理部门应当组织药学、医学和其他技术人员进行审评，对药品的安全性、有效性和质量可控性以及申请人的质量管理、风险防控和责任赔偿等能力进行审查；符合条件的，颁发药品注册证书。国务院药品监督管理部门在审批药品时，对化学原料药一并审评审批，对相关辅料、直接接触药品的包装材料和容器一并审评，对药品的质量标准、生产工艺、标签和说明书一并核准。

（3）建立、完善制度　对治疗严重危及生命且尚无有效治疗手段的疾病以及公共卫生方面急需的药品，药物临床试验已有数据显示疗效并能预测其临床价值的，可以附条件批准，并在药品注册证书中载明相关事项。国务院药品监督管理部门应当完善药品审评审批工作制度，加强能力建设，建立健全沟通交流、专家咨询等机制，优化审评审批流程，提高审评审批效率。

（4）**药品应符合国家药品标准**　国务院药品监督管理部门颁布的《中华人民共和国药典》和药品标准为国家药品标准。经国务院药品监督管理部门核准的药品质量标准高于国家药品标准的，按照经核准的药品质量标准执行；没有国家药品标准的，应当符合经核准的药品质量标准。国务院药品监督管理部门设置或者指定的药品检验机构负责标定国家药品标准品、对照品。

（三）药品上市许可持有人

对药品上市许可持有人的条件、权利、义务、责任等做出了全面系统的规定。

1. 药品上市许可持有人的定义和责任　药品上市许可持有人是指取得药品注册证书的企业或者药品研制机构等。药品上市许可持有人应当依照本法规定，对药品的非临床研究、临床试验、生产经营、上市后研究、不良反应监测及报告与处理等承担责任。其他从事药品研制、生产、经营、储存、运输、使用等活动的单位和个人依法承担相应责任。药品上市许可持有人的法定代表人、主要负责人对药品质量全面负责。

2. 建立药品质量保证体系　药品上市许可持有人应当建立药品质量保证体系，配备专门人员独立负责药品质量管理。药品上市许可持有人应当对受托药品生产企业、药品经营企业的质量管理体系进行定期审核，监督其持续具备质量保证和控制能力。

3. 药品自行生产和委托生产的条件　药品上市许可持有人可以自行生产药品，也可以委托药品生产企业生产。药品上市许可持有人自行生产药品的，应当依照本法规定取得药品生产许可证；委托生产的，应当委托符合条件的药品生产企业。药品上市许可持有人和受托生产企业应当签订委托协议和质量协议，并严格履行协议约定的义务。血液制品、麻醉药品、精神药品、医疗用毒性药品、药品类易制毒化学品不得委托生产；但是，国务院药品监督管理部门另有规定的除外。

4. 建立药品上市放行规程　药品上市许可持有人应当建立药品上市放行规程，对药品生产企业出厂放行的药品进行审核，经质量受权人签字后方可放行。不符合国家药品标准的，不得放行。

5. 药品自行销售和委托销售的条件　药品上市许可持有人可以自行销售其取得药品注册证书的药品，也可以委托药品经营企业销售。药品上市许可持有人从事药品零售活动的，应当取得药品经营许可证。药品上市许可持有人自行销售药品的，应当具备相关规定的条件；委托销售的，应当委托符合条件的药品经营企业。药品上市许可持有人和受托经营企业应当签订委托协议，并严格履行协议约定的义务。

6. 建立并实施药品追溯制度　药品上市许可持有人、药品生产企业、药品经营企业和医疗机构应当建立并实施药品追溯制度，按照规定提供追溯信息，保证药品可追溯。中药饮片生产企业履行药品上市许可持有人的相关义务，对中药饮片生产、销售实行全过程管理，建立中药饮片追溯体系，保证中药饮片安全、有效、可追溯。

7. 建立年度报告制度　药品上市许可持有人应当建立年度报告制度，每年将药品生产销售、上市后研究、风险管理等情况按照规定向省、自治区、直辖市人民政府药品监督管理部门报告。

8. 境外企业的义务和责任　药品上市许可持有人为境外企业的，应当由其指定的在中国境内的企业法人履行药品上市许可持有人义务，与药品上市许可持有人承担连带责任。

9. 药品上市许可转让　经国务院药品监督管理部门批准，药品上市许可持有人可以转让药品上市许可。受让方应当具备保障药品安全性、有效性和质量可控性的质量管理、风险防控和责任赔偿等能力，履行药品上市许可持有人义务。

（四）药品生产

1. 从事药品生产活动的审批 从事药品生产活动，应当经所在地省、自治区、直辖市人民政府药品监督管理部门批准，取得药品生产许可证。无药品生产许可证的，不得生产药品。药品生产许可证应当标明有效期和生产范围，到期重新审查发证。

2. 从事药品生产活动应具备的条件 ①有依法经过资格认定的药学技术人员、工程技术人员及相应的技术工人。②有与药品生产相适应的厂房、设施和卫生环境。③有能对所生产药品进行质量管理和质量检验的机构、人员及必要的仪器设备。④有保证药品质量的规章制度，并符合国务院药品监督管理部门依据本法制定的药品生产质量管理规范要求。

3. 从事药品生产活动的要求 ①从事药品生产活动，应当遵守药品生产质量管理规范，建立健全药品生产质量管理体系，保证药品生产全过程持续符合法定要求。②药品应当按照国家药品标准和经药品监督管理部门核准的生产工艺进行生产，生产、检验记录应当完整准确，不得编造。③中药饮片应当按照国家药品标准炮制；国家药品标准没有规定的，应当按照省、自治区、直辖市人民政府药品监督管理部门制定的炮制规范炮制。省、自治区、直辖市人民政府药品监督管理部门制定的炮制规范应当报国务院药品监督管理部门备案。不符合国家药品标准或者不按照省、自治区、直辖市人民政府药品监督管理部门制定的炮制规范炮制的，不得出厂、销售。④生产药品所需的原料、辅料，应当符合药用要求、药品生产质量管理规范的有关要求。生产药品，应当按照规定对供应原料、辅料等的供应商进行审核，保证购进、使用的原料、辅料等符合前款规定要求。⑤直接接触药品的包装材料和容器，应当符合药用要求，符合保障人体健康、安全的标准。对不合格的直接接触药品的包装材料和容器，由药品监督管理部门责令停止使用。

4. 药品的放行要求 药品生产企业应当对药品进行质量检验。不符合国家药品标准的，不得出厂。药品生产企业应当建立药品出厂放行规程，明确出厂放行的标准、条件。符合标准、条件的，经质量受权人签字后方可放行。

5. 药品包装的要求 ①药品包装应当适合药品质量的要求，方便储存、运输和医疗使用。发运中药材应当有包装。在每件包装上，应当注明品名、产地、日期、供货单位，并附有质量合格的标志。②药品包装应当按照规定印有或者贴有标签并附有说明书。标签或者说明书应当注明药品的通用名称、成分、规格、上市许可持有人及其地址、生产企业及其地址、批准文号、产品批号、生产日期、有效期、适应证或者功能主治、用法、用量、禁忌、不良反应和注意事项。标签、说明书中的文字应当清晰，生产日期、有效期等事项应当显著标注，容易辨识。③麻醉药品、精神药品、医疗用毒性药品、放射性药品、外用药品和非处方药的标签、说明书，应当印有规定的标志。

（五）药品经营

1. 从事药品经营活动的审批 从事药品批发活动，应当经所在地省、自治区、直辖市人民政府药品监督管理部门批准，取得药品经营许可证。从事药品零售活动，应当经所在地县级以上地方人民政府药品监督管理部门批准，取得药品经营许可证。无药品经营许可证的，不得经营药品。药品经营许可证应当标明有效期和经营范围，到期重新审查发证。药品监督管理部门实施药品经营许可，还应当遵循方便群众购药的原则。

2. 从事药品经营活动应具备的条件 ①有依法经过资格认定的药师或者其他药学技术人员。②有与所经营药品相适应的营业场所、设备、仓储设施和卫生环境。③有与所经营药品相适应的质量管理机构或者人员。④有保证药品质量的规章制度，并符合国务院药品监督管理部门依据本法制定的药品经营质量管理规范要求。

3. 从事药品经营活动的要求 ①从事药品经营活动，应当遵守药品经营质量管理规范，建立健全药品经营质量管理体系，保证药品经营全过程持续符合法定要求。②国家鼓励、引导药品零售连锁经营。从事药品零售连锁经营活动的企业总部，应当建立统一的质量管理制度，对所属零售企业的经营活动履行管理责任。③国家对药品实行处方药与非处方药分类管理制度。具体办法由国务院药品监督管理部门会同国务院卫生健康主管部门制定。④药品上市许可持有人、药品生产企业、药品经营企业和医疗机构应当从药品上市许可持有人或者具有药品生产、经营资格的企业购进药品；但是，购进未实施审批管理的中药材除外。药品经营企业购进药品，应当建立并执行进货检查验收制度，验明药品合格证明和其他标识；不符合规定要求的，不得购进和销售。药品经营企业销售中药材，应当标明产地。⑤药品经营企业应当制定和执行药品保管制度，采取必要的冷藏、防冻、防潮、防虫、防鼠等措施，保证药品质量。药品入库和出库应当执行检查制度。⑥城乡集市贸易市场可以出售中药材，国务院另有规定的除外。

4. 网络销售药品的规定 ①药品上市许可持有人、药品经营企业通过网络销售药品，应当遵守本法药品经营的有关规定。疫苗、血液制品、麻醉药品、精神药品、医疗用毒性药品、放射性药品、药品类易制毒化学品等国家实行特殊管理的药品不得在网络上销售。②药品网络交易第三方平台提供者应当按照国务院药品监督管理部门的规定，向所在地省、自治区、直辖市人民政府药品监督管理部门备案。

5. 药品进出口管理

（1）**药品进口的审批** 新发现和从境外引种的药材，经国务院药品监督管理部门批准后，方可销售。药品应当从允许药品进口的口岸进口，并由进口药品的企业向口岸所在地药品监督管理部门备案。海关凭药品监督管理部门出具的进口药品通关单办理通关手续。无进口药品通关单的，海关不得放行。个人自用携带入境少量药品，按照国家有关规定办理。

（2）**医疗机构急需药品的进口** 医疗机构因临床急需进口少量药品的，经国务院药品监督管理部门或者国务院授权的省、自治区、直辖市人民政府批准，可以进口。进口的药品应当在指定医疗机构内用于特定医疗目的。

（3）特殊管理药品的进出口管理　进口、出口麻醉药品和国家规定范围内的精神药品，应当持有国务院药品监督管理部门颁发的进口准许证、出口准许证。

（4）禁止进口的药品　禁止进口疗效不确切、不良反应大或者因其他原因危害人体健康的药品。

（5）进口药品的检验　国务院药品监督管理部门对下列药品在销售前或者进口时，应当指定药品检验机构进行检验；未经检验或者检验不合格的，不得销售或者进口：①首次在中国境内销售的药品；②国务院药品监督管理部门规定的生物制品；③国务院规定的其他药品。

（六）医疗机构药事管理

1. 医疗机构药学技术人员要求　①医疗机构应当配备依法经过资格认定的药师或者其他药学技术人员，负责本单位的药品管理、处方审核和调配、合理用药指导等工作。非药学技术人员不得直接从事药学技术工作。②依法经过资格认定的药师或者其他药学技术人员调配处方，应当进行核对，对处方所列药品不得擅自更改或者代用。对有配伍禁忌或者超剂量的处方，应当拒绝调配；必要时，经处方医师更正或者重新签字，方可调配。

2. 医疗机构应建立和执行的制度　①医疗机构购进药品，应当建立并执行进货检查验收制度，验明药品合格证明和其他标识；不符合规定要求的，不得购进和使用。②医疗机构应当有与所使用药品相适应的场所、设备、仓储设施和卫生环境，制定和执行药品保管制度，采取必要的冷藏、防冻、防潮、防虫、防鼠等措施，保证药品质量。③医疗机构应当坚持安全有效、经济合理的用药原则，遵循药品临床应用指导原则、临床诊疗指南和药品说明书等合理用药，对医师处方、用药医嘱的适宜性进行审核。

3. 医疗机构配制制剂管理

（1）医疗机构配制制剂的审批　医疗机构配制制剂，应当经所在地省、自治区、直辖市人民政府药品监督管理部门批准，取得医疗机构制剂许可证。无医疗机构制剂许可证的，不得配制制剂。医疗机构制剂许可证应当标明有效期，到期重新审查发证。

（2）医疗机构配制制剂的条件　医疗机构配制制剂，应当有能够保证制剂质量的设施、管理制度、检验仪器和卫生环境。医疗机构配制制剂，应当按照经核准的工艺进行，所需的原料、辅料和包装材料等应当符合药用要求。

（3）医疗机构配制制剂的使用　①医疗机构配制的制剂，应当是本单位临床需要而市场上没有供应的品种，并应当经所在地省、自治区、直辖市人民政府药品监督管理部门批准；但是，法律对配制中药制剂另有规定的除外。②医疗机构配制的制剂应当按照规定进行质量检验；合格的，凭医师处方在本单位使用。经国务院药品监督管理部门或者省、自治区、直辖市人民政府药品监督管理部门批准，医疗机构配制的制剂可以在指定的医疗机构之间调剂使用。③医疗机构配制的制剂不得在市场上销售。

（七）**药品上市后管理**

1. 药品上市后风险管理　①药品上市许可持有人应当制定药品上市后风险管理计划，主动开展药品上市后研究，对药品的安全性、有效性和质量可控性进行进一步确证，加强对已上市药品的持续管理。②对附条件批准的药品，药品上市许可持有人应当采取相应风险管理措施，并在规定期限内按照要求完成相关研究；逾期未按照要求完成研究或者不能证明其获益大于风险的，国务院药品监督管理部门应当依法处理，直至注销药品注册证书。③对药品生产过程中的变更，按照其对药品安全性、有效性和质量可控性的风险和产生影响的程度，实行分类管理。属于重大变更的，应当经国务院药品监督管理部门批准，其他变更应当按照国务院药品监督管理部门的规定备案或者报告。

2. 药品上市后不良反应监测、报告　①药品上市许可持有人应当开展药品上市后不良反应监测，主动收集、跟踪分析疑似药品不良反应信息，对已识别风险的药品及时采取风险控制措施。②药品上市许可持有人、药品生产企业、药品经营企业和医疗机构应当经常考察本单位所生产、经营、使用的药品质量、疗效和不良反应。发现疑似不良反应的，应当及时向药品监督管理部门和卫生健康主管部门报告。具体办法由国务院药品监督管理部门会同国务院卫生健康主管部门制定。③对已确认发生严重不良反应的药品，由国务院药品监督管理部门或者省、自治区、直辖市人民政府药品监督管理部门根据实际情况采取停止生产、销售、使用等紧急控制措施，并应当在五日内组织鉴定，自鉴定结论作出之日起十五日内依法作出行政处理决定。

3. 药品上市后召回制度　①药品存在质量问题或者其他安全隐患的，药品上市许可持有人应当立即停止销售，告知相关药品经营企业和医疗机构停止销售和使用，召回已销售的药品，及时公开召回信息，必要时应当立即停止生产，并将药品召回和处理情况向省、自治区、直辖市人民政府药品监督管理部门和卫生健康主管部门报告。药品生产企业、药品经营企业和医疗机构应当配合。②药品上市许可持有人依法应当召回药品而未召回的，省、自治区、直辖市人民政府药品监督管理部门应当责令其召回。

4. 药品上市后评价　①药品上市许可持有人应当对已上市药品的安全性、有效性和质量可控性定期开展上市后评价。必要时，国务院药品监督管理部门可以责令药品上市许可持有人开展上市后评价或者直接组织开展上市后评价。②经评价，对疗效不确切、不良反应大或者因其他原因危害人体健康的药品，应当注销药品注册证书。

（八）**药品价格和广告**

1. 药品价格管理

（1）**完善药品采购管理制度**　国家完善药品采购管理制度，对药品价格进行监测，开展成本价格调查，加强药品价格监督检查，依法查处价格垄断、哄抬价格等药品价格违法行为，维护药品价格秩序。

（2）**药品定价的管理**　依法实行市场调节价的药品，药品上市许可持有人、药品生产企业、药品经营企业和医疗机构应当按照公平、合理和诚实信用、质价相符的原则制定价格，为用药者提供价格合理的药品。药品上市许可持有人、药品生产企业、药品经营企业和医疗机构应当遵守国务院药品价格主管部门关于药品价格管理的规定，制定和标明药品零售价格，禁止暴利、价格垄断和价格欺诈等行为。

（3）药品价格监测、监督　①药品上市许可持有人、药品生产企业、药品经营企业和医疗机构应当依法向药品价格主管部门提供其药品的实际购销价格和购销数量等资料。②医疗机构应当向患者提供所用药品的价格清单，按照规定如实公布其常用药品的价格，加强合理用药管理。

2. 药品购销中的禁止行为　①禁止药品上市许可持有人、药品生产企业、药品经营企业和医疗机构在药品购销中给予、收受回扣或者其他不正当利益。②禁止药品上市许可持有人、药品生产企业、药品经营企业或者代理人以任何名义给予使用其药品的医疗机构的负责人、药品采购人员、医师、药师等有关人员财物或者其他不正当利益。③禁止医疗机构的负责人、药品采购人员、医师、药师等有关人员以任何名义收受药品上市许可持有人、药品生产企业、药品经营企业或者代理人给予的财物或者其他不正当利益。

3. 药品广告管理　①药品广告应当经广告主所在地省、自治区、直辖市人民政府确定的广告审查机关批准；未经批准的，不得发布。②药品广告的内容应当真实、合法，以国务院药品监督管理部门核准的药品说明书为准，不得含有虚假的内容。③药品广告不得含有表示功效、安全性的断言或者保证；不得利用国家机关、科研单位、学术机构、行业协会或者专家、学者、医师、药师、患者等的名义或者形象作推荐、证明。④非药品广告不得有涉及药品的宣传。

4. 药品价格和广告管理的相关法律法规　关于药品价格和广告，药品管理法未作规定的，适用《中华人民共和国价格法》《中华人民共和国反垄断法》《中华人民共和国反不正当竞争法》《中华人民共和国广告法》等的规定。

（九）药品储备和供应

1. 国家实行药品储备制度　建立中央和地方两级药品储备。发生重大灾情、疫情或者其他突发事件时，依照《中华人民共和国突发事件应对法》的规定，可以紧急调用药品。

2. 国家实行基本药物制度　遴选适当数量的基本药物品种，加强组织生产和储备，提高基本药物的供给能力，满足疾病防治基本用药需求。

3. 国家建立药品供求监测体系　及时收集和汇总分析短缺药品供求信息，对短缺药品实行预警，采取应对措施。

4. 国家实行短缺药品清单管理制度　药品上市许可持有人、药品生产企业、药品经营企业应当按照规定保障药品的生产和供应。①药品上市许可持有人停止生产短缺药品的，应当按照规定向国务院药品监督管理部门或者省、自治区、直辖市人民政府药品监督管理部门报告。②国家鼓励短缺药品的研制和生产，对临床急需的短缺药品、防治重大传染病和罕见病等疾病的新药予以优先审评审批。③对短缺药品,国务院可以限制或者禁止出口。必要时,国务院有关部门可以采取组织生产、价格干预和扩大进口等措施,保障药品供应。

(十) 监督管理

1. 假药、劣药的认定　禁止生产 (包括配制,下同)、销售、使用假药、劣药。

有下列情形之一的,为假药:①药品所含成分与国家药品标准规定的成分不符;②以非药品冒充药品或者以他种药品冒充此种药品;③变质的药品;④药品所标明的适应证或者功能主治超出规定范围。

有下列情形之一的,为劣药:①药品成分的含量不符合国家药品标准;②被污染的药品;③未标明或者更改有效期的药品;④未注明或者更改产品批号的药品;⑤超过有效期的药品;⑥擅自添加防腐剂、辅料的药品;⑦其他不符合药品标准的药品。

2. 明确禁止生产、进口的药品　禁止未取得药品批准证明文件而生产、进口药品;禁止使用未按照规定审评、审批的原料药、包装材料和容器生产药品。

3. 药品监督管理部门职责　①药品监督管理部门应当依照法律、法规的规定对药品研制、生产、经营和药品使用单位使用药品等活动进行监督检查,必要时可以对为药品研制、生产、经营、使用提供产品或者服务的单位和个人进行延伸检查,有关单位和个人应当予以配合,不得拒绝和隐瞒。药品监督管理部门应当对高风险的药品实施重点监督检查。②对有证据证明可能存在安全隐患的,药品监督管理部门根据监督检查情况,应当采取告诫、约谈、限期整改以及暂停生产、销售、使用、进口等措施,并及时公布检查处理结果。③药品监督管理部门进行监督检查时,应当出示证明文件,对监督检查中知悉的商业秘密应当保密。④对有证据证明可能危害人体健康的药品及其有关材料,药品监督管理部门可以查封、扣押,并在七日内作出行政处理决定;药品需要检验的,应当自检验报告书发出之日起十五日内作出行政处理决定。⑤药品监督管理部门应当对药品上市许可持有人、药品生产企业、药品经营企业和药物非临床安全性评价研究机构、药物临床试验机构等遵守药品生产质量管理规范、药品经营质量管理规范、药物非临床研究质量管理规范、药物临床试验质量管理规范等情况进行检查,监督其持续符合法定要求。

4. 药品质量抽查检验　①药品监督管理部门根据监督管理的需要,可以对药品质量进行抽查检验。抽查检验应当按照规定抽样,并不得收取任何费用。抽样应当购买样品,所需费用按照国务院规定列支。②国务院和省、自治区、直辖市人民政府的药品监督管理部门应当定期公告药品质量抽查检验结果;公告不当的,应当在原公告范围内予以更正。③当事人对药品检验结果有异议的,可以自收到药品检验结果之日起七日内向原药品检验机构或者上一级药品监督管理部门设置或者指定的药品检验机构申请复验,也可以直接向国务院药品监督管理部门设置或者指定的药品检验机构申请复验。受理复验的药品检验机构应当在国务院药品监督管理部门规定的时间内作出复验结论。

5. 建立职业化、专业化的药品检查员队伍　国家建立职业化、专业化的药品检查员队伍，检查员应当熟悉药品法律法规，具备药品专业知识。

6. 建立药品安全信用档案　药品监督管理部门建立药品上市许可持有人、药品生产企业、药品经营企业、药物非临床安全性评价研究机构、药物临床试验机构和医疗机构药品安全信用档案，记录许可颁发、日常监督检查结果、违法行为查处等情况，依法向社会公布并及时更新；对有不良信用记录的，增加监督检查频次，并可以按照国家规定实施联合惩戒。

7. 保护举报人的合法权益　①药品监督管理部门应当公布本部门的电子邮件地址、电话，接受咨询、投诉、举报，并依法及时答复、核实、处理。对查证属实的举报，按照有关规定给予举报人奖励。②药品监督管理部门应当对举报人的信息予以保密，保护举报人的合法权益。举报人举报所在单位的，该单位不得以解除、变更劳动合同或者其他方式对举报人进行打击报复。

8. 实行药品安全信息统一公布制度　①国家药品安全总体情况、药品安全风险警示信息、重大药品安全事件及其调查处理信息和国务院确定需要统一公布的其他信息由国务院药品监督管理部门统一公布。药品安全风险警示信息和重大药品安全事件及其调查处理信息的影响限于特定区域的，也可以由有关省、自治区、直辖市人民政府药品监督管理部门公布。未经授权不得发布上述信息。②公布药品安全信息，应当及时、准确、全面，并进行必要的说明，避免误导。任何单位和个人不得编造、散布虚假药品安全信息。

9. 制定药品安全事件应急预案　①县级以上人民政府应当制定药品安全事件应急预案。药品上市许可持有人、药品生产企业、药品经营企业和医疗机构等应当制定本单位的药品安全事件处置方案，并组织开展培训和应急演练。②发生药品安全事件，县级以上人民政府应当按照应急预案立即组织开展应对工作；有关单位应当立即采取有效措施进行处置，防止危害扩大。

10. 药品监督管理工作的监管　①药品监督管理部门未及时发现药品安全系统性风险，未及时消除监督管理区域内药品安全隐患的，本级人民政府或者上级人民政府药品监督管理部门应当对其主要负责人进行约谈。②地方人民政府未履行药品安全职责，未及时消除区域性重大药品安全隐患的，上级人民政府或者上级人民政府药品监督管理部门应当对其主要负责人进行约谈。③被约谈的部门和地方人民政府应当立即采取措施，对药品监督管理工作进行整改。约谈情况和整改情况应当纳入有关部门和地方人民政府药品监督管理工作评议、考核记录。

11. 药品监督管理部门禁止行为　①地方人民政府及其药品监督管理部门不得以要求实施药品检验、审批等手段限制或者排斥非本地区药品上市许可持有人、药品生产企业生产的药品进入本地区。②药品监督管理部门及其设置或者指定的药品专业技术机构不得参与药品生产经营活动，不得以其名义推荐或者监制、监销药品。药品监督管理部门及其设置或者指定的药品专业技术机构的工作人员不得参与药品生产经营活动。

12. 违法行为处理程序　①药品监督管理部门发现药品违法行为涉嫌犯罪的，应当及时将案件移送公安机关。②对依法不需要追究刑事责任或者免予刑事处罚，但应当追究行政责任的，公安机关、人民检察院、人民法院应当及时将案件移送药品监督管理部门。③公安机关、人民检察院、人民法院商请药品监督管理部门、生态环境主管部门等部门提供检验结论、认定意见以及对涉案药品进行无害化处理等协助的，有关部门应当及时提供，予以协助。

（十一）法律责任

1. 法律责任的概念和分类　法律责任是指因违反了法定义务或契约义务，或不当行使法律权利、权力所产生的，由行为人承担的不利法律后果。其行为违法是承担法律责任的前提和依据，没有违法行为就不发生承担法律责任的问题。按照违法行为的性质和社会危害程度，法律责任可分为民事责任、行政责任和刑事责任三类。

（1）民事责任是指行为人因违反民事法律、违约或者由于法律规定所应承担的一种法律责任。承担民事责任的方式有多种，《药品管理法》所确定的民事责任形式主要是损害赔偿。其规定需要承担民事责任的行为主要有两种，一是药品检验机构出具的检验结果不实，造成损失的，应当承担相应的赔偿责任。二是药品上市许可持有人、药品生产企业、药品经营企业或者医疗机构违反本法规定，给用药者造成损害的，依法承担赔偿责任。

（2）行政责任是指行为人违反行政法律规范，但尚未构成犯罪所应承担的法律责任，主要包括行政处罚和行政处分两类。行政处罚是由特定国家行政执法机关依照法定权限和程序对违反行政法规尚不构成犯罪的公民、法人给予的一种行政制裁；《药品管理法》规定的行政处罚的种类：①警告；②罚款；③没收药品和违法所得；④停产停业整顿；⑤吊销许可证或撤销药品批准证明文件；⑥治安管理处罚，如拘留等。行政处分是国家行政机关、企事业单位或其他组织依照行政隶属关系对违法失职的国家公务员或所属人员实施的惩戒措施，主要包括警告、记过、记大过、降级、撤职、开除等。

（3）刑事责任是指行为人因其犯罪行为所必须承担的，由司法机关代表国家所确定的刑事惩罚性法律责任。《药品管理法》规定违法行为构成犯罪的，依法追究刑事责任。

2. 违反《药品管理法》应承担的法律责任　违反《药品管理法》的法律责任可分为以下几类情形。

（1）违反《药品管理法》规定，构成犯罪的，依法追究刑事责任。

（2）违反有关生产许可证、药品经营许可证或者医疗机构制剂许可证的法律责任见表2-2。

表2-2　违反有关生产许可证、药品经营许可证或者医疗机构制剂许可证的法律责任

行为主体	违法行为	法律责任（行政责任）
单位或个人	未取得药品生产许可证、药品经营许可证或者医疗机构制剂许可证生产、销售药品的	①责令关闭；②没收违法生产、销售的药品和违法所得；③并处罚款：货值金额十五倍以上三十倍以下（货值金额不足十万元的，按十万元计算）
单位或个人	伪造、变造、出租、出借、非法买卖许可证或者药品批准证明文件的	①没收违法所得；②并处罚款：违法所得一倍以上五倍以下（违法所得不足十万元的，按十万元计算）；③情节严重的，并处违法所得五倍以上十五倍以下的罚款（违法所得不足十万元的，按十万元计算），吊销药品生产许可证、药品经营许可证、医疗机构制剂许可证或者药品批准证明文件
单位法定代表人、主要负责人、直接负责的主管人员和其他责任人员	伪造、变造、出租、出借、非法买卖许可证或者药品批准证明文件，情节严重的	①处罚款：二万元以上二十万元以下；②十年内禁止从事药品生产经营活动；③拘留：由公安机关处五日以上十五日以下
单位或个人	提供虚假的证明、数据、资料、样品或者采取其他手段骗取临床试验许可、药品生产许可、药品经营许可、医疗机构制剂许可或者药品注册等许可的	①撤销相关许可；②十年内不受理其相应申请；③并处罚款：五十万元以上五百万元以下
单位法定代表人、主要负责人、直接负责的主管人员和其他责任人员	提供虚假的证明、数据、资料、样品或者采取其他手段骗取临床试验许可、药品生产许可、药品经营许可、医疗机构制剂许可或者药品注册等许可，情节严重的	①处罚款：二万元以上二十万元以下；②十年内禁止从事药品生产经营活动；③拘留：由公安机关处五日以上十五日以下

（3）生产、销售假药、劣药的法律责任见表2-3。

表2-3　生产、销售假药、劣药的法律责任

行为主体	违法行为	法律责任（行政责任）
单位或个人	生产、销售假药的	①没收违法生产、销售的药品和违法所得。②责令停产停业整顿。③吊销药品批准证明文件。④并处罚款：货值金额十五倍以上三十倍以下（货值金额不足十万元的，按十万元计算）。⑤情节严重的，吊销药品生产许可证、药品经营许可证或者医疗机构制剂许可证，十年内不受理其相应申请；药品上市许可持有人为境外企业的，十年内禁止其药品进口
单位或个人	生产、销售劣药的	①没收违法生产、销售的药品和违法所得。②并处罚款：货值金额十倍以上二十倍以下（货值金额不足十万元的，按十万元计算；违法零售的药品货值金额不足一万元的，按一万元计算）。③情节严重的，责令停产停业整顿直至吊销药品批准证明文件、药品生产许可证、药品经营许可证或者医疗机构制剂许可证
单位或个人	生产、销售的中药饮片不符合药品标准，尚不影响安全性、有效性的	①责令限期改正，给予警告；②并处罚款：十万元以上五十万元以下

续表

行为主体	违法行为	法律责任（行政责任）
单位法定代表人、主要负责人、直接负责的主管人员和其他责任人员	生产、销售假药，或者生产、销售劣药且情节严重的	①没收违法行为发生期间自本单位所获收入；②并处罚款：所获收入百分之三十以上三倍以下；③终身禁止从事药品生产经营活动；④拘留：由公安机关处五日以上十五日以下
单位或个人	生产假药，或者生产劣药且情节严重的	没收生产者专门用于生产假药、劣药的原料、辅料、包装材料、生产设备
药品使用单位法定代表人、主要负责人、直接负责的主管人员和其他责任人员	使用假药、劣药的，按照销售假药、零售劣药的规定处罚；情节严重的	有医疗卫生人员执业证书的，还应当吊销执业证书
单位或个人	为知道或者应当知道属于假药、劣药等情形提供储存、运输等便利条件的	①没收全部储存、运输收入。②并处罚款：违法收入一倍以上五倍以下；情节严重的，违法收入五倍以上十五倍以下；（违法收入不足五万元的，按五万元计算）

（4）违反第一百二十四条规定，有下列行为之一：①未取得药品批准证明文件生产、进口药品；②使用采取欺骗手段取得的药品批准证明文件生产、进口药品；③使用未经审评审批的原料药生产药品；④应当检验而未经检验即销售药品；⑤生产、销售国务院药品监督管理部门禁止使用的药品；⑥编造生产、检验记录；⑦未经批准在药品生产过程中进行重大变更的法律责任见表2-4。

表2-4　违反第一百二十四条规定行为的法律责任

行为主体	违法行为	法律责任（行政责任）
单位或个人	第一百二十四条规定行为之一的	①没收违法生产、进口、销售的药品和违法所得以及专门用于违法生产的原料、辅料、包装材料和生产设备；②责令停产停业整顿；③并处罚款：违法生产、进口、销售的药品货值金额十五倍以上三十倍以下（货值金额不足十万元的，按十万元计算）；④情节严重的，吊销药品批准证明文件直至吊销药品生产许可证、药品经营许可证或者医疗机构制剂许可证
单位法定代表人、主要负责人、直接负责的主管人员和其他责任人员	第一百二十四条规定行为之一，情节严重的	①没收违法行为发生期间自本单位所获收入；②并处罚款：所获收入百分之三十以上三倍以下；③十年直至终身禁止从事药品生产经营活动；④拘留：由公安机关处五日以上十五日以下
药品使用单位的法定代表人、主要负责人、直接负责的主管人员和其他责任人员	使用第一百二十四条第一项至第五项规定的药品，情节严重的	有医疗卫生人员执业证书的，还应当吊销执业证书

（5）违反第一百二十五条规定，有下列行为之一：①未经批准开展药物临床试验；②使用未经审评的直接接触药品的包装材料或者容器生产药品，或者销售该类药品；③使用未经核准的标签、说明书的法律责任见表2-5。

表2-5　违反第一百二十五条规定行为的法律责任

行为主体	违法行为	法律责任（行政责任）
单位或个人	第一百二十五条规定行为之一的	①没收违法生产、销售的药品和违法所得以及包装材料、容器；②责令停产停业整顿；③并处罚款：五十万元以上五百万元以下；④情节严重的，吊销药品批准证明文件、药品生产许可证、药品经营许可证
单位法定代表人、主要负责人、直接负责的主管人员和其他责任人员	第一百二十五条规定行为之一，情节严重的	①处罚款：二万元以上二十万元以下；②十年直至终身禁止从事药品生产经营活动

（6）违反第一百二十七条规定，有下列行为之一：①开展生物等效性试验未备案；②药物临床试验期间，发现存在安全性问题或者其他风险，临床试验申办者未及时调整临床试验方案、暂停或者终止临床试验，或者未向国务院药品监督管理部门报告；③未按照规定建立并实施药品追溯制度；④未按照规定提交年度报告；⑤未按照规定对药品生产过程中的变更进行备案或者报告；⑥未制定药品上市后风险管理计划；⑦未按照规定开展药品上市后研究或者上市后评价的法律责任见表2-6。

表2-6　违反第一百二十七条规定行为的法律责任

行为主体	违法行为	法律责任（行政责任）
单位或个人	第一百二十七条规定行为之一的	①责令限期改正，给予警告；②逾期不改正的，处十万元以上五十万元以下的罚款

（7）违反《药品管理法》其他有关规定的法律责任见表2-7。

表2-7　违反《药品管理法》其他有关规定的法律责任

行为主体	违法行为	法律责任（行政责任）
药品上市许可持有人、药品生产企业、药品经营企业、药物非临床安全性评价研究机构、药物临床试验机构	未遵守《药品生产质量管理规范》《药品经营质量管理规范》《药物非临床研究质量管理规范》《药物临床试验质量管理规范》等的	①责令限期改正，给予警告；②逾期不改正的，处十万元以上五十万元以下的罚款；③情节严重的，处五十万元以上二百万元以下的罚款，责令停产停业整顿直至吊销药品批准证明文件、药品生产许可证、药品经营许可证等，药物非临床安全性评价研究机构、药物临床试验机构等五年内不得开展药物非临床安全性评价研究、药物临床试验
单位法定代表人、主要负责人、直接负责的主管人员和其他责任人员	未遵守《药品生产质量管理规范》《药品经营质量管理规范》《药物非临床研究质量管理规范》《药物临床试验质量管理规范》等，情节严重的	①没收违法行为发生期间自本单位所获收入；②并处所获收入百分之十以上百分之五十以下的罚款；③十年直至终身禁止从事药品生产经营等活动
单位或个人	药品包装未按照规定印刷、贴有标签或者附有说明书，标签、说明书未按照规定注明相关信息或者印有规定标志的	①依法应当按照假药、劣药处罚；②责令改正，给予警告；③情节严重的，吊销药品注册证书
上市许可持有人、药品生产企业、药品经营企业或者医疗机构	未从药品上市许可持有人或者具有药品生产、经营资格的企业购进药品的	①责令改正；②没收违法购进的药品和违法所得；③并处违法购进药品货值金额二倍以上十倍以下的罚款；④情节严重的，并处货值金额十倍以上三十倍以下的罚款，吊销药品批准证明文件、药品生产许可证、药品经营许可证或者医疗机构执业许可证（货值金额不足五万元的，按五万元计算）

续表

行为主体	违法行为	法律责任（行政责任）
药品经营企业	购销药品未按照规定进行记录，零售药品未正确说明用法、用量等事项，或者未按照规定调配处方的	①责令改正，给予警告；②情节严重的，吊销药品经营许可证
药品网络交易第三方平台提供者	未履行资质审核、报告、停止提供网络交易平台服务等义务的	①责令改正；②没收违法所得；③并处二十万元以上二百万元以下的罚款；④情节严重的，责令停业整顿，并处二百万元以上五百万元以下的罚款
药品进口者	未按照规定向允许药品进口的口岸所在地药品监督管理部门备案的	①责令限期改正，给予警告；②逾期不改正的，吊销药品注册证书
医疗机构	将其配制的制剂在市场上销售的	①责令改正；②没收违法销售的制剂和违法所得；③并处违法销售制剂货值金额二倍以上五倍以下的罚款；④情节严重的，并处货值金额五倍以上十五倍以下的罚款（货值金额不足五万元的，按五万元计算）
上市许可持有人	未按照规定开展药品不良反应监测或者报告疑似药品不良反应的	①责令限期改正，给予警告；②逾期不改正的，责令停产停业整顿，并处十万元以上一百万元以下的罚款
药品经营企业	未按照规定报告疑似药品不良反应的	①责令限期改正，给予警告；②逾期不改正的，责令停产停业整顿，并处五万元以上五十万元以下的罚款
医疗机构	未按照规定报告疑似药品不良反应的	①责令限期改正，给予警告；②逾期不改正的，处五万元以上五十万元以下的罚款
上市许可持有人	在省、自治区、直辖市人民政府药品监督管理部门责令其召回后，拒不召回的	①处应召回药品货值金额五倍以上十倍以下的罚款（货值金额不足十万元的，按十万元计算）；②情节严重的，吊销药品批准证明文件、药品生产许可证、药品经营许可证
上市许可持有人法定代表人、主要负责人、直接负责的主管人员和其他责任人员	在省、自治区、直辖市人民政府药品监督管理部门责令其召回后，拒不召回，情节严重的	处二万元以上二十万元以下的罚款
药品生产企业、药品经营企业、医疗机构	在省、自治区、直辖市人民政府药品监督管理部门责令药品上市许可持有人召回后，拒不配合召回的	处十万元以上五十万元以下的罚款
上市许可持有人、药品生产企业、药品经营企业或者医疗机构	违反规定聘用人员的	①由药品监督管理部门或者卫生健康主管部门责令解聘；②处五万元以上二十万元以下的罚款
单位或个人	违反本法规定，编造、散布虚假药品安全信息，构成违反治安管理行为的	由公安机关依法给予治安管理处罚

（8）药品监督管理部门、药品检验机构等违法的法律责任见表 2 - 8。

表 2 - 8 药品监督管理部门、药品检验机构等违法的法律责任

行为主体	违法行为	法律责任（行政责任）
药品检验机构或个人（直接负责的主管人员和其他直接责任人员）	出具虚假检验报告的	①责令改正，给予警告；②对单位处二十万元以上一百万元以下的罚款；③对直接负责的主管人员和其他直接责任人员依法给予降级、撤职、开除处分，没收违法所得，并处五万元以下的罚款；④情节严重的，撤销其检验资格；⑤造成损失的，应当承担相应的赔偿责任（民事责任）
药品监督管理部门或者其设置、指定的药品专业技术机构或个人	参与药品生产经营活动的	①责令改正，没收违法收入；②情节严重的，对直接负责的主管人员和其他直接责任人员依法给予处分；③工作人员依法给予处分
药品监督管理部门或者其设置、指定的药品检验机构	在药品监督检验中违法收取检验费用的	①责令退还；②对直接负责的主管人员和其他直接责任人员依法给予处分；③情节严重的，撤销其检验资格
药品监督管理部门	第一百四十七条规定行为之一的	①撤销相关许可；②对直接负责的主管人员和其他直接责任人员依法给予处分
县级以上地方人民政府	第一百四十八条规定行为之一的	①对直接负责的主管人员和其他直接责任人员给予记过或者记大过处分；②情节严重的，给予降级、撤职或者开除处分
药品监督管理等部门	第一百四十九条规定行为之一的	①对直接负责的主管人员和其他直接责任人员给予记过或者记大过处分；②情节较重的，给予降级或者撤职处分；③情节严重的，给予开除处分
药品监督管理人员	滥用职权、徇私舞弊、玩忽职守的	依法给予处分

（9）违反《药品管理法》发生不正当利益行为的法律责任见表 2 - 9。

表 2 - 9 违反《药品管理法》发生不正当利益行为的法律责任

行为主体	违法行为	法律责任（行政责任）
上市许可持有人、药品生产企业、药品经营企业或者医疗机构	在药品购销中给予、收受回扣或者其他不正当利益的，药品上市许可持有人、药品生产企业、药品经营企业或者代理人给予使用其药品的医疗机构的负责人、药品采购人员、医师、药师等有关人员财物或者其他不正当利益的	①没收违法所得；②并处三十万元以上三百万元以下的罚款；③情节严重的，吊销药品上市许可持有人、药品生产企业、药品经营企业营业执照，并由药品监督管理部门吊销药品批准证明文件、药品生产许可证、药品经营许可证
单位法定代表人、主要负责人、直接负责的主管人员和其他责任人员	药品上市许可持有人、药品生产企业、药品经营企业在药品研制、生产、经营中向国家工作人员行贿的	终身禁止从事药品生产经营活动
上市许可持有人、药品生产企业、药品经营企业的负责人、采购人员等有关人员	在药品购销中收受其他药品上市许可持有人、药品生产企业、药品经营企业或者代理人给予的财物或者其他不正当利益的	①没收违法所得，依法给予处罚；②情节严重的，五年内禁止从事药品生产经营活动
医疗机构的负责人、药品采购人员、医师、药师等有关人员	收受药品上市许可持有人、药品生产企业、药品经营企业或者代理人给予的财物或者其他不正当利益的	①给予处分，没收违法所得；②情节严重的，还应当吊销其执业证书

（10）从重处理与减轻或免除处罚的违法行为见表2-10。

表2-10 从重处理与减轻或免除处罚的违法行为

行为类别	具体行为情形
从重处罚	①以麻醉药品、精神药品、医疗用毒性药品、放射性药品、药品类易制毒化学品冒充其他药品，或者以其他药品冒充上述药品； ②生产、销售以孕产妇、儿童为主要使用对象的假药、劣药； ③生产、销售的生物制品属于假药、劣药； ④生产、销售假药、劣药，造成人身伤害后果； ⑤生产、销售假药、劣药，经处理后再犯； ⑥拒绝、逃避监督检查，伪造、销毁、隐匿有关证据材料，或者擅自动用查封、扣押物品
从重给予处分	查处假药、劣药违法行为有失职、渎职行为的，对药品监督管理部门直接负责的主管人员和其他直接责任人员依法从重给予处分
减轻或免予处罚	未经批准进口少量境外已合法上市的药品，情节较轻的，可以依法减轻或者免予处罚

（十二）附则

规定了中药材种植、采集和饲养的管理，地区性民间习用药材的管理，军队执行本法的具体办法等方面的内容。

任务三 《中华人民共和国疫苗管理法》认知

实例分析

长春长生疫苗案

2018年7月5日，国家药品监督管理局组织对长春长生生物科技有限责任公司开展飞行检查，发现该企业冻干人用狂犬病疫苗生产存在编造生产记录和产品检验记录、随意变更工艺参数和设备等行为，上述行为严重违反了《中华人民共和国药品管理法》《药品生产质量管理规范》有关规定，国家药品监督管理局已责令企业停止生产，收回《药品GMP证书》，召回尚未使用的狂犬病疫苗。国家药品监督管理局会同吉林省药品监督管理局已对企业立案调查，对涉嫌犯罪的移送公安机关追究刑事责任。

讨论 本案例中，你认为长春长生生物科技有限责任公司违反《疫苗管理法》中哪些规定？其应承担的法律责任有哪些？

一、概述

疫苗关系人民群众健康，关系公共卫生安全和国家安全，是国家战略性、公益性产品。《中华人民共和国疫苗管理法》（简称《疫苗管理法》）于2019年6月29日第十三届全国人大常委会第十一次会议表决通过，自2019年12月1日起施行。

在《疫苗管理法》出台之前，我国疫苗研制、生产、流通、预防接种、监督管理等相关规定散落在《药品管理法》《传染病防治法》以及《疫苗流通和接种管理条例》等多部法律法规中，并未形成相对完善的监管体系。《疫苗管理法》是在《药品管理法》一般原则的基础上，明确提出疫苗实行最严格的监管，对疫苗的研制、生产、流通、预防接种及监督管理全过程提出了特别的制度和规定；将分散在多部法律法规中的监管规定进行了全链条统筹整合，是一套全过程、全环节、全方面的严格监管体系。《疫苗管理法》是全球首部综合性疫苗管理法律，充分体现了以立法促改革，以立法强监管，以立法保权益的改革思路；促进了疫苗产业创新和行业健康发展；确保了疫苗安全、有效。

你知道吗

NRA 评估

世卫组织对疫苗国家监管体系（简称 NRA）的评估，是一项世界范围内公认的、可以科学全面评估一个国家对疫苗监管水平的国际考核。只有具备世卫组织认可的 NRA，该国生产的疫苗才能具备申报世卫组织预认证的基本资质，进而通过认证被联合国儿童基金会等国际机构列入疫苗采购清单。2011 年我国首次通过 WHO 的 NRA 评估，2014 年顺利通过了 WHO 的 NRA 复评估，为国产疫苗生产企业申请 WHO 疫苗预认证奠定了基础。也表明中国疫苗国家监管体系达到世卫组织按照国际标准运作的全部标准。

2013 年 10 月，我国首个通过 WHO 预认证的疫苗品种——成都生物制品研究所的乙脑疫苗，被列入联合国采购清单。2015 年 6 月，华兰生物流感病毒裂解疫苗通过 WHO 预认证，被纳入联合国相关机构采购目录。

二、《中华人民共和国疫苗管理法》主要内容

《疫苗管理法》共十一章一百条，其主要内容如下。

（一）总则

1. 立法目的　为了加强疫苗管理，保证疫苗质量和供应，规范预防接种，促进疫苗行业发展，保障公众健康，维护公共卫生安全。

2. 适用范围　在中华人民共和国境内从事疫苗研制、生产、流通和预防接种及其监督管理活动。

3. 管理思路　国家对疫苗实行最严格的管理制度，坚持安全第一、风险管理、全程管控、科学监管、社会共治。强化各级人民政府及其有关部门、疾病预防控制机构、接种单位、疫苗上市许可持有人和疫苗行业协会、新闻媒体等各方面的责任，共同保障疫苗安全。

4. 国家发展疫苗事业的基本方针　国家坚持疫苗产品的战略性和公益性。国家支持疫苗基础研究和应用研究，促进疫苗研制和创新，将预防、控制重大疾病的疫苗研制、生产和储备纳入国家战略；实行免疫规划制度。

5. 疫苗监督管理体制　国务院药品监督管理部门负责全国疫苗监督管理工作，省、

自治区、直辖市人民政府药品监督管理部门负责本行政区域疫苗监督管理工作。设区的市级、县级人民政府承担药品监督管理职责的部门（以下称药品监督管理部门）负责本行政区域疫苗监督管理工作。县级以上地方人民政府卫生健康主管部门负责本行政区域预防接种监督管理工作。县级以上地方人民政府其他有关部门在各自职责范围内负责与疫苗有关的监督管理工作。

6. 建立健全疫苗管理制度 国家实行疫苗全程电子追溯制度。①国务院药品监督管理部门会同国务院卫生健康主管部门制定统一的疫苗追溯标准和规范，建立全国疫苗电子追溯协同平台，整合疫苗生产、流通和预防接种全过程追溯信息，实现疫苗可追溯。疫苗上市许可持有人应当建立疫苗电子追溯系统，与全国疫苗电子追溯协同平台相衔接，实现生产、流通和预防接种全过程最小包装单位疫苗可追溯、可核查。②疫苗研制、生产、检验等过程中应当建立健全生物安全管理制度，严格控制生物安全风险，加强菌毒株等病原微生物的生物安全管理。

（二）疫苗研制和注册

1. 鼓励疫苗研制创新 国家鼓励疫苗上市许可持有人加大研制和创新资金投入，优化生产工艺，提升质量控制水平，推动疫苗技术进步。国家支持多联多价等新型疫苗、疾病预防、控制急需的疫苗的研制。

2. 疫苗临床试验审批 应当经国务院药品监督管理部门依法批准。疫苗临床试验申办者应当制定临床试验方案，建立临床试验安全监测与评价制度，保护受试者合法权益。

3. 疫苗上市注册申请 ①在中国境内上市的疫苗应当经国务院药品监督管理部门批准，取得药品注册证书；申请疫苗注册，应当提供真实、充分、可靠的数据、资料和样品。对疾病预防、控制急需的疫苗和创新疫苗，国务院药品监督管理部门应当予以优先审评审批。②急需的疫苗国务院药品监督管理部门可以附条件批准疫苗注册申请。③出现特别重大突发公共卫生事件或者其他严重威胁公众健康的紧急事件，国务院卫生健康主管部门根据传染病预防、控制需要提出紧急使用疫苗的建议，经国务院药品监督管理部门组织论证同意后可以在一定范围和期限内紧急使用。④国务院药品监督管理部门在批准疫苗注册申请时，对疫苗的生产工艺、质量控制标准和说明书、标签予以核准，并在其网站上及时公布。

（三）疫苗生产和批签发

1. 疫苗生产实行严格准入制度

（1）从事疫苗生产活动，应当经省级以上人民政府药品监督管理部门批准，取得药品生产许可证。

（2）从事疫苗生产活动的条件 ①具备《药品管理法》规定的从事药品生产活动的条件；②具备适度规模和足够的产能储备；③具有保证生物安全的制度和设施、设备；④符合疾病预防、控制需要。

（3）经国务院药品监督管理部门批准，疫苗可委托生产。

2. 疫苗上市许可持有人相关人员要求　疫苗上市许可持有人的法定代表人、主要负责人应当具有良好的信用记录，生产管理负责人、质量管理负责人、质量受权人等关键岗位人员应当具有相关专业背景和从业经历，应当加强培训和考核，及时将其任职和变更情况向省、自治区、直辖市人民政府药品监督管理部门报告。

3. 疫苗生产质量控制　①疫苗应当按照经核准的生产工艺和质量控制标准进行生产和检验，生产全过程应当符合药品生产质量管理规范的要求。②疫苗上市许可持有人应当建立完整的生产质量管理体系，持续加强偏差管理，采用信息化手段如实记录生产、检验过程中形成的所有数据，确保生产全过程持续符合法定要求。

4. 国家实行疫苗批签发制度　①每批疫苗销售前或者进口时，应当经国务院药品监督管理部门指定的批签发机构按照相关技术要求进行审核、检验。符合要求的，发给批签发证明；不符合要求的，发给不予批签发通知书。②国务院药品监督管理部门、批签发机构应当及时公布上市疫苗批签发结果，供公众查询。③申请疫苗批签发应当按照规定向批签发机构提供批生产及检验记录摘要等资料和同批号产品等样品。进口疫苗还应当提供原产地证明、批签发证明；在原产地免予批签发的，应当提供免予批签发证明。④预防、控制传染病疫情或者应对突发事件急需的疫苗，经国务院药品监督管理部门批准，免予批签发。

5. 疫苗质量检验　①疫苗批签发应当逐批进行资料审核和抽样检验。疫苗批签发检验项目和检验频次应当根据疫苗质量风险评估情况进行动态调整。②对疫苗批签发申请资料或者样品的真实性有疑问，或者存在其他需要进一步核实的情况的，批签发机构应当予以核实，必要时应当采用现场抽样检验等方式组织开展现场核实。

6. 疫苗质量风险报告　①批签发机构在批签发过程中发现疫苗存在重大质量风险的，应当及时向国务院药品监督管理部门和省、自治区、直辖市人民政府药品监督管理部门报告。②接到报告的部门应当立即对疫苗上市许可持有人进行现场检查，根据检查结果通知批签发机构对疫苗上市许可持有人的相关产品或者所有产品不予批签发或者暂停批签发，并责令疫苗上市许可持有人整改。疫苗上市许可持有人应当立即整改，并及时将整改情况向责令其整改的部门报告。③对生产工艺偏差、质量差异、生产过程中的故障和事故以及采取的措施，疫苗上市许可持有人应当如实记录，并在相应批产品申请批签发的文件中载明；可能影响疫苗质量的，疫苗上市许可持有人应当立即采取措施，并向省、自治区、直辖市人民政府药品监督管理部门报告。

（四）疫苗流通

1. 疫苗实行统一采购　①国家免疫规划疫苗由国务院卫生健康主管部门会同国务院财政部门等组织集中招标或者统一谈判，形成并公布中标价格或者成交价格，各省、自治区、直辖市实行统一采购。②国家免疫规划疫苗以外的其他免疫规划疫苗、非免疫规划疫苗由各省、自治区、直辖市通过省级公共资源交易平台组织采购。

2. 疫苗价格管理　疫苗的价格由疫苗上市许可持有人依法自主合理制定。疫苗的价格水平、差价率、利润率应当保持在合理幅度。

3. 疫苗采购程序 ①省级疾病预防控制机构应当根据国家免疫规划和本行政区域疾病预防、控制需要，制定本行政区域免疫规划疫苗使用计划。②疫苗上市许可持有人应当按照采购合同约定，向疾病预防控制机构供应疫苗。③疾病预防控制机构应当按照规定向接种单位供应疫苗。

4. 疫苗储存、运输条件 ①疫苗上市许可持有人、疾病预防控制机构自行配送疫苗应当具备疫苗冷链储存、运输条件，也可以委托符合条件的疫苗配送单位配送疫苗。②疾病预防控制机构配送非免疫规划疫苗可以收取储存、运输费用，具体办法由国务院财政部门会同国务院价格主管部门制定，收费标准由省、自治区、直辖市人民政府价格主管部门会同财政部门制定。③疾病预防控制机构、接种单位、疫苗上市许可持有人、疫苗配送单位应当遵守疫苗储存、运输管理规范，保证疫苗质量。④疫苗在储存、运输全过程中应当处于规定的温度环境，冷链储存、运输应当符合要求，并定时监测、记录温度。

5. 疫苗销售凭证管理 ①疫苗上市许可持有人在销售疫苗时，应当提供加盖其印章的批签发证明复印件或者电子文件；销售进口疫苗的，还应当提供加盖其印章的进口药品通关单复印件或者电子文件。②疾病预防控制机构、接种单位在接收或者购进疫苗时，应当索取前款规定的证明文件，并保存至疫苗有效期满后不少于五年备查。③疫苗上市许可持有人应当按照规定，建立真实、准确、完整的销售记录，并保存至疫苗有效期满后不少于五年备查。④疾病预防控制机构、接种单位、疫苗配送单位应当按照规定，建立真实、准确、完整的接收、购进、储存、配送、供应记录，并保存至疫苗有效期满后不少于五年备查。⑤疾病预防控制机构、接种单位接收或者购进疫苗时，应当索取本次运输、储存全过程温度监测记录，并保存至疫苗有效期满后不少于五年备查。⑥疾病预防控制机构、接种单位应当建立疫苗定期检查制度，疾病预防控制机构、接种单位应当如实记录问题疫苗处置情况，处置记录应当保存至疫苗有效期满后不少于五年备查。

（五）预防接种

1. 疫苗接种指导原则 国务院卫生健康主管部门制定国家免疫规划、国家免疫规划疫苗的免疫程序和非免疫规划疫苗的使用指导原则。省、自治区、直辖市人民政府按预防接种工作规范等执行，各级疾病预防控制机构应当按照各自职责，开展与预防接种相关的宣传、培训、技术指导、监测、评价、流行病学调查、应急处置等工作。

> **请你想一想**
> 免疫规划疫苗使用计划是由哪个部门制定？疾病预防控制机构、接种单位在接收疫苗后，批签发证明文件保存几年？

2. 疫苗接种单位具备的条件 ①取得医疗机构执业许可证。②具有经过县级人民政府卫生健康主管部门组织的预防接种专业培训并考核合格的医师、护士或者乡村医生。③具有符合疫苗储存、运输管理规范的冷藏设施、设备和冷藏保管制度。

3. 疫苗接种流程　①医疗卫生人员实施接种，应当告知受种者或者其监护人所接种疫苗的品种、作用、禁忌、不良反应以及现场留观等注意事项，对有接种禁忌不能接种的，应当向受种者或者其监护人提出医学建议，并如实记录提出医学建议情况。②医疗卫生人员在实施接种前，应当按照预防接种工作规范的要求，检查受种者健康状况、核查接种禁忌，查对预防接种证，检查疫苗信息，确认无误后方可实施接种。③医疗卫生人员应当对符合接种条件的受种者实施接种。受种者在现场留观期间出现不良反应的，医疗卫生人员应当按照预防接种工作规范的要求，及时采取救治等措施。④医疗卫生人员应当按照国务院卫生健康主管部门的规定，真实、准确、完整记录疫苗接种全过程信息，确保接种信息可追溯、可查询。接种记录应当保存至疫苗有效期满后不少于五年备查。

4. 国家对儿童实行预防接种证制度　①预防接种实行居住地管理，监护人应当妥善保管预防接种证。②儿童入托、入学时，托幼机构、学校应当查验预防接种证。③接种单位接种免疫规划疫苗不得收取任何费用。

5. 群体性预防接种疫苗　县级以上地方人民政府卫生健康主管部门根据传染病监测和预警信息，为预防、控制传染病暴发、流行，报经本级人民政府决定，并报省级以上人民政府卫生健康主管部门备案，可以在本行政区域进行群体性预防接种；并组织有关部门做好人员培训、宣传教育、物资调用等工作。

（六）异常反应监测和处理

1. 国家加强预防接种异常反应监测　①接种单位、医疗机构等发现疑似预防接种异常反应的，应当按照规定向疾病预防控制机构报告。②对疑似预防接种异常反应，疾病预防控制机构应当按照规定及时报告，组织调查、诊断，并将调查、诊断结论告知受种者或者其监护人。对调查、诊断结论有争议的，可以根据国务院卫生健康主管部门制定的鉴定办法申请鉴定。

2. 国家实行预防接种异常反应补偿制度　①实施接种过程中或者实施接种后出现受种者死亡、严重残疾、器官组织损伤等损害，属于预防接种异常反应或者不能排除的，应当给予补偿。②接种免疫规划疫苗所需的补偿费用，由省、自治区、直辖市人民政府财政部门在预防接种经费中安排；接种非免疫规划疫苗所需的补偿费用，由相关疫苗上市许可持有人承担。国家鼓励通过商业保险等多种形式对预防接种异常反应受种者予以补偿。③预防接种异常反应补偿应当及时、便民、合理。

（七）疫苗上市后管理

1. 建立健全疫苗全生命周期质量管理体系　①疫苗上市许可持有人应当建立健全疫苗全生命周期质量管理体系，制定并实施疫苗上市后风险管理计划，开展疫苗上市后研究，对疫苗的安全性、有效性和质量可控性进行进一步确证。②疫苗上市许可持有人应当对疫苗进行质量跟踪分析，持续提升质量控制标准，改进生产工艺，提高生产工艺稳定性。③疫苗上市许可持有人应当根据疫苗上市后研究、预防接种异常反应等情况持续更新说明书、标签，并按照规定申请核准或者备案。

2. 疫苗上市后监管　①疫苗上市许可持有人应当建立疫苗质量回顾分析和风险报告制度，每年将疫苗生产流通、上市后研究、风险管理等情况按照规定如实向国务院药品监督管理部门报告。②国务院药品监督管理部门可以根据实际情况，责令疫苗上市许可持有人开展上市后评价或者直接组织开展上市后评价。③国务院药品监督管理部门可以根据疾病预防、控制需要和疫苗行业发展情况，组织对疫苗品种开展上市后评价，发现该疫苗品种的产品设计、生产工艺、安全性、有效性或者质量可控性明显劣于预防、控制同种疾病的其他疫苗品种的，应当注销该品种所有疫苗的药品注册证书并废止相应的国家药品标准。

（八）保障措施

1. 免疫规划制度　实施国务院卫生健康主管部门根据各省、自治区、直辖市国家免疫规划疫苗使用计划，向疫苗上市许可持有人提供国家免疫规划疫苗需求信息，疫苗上市许可持有人根据疫苗需求信息合理安排生产。县级以上人民政府应当将疫苗安全工作、购买免疫规划疫苗和预防接种工作以及信息化建设等所需经费纳入本级政府预算，保证免疫规划制度的实施。

2. 疫苗分级储备　国家将疫苗纳入战略物资储备，实行中央和省级两级储备。国家实行疫苗责任强制保险制度。

3. 投保疫苗责任强制保险　疫苗上市许可持有人应当按照规定投保疫苗责任强制保险。因疫苗质量问题造成受种者损害的，保险公司在承保的责任限额内予以赔付。

4. 突发事件的保障措施　传染病暴发、流行时，相关疫苗上市许可持有人应当及时生产和供应预防、控制传染病的疫苗。交通运输单位应当优先运输预防、控制传染病的疫苗。县级以上人民政府及其有关部门应当做好组织、协调、保障工作。

（九）监督管理

1. 疫苗监督管理机构　药品监督管理部门、卫生健康主管部门按照各自职责对疫苗研制、生产、流通和预防接种全过程进行监督管理。

2. 疫苗监督检查内容　国家建设中央和省级两级职业化、专业化药品检查员队伍。①药品监督管理部门依法对疫苗研制、生产、储存、运输以及预防接种中的疫苗质量进行监督检查。②卫生健康主管部门依法对免疫规划制度的实施、预防接种活动进行监督检查。③药品监督管理部门应当加强对疫苗上市许可持有人的现场检查；必要时，可以对为疫苗研制、生产、流通等活动提供产品或者服务的单位和个人进行延伸检查。④药品监督管理部门应当建立疫苗上市许可持有人及其相关人员信用记录制度，纳入全国信用信息共享平台，按照规定公示其严重失信信息，实施联合惩戒。

3. 国家实行疫苗安全信息统一公布制度　疫苗安全风险警示信息、重大疫苗安全事故及其调查处理信息和国务院确定需要统一公布的其他疫苗安全信息，由国务院药品监督管理部门会同有关部门公布。

4. 疫苗安全事件应急预案 ①县级以上人民政府应当制定疫苗安全事件应急预案，对疫苗安全事件分级、处置组织指挥体系与职责、预防预警机制、处置程序、应急保障措施等作出规定。②疫苗上市许可持有人应当制定疫苗安全事件处置方案，定期检查各项防范措施的落实情况，及时消除安全隐患。

（十）法律责任

1. 违反《疫苗管理法》规定，构成犯罪的，依法从重追究刑事责任。
2. 生产、销售的疫苗属于假药、劣药的法律责任见表 2 – 11。

表 2 – 11　生产、销售的疫苗属于假药、劣药的法律责任

行为主体	违法行为	法律责任（行政责任）
单位或个人	生产、销售的疫苗属于假药的	①没收违法所得和违法生产、销售的疫苗以及专门用于违法生产疫苗的原料、辅料、包装材料、设备等物品；②责令停产停业整顿；③吊销药品注册证书，直至吊销药品生产许可证等；④并处违法生产、销售疫苗货值金额十五倍以上五十倍以下的罚款（货值金额不足五十万元的，按五十万元计算）
单位或个人	生产、销售的疫苗属于劣药的	①没收违法所得和违法生产、销售的疫苗以及专门用于违法生产疫苗的原料、辅料、包装材料、设备等物品；②责令停产停业整顿；③并处违法生产、销售疫苗货值金额十倍以上三十倍以下的罚款（货值金额不足五十万元的，按五十万元计算）；④情节严重的，吊销药品注册证书，直至吊销药品生产许可证等
单位法定代表人、主要负责人、直接负责的主管人员和关键岗位人员以及其他责任人员	生产、销售的疫苗属于假药，或者生产、销售的疫苗属于劣药且情节严重的	①没收违法行为发生期间自本单位所获收入；②并处所获收入一倍以上十倍以下的罚款；③终身禁止从事药品生产经营活动；④由公安机关处五日以上十五日以下拘留

3. 违反第八十一条规定，有下列行为之一：①申请疫苗临床试验、注册、批签发提供虚假数据、资料、样品或者有其他欺骗行为；②编造生产、检验记录或者更改产品批号；③疾病预防控制机构以外的单位或者个人向接种单位供应疫苗；④委托生产疫苗未经批准；⑤生产工艺、生产场地、关键设备等发生变更按照规定应当经批准而未经批准；⑥更新疫苗说明书、标签按照规定应当经核准而未经核准的法律责任见表 2 – 12。

表 2 – 12　违反第八十一条规定行为的法律责任

行为主体	违法行为	法律责任（行政责任）
单位或个人	第八十一条规定行为之一的	①没收违法所得和违法生产、销售的疫苗以及专门用于违法生产疫苗的原料、辅料、包装材料、设备等物品；②责令停产停业整顿，并处违法生产、销售疫苗货值金额十五倍以上五十倍以下的罚款（货值金额不足五十万元的，按五十万元计算）；③情节严重的，吊销药品相关批准证明文件，直至吊销药品生产许可证等
单位法定代表人、主要负责人、直接负责的主管人员和关键岗位人员以及其他责任人员	第八十一条规定行为之一，情节严重的	①没收违法行为发生期间自本单位所获收入；②并处所获收入百分之五十以上十倍以下的罚款；③十年内直至终身禁止从事药品生产经营活动；④由公安机关处五日以上十五日以下拘留

4. 违反药品相关质量管理规范的法律责任见表2－13。

表2－13　违反药品相关质量管理规范的法律责任

行为主体	违法行为	法律责任（行政责任）
疫苗上市许可持有人或者其他单位	违反药品相关质量管理规范的	①责令改正，给予警告。②拒不改正的，处二十万元以上五十万元以下的罚款；情节严重的，处五十万元以上三百万元以下的罚款。③责令停产停业整顿，直至吊销药品相关批准证明文件、药品生产许可证等
单位法定代表人、主要负责人、直接负责的主管人员和关键岗位人员以及其他责任人员	违反药品相关质量管理规范的	①没收违法行为发生期间自本单位所获收入；②并处所获收入百分之五十以上五倍以下的罚款；③十年内直至终身禁止从事药品生产经营活动
疫苗上市许可持有人、疫苗配送单位	违反疫苗储存、运输管理规范有关冷链储存、运输要求的	①责令改正，给予警告；②对违法储存、运输的疫苗予以销毁；③没收违法所得；④拒不改正的，处二十万元以上一百万元以下的罚款；⑤情节严重的，处违法储存、运输疫苗货值金额十倍以上三十倍以下的罚款（货值金额不足十万元的，按十万元计算），责令停产停业整顿，直至吊销药品相关批准证明文件、药品生产许可证等，对法定代表人、主要负责人、直接负责的主管人员和关键岗位人员以及其他责任人员没收违法行为发生期间自本单位所获收入，并处所获收入百分之五十以上五倍以下的罚款，十年内直至终身禁止从事药品生产经营活动
疾病预防控制机构、接种单位以外的单位或者个人	擅自进行群体性预防接种的	①责令改正；②没收违法所得和违法持有的疫苗；③并处违法持有的疫苗货值金额十倍以上三十倍以下的罚款（货值金额不足五万元的，按五万元计算）
监护人	未依法保证适龄儿童按时接种免疫规划疫苗的	①批评教育；②责令改正

5. 违反第八十三条规定，有下列行为之一：①未按照规定建立疫苗电子追溯系统；②法定代表人、主要负责人和生产管理负责人、质量管理负责人、质量受权人等关键岗位人员不符合规定条件或者未按照规定对其进行培训、考核；③未按照规定报告或者备案；④未按照规定开展上市后研究，或者未按照规定设立机构、配备人员主动收集、跟踪分析疑似预防接种异常反应；⑤未按照规定投保疫苗责任强制保险；⑥未按照规定建立信息公开制度的法律责任见表2－14。

表2－14　违反第八十三条规定行为的法律责任

行为主体	违法行为	法律责任（行政责任）
疫苗上市许可持有人	第八十三条规定行为之一的	①责令改正，给予警告；②拒不改正的，处二十万元以上五十万元以下的罚款；③情节严重的，责令停产停业整顿，并处五十万元以上二百万元以下的罚款

6. 疾病预防控制机构、接种单位、其他机构违法的法律责任见表 2 - 15。

表 2 - 15　疾病预防控制机构、接种单位、其他机构违法的法律责任

行为主体	违法行为	法律责任（行政责任）
批签发机构	第八十四条规定行为之一的	①由国务院药品监督管理部门责令改正，给予警告；②对主要负责人、直接负责的主管人员和其他直接责任人员依法给予警告直至降级处分
批签发机构	未按照规定发给批签发证明或者不予批签发通知书的	①责令改正，给予警告；②对主要负责人、直接负责的主管人员和其他直接责任人员依法给予降级或者撤职处分；③情节严重的，对主要负责人、直接负责的主管人员和其他直接责任人员依法给予开除处分
疾病预防控制机构、接种单位	违反疫苗储存、运输管理规范有关冷链储存、运输要求的	①责令改正，给予警告；②对违法储存、运输的疫苗予以销毁；③没收违法所得；④拒不改正的，对接种单位处二十万元以上一百万元以下的罚款；⑤情节严重的，对接种单位处违法储存、运输疫苗货值金额十倍以上三十倍以下的罚款（货值金额不足十万元的，按十万元计算）
单位主要负责人、直接负责的主管人员和其他直接责任人员	违反疫苗储存、运输管理规范有关冷链储存、运输要求的	①给予警告直至撤职处分；②责令负有责任的医疗卫生人员暂停一年以上十八个月以下执业活动；③造成严重后果的，给予开除处分，并可以吊销接种单位的接种资格，由原发证部门吊销负有责任的医疗卫生人员的执业证书
疾病预防控制机构、接种单位	第八十七条规定行为之一的	①责令改正，给予警告；②没收违法所得；③情节严重的，对主要负责人、直接负责的主管人员和其他直接责任人员依法给予警告直至撤职处分，责令负有责任的医疗卫生人员暂停一年以上十八个月以下执业活动；④造成严重后果的，对主要负责人、直接负责的主管人员和其他直接责任人员依法给予开除处分，由原发证部门吊销负有责任的医疗卫生人员的执业证书
疾病预防控制机构、接种单位	第八十八条规定行为之一的	①责令改正，给予警告；②情节严重的，对主要负责人、直接负责的主管人员和其他直接责任人员依法给予警告直至撤职处分，责令负有责任的医疗卫生人员暂停六个月以上一年以下执业活动；③造成严重后果的，对主要负责人、直接负责的主管人员和其他直接责任人员依法给予开除处分，由原发证部门吊销负有责任的医疗卫生人员的执业证书
疾病预防控制机构、接种单位、医疗机构	未按照规定报告疑似预防接种异常反应、疫苗安全事件等，或者未按照规定对疑似预防接种异常反应组织调查、诊断等的	①责令改正，给予警告；②情节严重的，对接种单位、医疗机构处五万元以上五十万元以下的罚款，对疾病预防控制机构、接种单位、医疗机构的主要负责人、直接负责的主管人员和其他直接责任人员依法给予警告直至撤职处分；③造成严重后果的，对主要负责人、直接负责的主管人员和其他直接责任人员依法给予开除处分，由原发证部门吊销负有责任的医疗卫生人员的执业证书
单位或个人	未经县级以上地方人民政府卫生健康主管部门指定擅自从事免疫规划疫苗接种工作、从事非免疫规划疫苗接种工作不符合条件或者未备案的	①责令改正，给予警告；②没收违法所得和违法持有的疫苗；③责令停业整顿；④并处十万元以上一百万元以下的罚款；⑤对主要负责人、直接负责的主管人员和其他直接责任人员依法给予处分

续表

行为主体	违法行为	法律责任（行政责任）
托幼机构、学校	在儿童入托、入学时未按照规定查验预防接种证，或者发现未按照规定接种的儿童后未向接种单位报告的	①责令改正，给予警告；②对主要负责人、直接负责的主管人员和其他直接责任人员依法给予处分
报纸、期刊、广播、电视、互联网站等	编造、散布虚假疫苗安全信息，或者在接种单位寻衅滋事，构成违反治安管理行为的	由公安机关依法给予治安管理处罚
报纸、期刊、广播、电视、互联网站等传播媒介	编造、散布虚假疫苗安全信息的	①给予处罚；②对主要负责人、直接负责的主管人员和其他直接责任人员依法给予处分
县级以上地方人民政府	在疫苗监督管理工作中有第九十四条规定行为之一的	①对直接负责的主管人员和其他直接责任人员依法给予降级或者撤职处分；②情节严重的，依法给予开除处分；③造成严重后果的，其主要负责人应当引咎辞职
药品监督管理部门、卫生健康主管部门	在疫苗监督管理工作中有第九十五条规定行为之一的	①对直接负责的主管人员和其他直接责任人员依法给予降级或者撤职处分；②情节严重的，依法给予开除处分；③造成严重后果的，其主要负责人应当引咎辞职
疾病预防控制机构、接种单位	因违反预防接种工作规范、免疫程序、疫苗使用指导原则、接种方案，造成受种者损害的	承担赔偿责任（民事责任）

（十一）附则

规范了免疫规划疫苗、非免疫规划疫苗、疫苗上市许可持有人等含义，明确了出口疫苗标准、出入境预防接种及所需疫苗的采购规定等。

实训二　典型假药、劣药案例分析

一、实训目的

通过实训，巩固《药品管理法》知识，强化理解假药、劣药的定义，提高对假药、劣药的界定能力；锻炼学生的自主学习能力和团队合作精神，提高分析解决问题的能力。

二、实训内容

学生以小组合作的形式，通过市场（相关书籍、报刊、网络）调研，查找生产、销售假药、劣药的真实、典型案例，通过相关法律法规进行案例分析，并作汇报交流。

三、实训方法

（一）分组及布置任务

将学生分为若干组，每组4～5人，每组确定2项调研任务，具体任务详见表2-

16 所示。

表 2 – 16　生产、销售假药、劣药的典型案例调研任务单

序号	任务（假药、劣药的情形）
1	药品所含成分与国家药品标准规定的成分不符
2	以非药品冒充药品或者以他种药品冒充此种药品
3	变质的药品
4	药品所标明的适应证或者功能主治超出规定范围
5	药品成分的含量不符合国家药品标准
6	被污染的药品
7	未标明或者更改有效期的药品
8	未注明或者更改产品批号的药品
9	超过有效期的药品
10	擅自添加防腐剂、辅料的药品

（二）法律法规

同学们可参照相关的法律法规，如《药品管理法》《疫苗管理法》《药品生产质量管理规范》《药品经营质量管理规范》《中华人民共和国刑法》等等。

（三）任务实施

1. 小组同学进行与完成任务有关的法律法规知识学习，并记录学习内容，完成表 2 – 17。

2. 组内每位成员查找关于任务的真实、典型案例，并根据相关知识进行案例分析，完成表 2 – 18。

3. 各小组进行组内讨论交流，确定汇报案例，完成表 2 – 19。

表 2 – 17　小组合作学习记录

成员姓名	法律法规学习内容

表 2-18　小组成员调研分析记录表

班级：　　　　组别：　　　　姓名：　　　　年　月　日

项目	记录内容
案例调研途径	
案例标题	
案例发生时间	
案情简介	
案例分析	

表 2-19　小组合作学习讨论汇总表

班级：　　　　组别：　　　　年　月　日

典型案例	依据的法律法规	案情分析
PPT 制作成员		
汇报及答辩成员		

四、实训考核

每组派 1~2 名同学代表进行汇报交流，并对其他组同学提出的问题进行答辩。

考核成绩构成方式：每小组组长对组员的实训过程进行评价，完成表 2-20；汇报交流时学生进行组间互评，由组长填写，完成表 2-21；最后老师进行点评。最终考核成绩为：个人综合成绩＝组间互评平均分＋组内评分。

表 2 -20　组内合作学习评价表（50 分）

班级：　　　组别：　　　组长：　　　年　月　日

项目	内容	分值				
		10	8	6	4	2
态度和贡献	积极参与小组讨论学习，主动承担任务，对小组的贡献高					
	按要求完成案例调研任务，案例真实、典型					
	能运用所学的法律法规知识对案例进行准确分析					
	代表小组进行调研汇报或积极答辩					
	承担 PPT 制作或提供材料					

成员姓名	学号	得分	备注

表 2 -21　组间调研任务完成情况互评表（50 分）

班级：　　　被评组别：　　　评议组：　　　年　月　日

项目	内容	分值				
		10	8	6	4	2
学习态度	成员参与的积极性					
	小组的组织纪律性					
	小组团体合作精神					
	发言和提问的积极性					
学习效果	所涉及的知识是否理解					
	准备是否充分					
	案例是否真实、典型					
	对内容理解到位、讲解清楚					
	案例分析是否清楚、准确					
	应用法律法规条款是否正确					
得分						
对被评组的案例讨论提出问题和建议						

目标检测

一、单项选择题

1. 行政法规是指（　　）

    A. 全国人民代表大会和它的常务委员会依照一定的立法程序制定的规范性文件

    B. 具有最高法律效力的规范性文件

    C. 由国务院根据宪法和法律所制定的规范性文件

    D. 由国务院所属各部、局、委员会及同级机构，在其权限范围内所制定的规范性文件

2. 符合药品法律法规效力等级的一般规则的是（　　）

    A. 部门规章的效力高于地方性法规　　B. 地方性法规的效力高于行政法规

    C. 行政法规的效力高于行政规章　　D. 地方性法规的效力高于行政规章

3. 《药品管理法》的颁布时间与现行版修订时间分别是（　　）

    A. 1984 年 9 月 20 日，2001 年 12 月 1 日

    B. 1984 年 9 月 20 日，2019 年 8 月 26 日

    C. 1985 年 7 月 1 日，2001 年 2 月 28 日

    D. 1985 年 7 月 1 日，2019 年 12 月 1 日

4. 《药品管理法》适用范围为（　　）

    A. 所有从事药品的研究、生产、经营、使用和监督管理的单位或者个人

    B. 境内从事药品的生产、经营和使用的单位和个人

    C. 所有从事药品信息咨询服务的单位和个人

    D. 境内从事药品研制、生产、经营、使用和监督管理活动

5. 根据《药品管理法》的有关规定，下列情况应按假药处理的是（　　）

    A. 微生物含量超标的

    B. 发现质量可疑的药品擅自销售或作退换货处理的

    C. 变质的

    D. 未取得批准文号生产的

6. 以下属于《药品管理法》规定的特殊管理药品是（　　）

    A. 麻醉药品　　　　　　　　　　B. 治疗性功能障碍的药品

    C. 预防性生物制品　　　　　　　D. 特殊人群用药品

7. 下列药品中，（　　）可以在网络上销售。

    A. 维生素类制品　　　　　　　　B. 药品类易制毒化学品

    C. 疫苗　　　　　　　　　　　　D. 血液制品

8. 实行市场调节价的药品（　　　）

    A. 由省级药品监督管理部门定价   B. 由省级政府价格主管部门定价

    C. 由行业协会定价   D. 由经营者自主定价

9.《疫苗管理法》实施时间为（　　　）

    A. 2019 年 6 月 29 日   B. 2019 年 12 月 1 日

    C. 2019 年 6 月 20 日   D. 2010 年 12 月 15 日

10.《疫苗管理法》的适用范围是（　　　）

    A. 从事疫苗研制、生产、流通和预防接种及其监督管理的单位及个人

    B. 境内从事疫苗研制、生产、流通和预防接种的单位及个人

    C. 所有从事疫苗研制、生产、流通和预防接种及其监督管理活动

    D. 境内从事疫苗研制、生产、流通和预防接种及其监督管理活动

二、多项选择题

1. 制定《药品管理法》的目的是（　　　）

    A. 保障公众用药安全   B. 保障公众用药合法权益

    C. 保护和促进公众健康   D. 保证药品质量

    E. 加强药品管理

2. 我国法律渊源的种类，其中有（　　　）

    A.《宪法》   B. 法律   C. 行政规章

    D. 地方性法规   E. 规章制度

3. 行政责任中行政处罚的种类包括（　　　）

    A. 警告   B. 罚款   C. 没收药品和违法所得

    D. 拘留   E. 拘役

4.《疫苗管理法》的立法目的是（　　　）

    A. 加强疫苗管理   B. 保证疫苗质量和供应

    C. 促进疫苗行业发展   D. 规范预防接种

    E. 保障公众健康，维护公共卫生安全

5. 疫苗监督管理机构包括（　　　）

    A. 药品监督管理部门   B. 疫苗生产企业

    C. 卫生健康主管部门   D. 疫苗接种单位

    E. 疾病预防控制机构

书网融合……

微课   划重点   自测题

PPT

项目三 药学技术人员管理认知

学习目标

知识要求

1. **掌握** 执业药师的概念、考试和注册管理制度；执业药师道德准则及业务规范。
2. **熟悉** 药学技术人员的职责；药师职业道德的基本原则。
3. **了解** 我国药师管理制度。

能力要求

1. 能提高对执业药师指导合理用药重要性的认识。
2. 能按照药师职业道德要求从事相关岗位工作。

实例分析

2019年3月记者走访多家药房，发现药师均不在岗，但记者还是顺利购买到了处方药。一个业内人士告诉记者，这些药店都是租的执业药师资格证，实际上根本就没有药师，挂证现象非常普遍。

讨论 1. 药师资格证可以挂证么？
 2. 挂证、租借的危害有哪些？

任务一 药学技术人员认知

一、药学技术人员概述

药学技术人员是指具有药学专业知识，取得药学专业技术职称或职业资格，从事药品研制、生产、经营和使用等技术工作的药学工作者。药学技术人员包括药师、执业药师、临床药师等。

二、药学技术人员的职责

1. 研制新药 包括设计、筛选和制备新产品；通过临床前和临床研究，确保药品有效性和安全性；研究确定新药质量标准等。

2. 生产供应合格药品 按照《药品管理法》及相关法律法规，制定药品生产、经营操作规程、质量制度及文件，并严格实施，保证生产经营合格药品。

3. 收集药物信息，提供用药咨询与指导　收集药物治疗信息，分析治疗方案；审核处方，配制、发放药物，向患者提供用药咨询；结合临床药物治疗实践，进行用药调查，开展合理用药、药物评价和药物经济学研究等。

4. 保证药品质量　依据药品标准，检验原料、中间品、半成品、成品，杜绝不合格产品流入下道工序，杜绝假药、劣药品进入市场。

5. 培养药学人才　根据社会对药学技术人员的需求，培养药学人才，提高药学服务的质量。

三、我国药师管理制度

我国现行对药学技术人员的管理分两种形式，一是技术职称系列，二是执业药师资格。药学技术人员的职称分为：主任（中）药师、副主任（中）药师、主管（中）药师、（中）药师、（中）药士。执业药师是指经全国统一考试合格，取得《执业药师职业资格证书》并经注册，在药品生产、经营、使用和其他需要提供药学服务的单位中执业的药学技术人员。

药师即药剂师，指受过高级药学专业教育或在医疗预防机构、药事机构或制药企业中，长期从事药物调剂、制备、检定和生产等工作，并经卫生部门审查合格的高级药学人员。

目前我国执业药师资格制度存在两个比较突出的问题：一是执业药师数量不足；二是执业药师分布不合理。这两个方面的问题交织在一起，成为一个瓶颈，直接影响着流通领域药品分类管理工作。近两年来，国家药品监督管理部门为了解决执业药师管理工作中存在的突出问题，出台了一些相关的管理政策，努力寻求着解决办法和措施。

你知道吗

医疗机构药师工作职责

1. 负责药品采购供应、处方或者用药医嘱审核、药品调剂、静脉用药集中调配和医院制剂配制，指导病房（区）护士请领、使用与管理药品。

2. 参与临床药物治疗，进行个体化药物治疗方案的设计与实施，开展药学查房，为患者提供药学专业技术服务。

3. 参加查房、会诊、病例讨论和疑难、危重患者的医疗救治，协同医师做好药物使用遴选，对临床药物治疗提出意见或调整建议，与医师共同对药物治疗负责。

4. 开展抗菌药物临床应用监测，实施处方点评与超常预警，促进药物合理使用。

5. 开展药品质量监测，药品严重不良反应和药品损害的收集、整理、报告等工作。

6. 掌握与临床用药相关的药物信息，提供用药信息与药学咨询服务，向公众宣传合理用药知识。

7. 结合临床药物治疗实践，进行药学临床应用研究；开展药物利用评价和药物临床应用研究；参与新药临床试验和新药上市后安全性与有效性监测。

8. 其他与医院药学相关的专业技术工作。

任务二　执业药师管理

实例分析

2019 年 5 月，吴某甲未取得执业药师资格，且在丁某某家属未能提供处方情况下，仍将处方药"别嘌醇片"销售给丁某某家属，丁某某因痛风服用"别嘌醇片"，2 个月后因肾功能不全经江苏省中医院治疗后死亡。

讨论　1. 吴某甲的行为具有哪些危害？

　　　2. 吴某甲应当承担什么样的责任？

一、执业药师概述

执业药师（licensed pharmacist）是指经全国统一考试合格，取得《中华人民共和国执业药师职业资格证书》（以下简称《执业药师职业资格证书》）并经注册，在药品生产、经营、使用和其他需要提供药学服务的单位中执业的药学技术人员。

二、执业药师资格制度　微课

国家设置执业药师准入类职业资格制度，纳入国家职业资格目录。

（一）基本要求

国家药品监督管理局与人力资源社会保障部共同负责全国执业药师资格制度的政策制定，并按照职责分工对该制度的实施进行指导、监督和检查。各省、自治区、直辖市负责药品监督管理的部门和人力资源社会保障行政主管部门，按照职责分工负责本行政区域内执业药师职业资格制度的实施与监督管理。

从事药品生产、经营、使用和其他需要提供药学服务的单位，应当按规定配备相应的执业药师。国家药品监督管理局负责对需由执业药师担任的岗位作出明确规定。

（二）执业药师职业资格考试

1. 考试组织　执业药师职业资格实行全国统一大纲、统一命题、统一组织的考试制度。原则上每年举行一次。国家药品监督管理局负责组织拟定考试科目和考试大纲、建立试题库、组织命审题工作，提出考试合格标准建议。人力资源社会保障部负责组织审定考试科目、考试大纲，会同国家药品监督管理局对考试工作进行监督、指导并确定合格标准。

2. 报考条件　凡中华人民共和国公民和获准在我国境内就业的外籍人员，具备以下条件之一者，均可申请参加执业药师职业资格考试：

（1）取得药学类、中药学类专业大专学历，在药学或中药学岗位工作满 5 年；

（2）取得药学类、中药学类专业大学本科学历或学士学位，在药学或中药学岗位工作满 3 年；

（3）取得药学类、中药学类专业第二学士学位、研究生班毕业或硕士学位，在药学或中药学岗位工作满 1 年；

（4）取得药学类、中药学类专业博士学位；

（5）取得药学类、中药学类相关专业相应学历或学位的人员，在药学或中药学岗位工作的年限相应增加 1 年。

3. 考试日期及科目 执业药师职业资格考试日期原则上为每年 10 月。考试科目分为药学、中药学两个专业类别。药学类考试科目为：药学专业知识（一）、药学专业知识（二）、药事管理与法规、药学综合知识与技能四个科目。中药学类考试科目为：中药学专业知识（一）、中药学专业知识（二）、药事管理与法规、中药学综合知识与技能四个科目。考试以四年为一个周期，参加全部科目考试的人员须在连续四个考试年度内通过全部科目的考试。

4. 资格效力 执业药师职业资格考试合格者，由各省、自治区、直辖市人力资源社会保障部门颁发《执业药师职业资格证书》。该证书由人力资源社会保障部统一印制，国家药品监督管理局与人力资源社会保障部用印，在全国范围内有效。

（三）执业药师注册制度

执业药师实行注册制度。国家药品监督管理局负责执业药师注册的政策制定和组织实施，指导全国执业药师注册管理工作。各省、自治区、直辖市药品监督管理部门负责本行政区域内的执业药师注册管理工作。取得《执业药师职业资格证书》者，应当通过全国执业药师注册管理信息系统向所在地注册管理机构申请注册。经注册后，方可从事相应的执业活动。未经注册者，不得以执业药师身份执业。

申请注册者，必须同时具备下列条件：

（1）取得《执业药师职业资格证书》；

（2）遵纪守法，遵守执业药师职业道德，无不良信息记录；

（3）身体健康，能坚持在执业药师岗位工作；

（4）经所在单位考核同意。

经批准注册者，由执业药师注册管理机构核发国家药品监督管理局统一样式的《执业药师注册证》。执业药师变更执业单位、执业范围等应当及时办理变更注册手续。执业药师注册有效期为五年。需要延续的，应当在有效期届满三十日前，向所在地注册管理机构提出延续注册申请。

（四）执业药师职责

执业药师应当遵守执业标准和业务规范，以保障和促进公众用药安全有效为基本准则。必须严格遵守《中华人民共和国药品管理法》及国家有关药品研制、生产、经营、使用的各项法规及政策。执业药师对违反《中华人民共和国药品管理法》及有关法规、规章的行为或决定，有责任提出劝告、制止、拒绝执行，并向当地负责药品监督管理的部门报告。

执业药师在执业范围内负责对药品质量的监督和管理，参与制定和实施药品全面质量管理制度，参与单位对内部违反规定行为的处理工作。负责处方的审核及调配，提供用药咨询与信息，指导合理用药，开展治疗药物监测及药品疗效评价等临床药学工作。药品零售企业应当在醒目位置公示《执业药师注册证》，并对在岗执业的执业药师挂牌明示。执业药师不在岗

请你想一想

执业单位领导工作中出现违反《中华人民共和国药品管理法》的情况，作为执业药师，应该如何处理？同时向哪些部门进行报告？

时，应当以醒目方式公示，并停止销售处方药和甲类非处方药。执业药师执业时应当按照有关规定佩戴工作牌。应当按照国家专业技术人员继续教育的有关规定接受继续教育，更新专业知识，提高业务水平。国家鼓励执业药师参加实训培养。

（五）对执业药师的监督管理

1. 检查范围 负责药品监督管理的部门按照有关法律、法规和规章的规定，对执业药师配备情况及其执业活动实施监督检查。监督检查时应当查验《执业药师注册证》、处方审核记录、执业药师挂牌明示、执业药师在岗服务等事项。

2. 配合义务 执业单位和执业药师应当对负责药品监督管理部门的监督检查予以协助、配合，不得拒绝、阻挠。

执业药师有下列情形之一的，县级以上人力资源社会保障部门与负责药品监督管理的部门按规定对其给予表彰和奖励：

（1）在执业活动中，职业道德高尚，事迹突出的；

（2）对药学工作做出显著贡献的；

（3）向患者提供药学服务表现突出的；

（4）长期在边远贫困地区基层单位工作且表现突出的。

你知道吗

2019 年 3 月，为加强对药学技术人员的职业准入管理，进一步规范执业药师的管理权责，促进执业药师队伍建设和发展，根据《中华人民共和国药品管理法》《国家职业资格目录》等有关规定，国家药监局、人力资源社会保障部在原执业药师资格制度基础上，制定了《执业药师职业资格制度规定》和《执业药师职业资格考试实施办法》。为保证制度平稳过渡，对相关事项进行了明确：

（1）参加 2018 年度执业药师资格考试，报考全部科目且部分科目合格的大专及以上学历（学位）的应试人员，其 2018 年合格科目考试成绩继续有效，并按照四年一个周期顺延至 2021 年。

（2）符合原人事部、原国家药品监督管理局《关于修订印发〈执业药师资格制度暂行规定〉和〈执业药师资格考试实施办法〉的通知》（人发〔1999〕34 号，以下简称原规定）要求的中专学历人员（含免试部分科目的中药学徒人员），2020 年 12 月 31 日前可报名参加考试，考试成绩有效期按原规定执行，各科目成绩有效期最迟截至 2020 年 12 月 31 日。

（六）信用管理机制及禁止条例

建立执业药师个人诚信记录，对其执业活动实行信用管理。执业药师的违法违规行为、接受表彰奖励及处分等，作为个人诚信信息由负责药品监督管理的部门及时记入全国执业药师注册管理信息系统；执业药师的继续教育学分，由继续教育管理机构及时记入全国执业药师注册管理信息系统。对未按规定配备执业药师的单位，由所在地县级以上负责药品监督管理的部门责令限期配备，并按照相关法律法规给予处罚。对以不正当手段取得《执业药师职业资格证书》的，按照国家专业技术人员资格考试违纪违规行为处理规定处理；构成犯罪的，依法追究刑事责任。以欺骗、贿赂等不正当手段取得《执业药师注册证》的，由发证部门撤销《执业药师注册证》，三年内不予执业药师注册；构成犯罪的，依法追究刑事责任。严禁《执业药师注册证》挂靠，持证人注册单位与实际工作单位不符的，由发证部门撤销《执业药师注册证》，并作为个人不良信息由负责药品监督管理的部门记入全国执业药师注册管理信息系统。买卖、租借《执业药师注册证》的单位，按照相关法律法规给予处罚。

> **请你想一想**
>
> 《执业药师注册证》的挂靠行为为什么违法？如果任其发展，会对我们的社会造成哪些危害？发现挂靠行为，应当如何处理？

任务三　药师职业道德与规范认知

实例分析

2019 年 1 月，成都市 XX 药店执业药师王某某为赚取高额回扣，明知某保健品不具备相应医疗功效仍向患者大量推荐，导致患者服用后延误病情，造成恶劣后果。

讨论　1. 药师必须具有哪些基本职业道德？

　　　2. 药师职业道德对社会以及病患有什么样的意义？

药师职业活动涉及人体的健康和生命安全，在长期的职业过程中，逐渐形成了一定的行为规范和准则，反映了人们对药师职业行为的基本要求，也是每一位药师应该遵循的道德准则。

一、药师的职业道德原则

药学职业道德是调整药学工作人员与患者之间、药学工作人员与社会之间、药学工作人员相互之间的关系必须遵循的根本指导原则。

（一）药学职业道德的基本原则

1. 提高药品质量，保证药品安全有效。

2. 实行社会主义的人道主义。

3. 全心全意地为人民健康服务。

必须处理好如下三个方面的关系：正确处理医药人员与服务对象的关系；正确处理个人利益与集体利益的关系；正确处理德与术的关系。

（二）药学职业道德规范的具体内容

药学工作人员对服务对象的职业道德规范：仁爱救人，文明服务。严谨治学，理明术精。济世为怀，清廉正派。

药学工作人员对社会的职业道德规范：坚持公益原则，维护人类健康。宣传医药知识，承担保健职责。

药学工作者同仁间的职业道德规范：谦虚谨慎，团结协作。勇于探索创新，献身医药事业。

二、执业药师职业道德准则

1. 救死扶伤，不辱使命 执业药师应当将患者及公众的身体健康和生命安全放在首位，以我们的专业知识、技能和良知，尽心、尽职、尽责为患者及公众提供药品和药学服务。

2. 尊重患者，平等相待 执业药师应当尊重患者或消费者的价值观、知情权、自主权、隐私权，对待患者或消费者应不分年龄、性别、民族、信仰、职业、地位、贫富，一视同仁。

3. 依法执业，质量第一 执业药师应当遵守药品管理法律、法规，恪守职业道德，依法独立执业，确保药品质量和药学服务质量，科学指导用药，保证公众用药安全、有效、经济、适当。

4. 进德修业，珍视声誉 执业药师应当不断学习新知识、新技术，加强道德修养，提高专业水平和执业能力；知荣明耻，正直清廉，自觉抵制不道德行为和违法行为，努力维护职业声誉。

5. 尊重同仁，密切协作 执业药师应当与同仁和医护人员相互理解，相互信任，以诚相待，密切配合，建立和谐的工作关系，共同为药学事业的发展和人类的健康奉献力量。

三、执业药师业务规范

（一）规范目的及适用范围

执业药师业务规范是指执业药师在运用药学等相关专业知识和技能从事业务活动时，应当遵守的行为准则。为规范执业药师的业务行为，践行优良药学服务，保障公众合理用药，倡导行业自律，根据我国相关法律法规和政策制定《执业药师业务规范》，自2017年1月1日起施行，适用于直接面向公众提供药学服务的执业药师。

（二）业务范围及要求

根据《执业药师业务规范》，直接面向公众提供药学服务的执业药师的业务活动，包括处方调剂、用药指导、药物治疗管理、药品不良反应监测、健康宣教等。执业药师在执行业务活动中，应当遵纪守法、爱岗敬业、遵从伦理、服务健康、自觉学习、提升能力，达到本规范的基本要求。执业药师应当佩戴执业药师徽章上岗，以示身份。应当掌握获取医药卫生信息资源的技能，通过各种方式与工具收集、整理、归纳分析各类有价值的信息，用于开展各项业务活动。执业药师所在单位应当为执业药师履行本规范提供必要的条件，支持并保障执业药师开展药学服务。

（三）处方调剂

处方调剂包括处方审核、处方调配、复核交付和用药交代。执业药师应当凭医师处方调剂药品，无医师处方不得调剂。处方调剂应当遵守国家有关法律、法规与规章，以及基本医疗保险制度等各项规定。

1. 处方审核　包括处方的合法性审核、规范性审核和适宜性审核。

处方的合法性审核，包括处方来源、医师执业资格、处方类别。执业药师对于不能判定其合法性的处方，不得调剂。

处方的规范性审核，包括逐项检查处方前记、正文和后记是否完整，书写或印制是否清晰，处方是否有效，医师签字或签章与备案字样是否一致等。执业药师对于不规范处方，不得调剂。

处方的适宜性审核，应当包括如下内容：①处方医师对规定皮试的药品是否注明过敏试验，试验结果是否阴性。②处方用药与临床诊断是否相符。③剂量、用法和疗程是否正确。④选用剂型与给药途径是否合理。⑤是否重复给药，尤其是同一患者持二张以上处方。⑥是否存在潜在临床意义的药物相互作用、配伍禁忌。⑦是否存在特殊人群用药禁忌，如妊娠及哺乳期妇女、婴幼儿及儿童、老年人等。⑧其他不适宜用药的情况。对于存在用药不适宜情形的处方，应当告知处方医师，要求确认或者重新开具处方；不得擅自更改或者自行配发代用药品。

2. 处方调配　处方审核合格后，执业药师依据处方内容调配药品，调配时应当做到：①按照处方上药品的顺序逐一调配。②药品配齐后，与处方逐条核对药品名称、剂量、规格、数量和用法用量，并准确书写标签。③对特殊管理药品及高危药品按规定登记。④同一患者持二张以上处方时，逐张调配，以免发生差错。⑤防范易混淆药品的调配差错，如名称相近或读音相似、包装外观相仿及同品种多规格药品等的情形。⑥调配后在外包装上分别贴上用药标签，内容包含：姓名、用法、用量、贮存条件等；对需要特殊贮存条件的药品，应当加贴或者加盖醒目提示标签。

调配中药饮片时，分剂量应当按"等量递减""逐剂复戥"的方法。有先煎、后下、包煎、冲服、烊化、另煎等要求的，应当另行单包并注明用法。调配好的中药饮片包装均应当注明患者姓名、剂数、煎煮方法、注意事项等内容。

3. 复核交付和用药交代　药品交付前，执业药师应当核对调配的药品是否与处方所开药品一致、数量相符，有无错配、漏配、多配。药品交付时，执业药师应当核实交付，按处方顺序将药品逐个交于患者、患者家属或看护人，并按照处方或者医嘱进行用药交代与指导。处方调剂应当实行药品调配与复核交付双人核对制度。执业药师在完成处方调剂后，应当在处方上加盖专用签章或者签名。处方应当按规定保存备查。

（四）用药指导

执业药师应当主动对患者提供个性化的合理用药指导。内容包括：

（1）药品名称及数量。

（2）用药适应证。

（3）用药剂量：包括首次剂量和维持剂量。必要时需解释剂量如何折算、如何量取等；对于"必要时"使用的药品应当特别交代一日最大限量。

（4）用药方法：即日服次数或间隔时间、疗程，特别是药品说明书上有特殊使用要求的，应当特别交代或演示，必要时在用药标签中标注。

（5）预期药品产生药效的时间及药效维持的时间。

（6）忘服或漏服药品的处理办法，关注患者的用药依从性。

（7）药品常见的不良反应，以及如何避免和应对方法。

（8）自我监测药品疗效的方法。

（9）提示不能同时使用的其他药品或饮食。

执业药师指导患者使用药品，应当做到：了解患者对医学和药品知识的掌握程度；辅导患者如何正确使用药品；确认患者是否已经了解指导建议；提醒患者应该注意的事项。

执业药师有责任和义务对患者提供用药咨询，通过直接与患者、家属交流，解答其用药疑问，介绍药品和疾病的常识。执业药师接受咨询时应当做到：注重礼仪，尊重患者隐私；了解患者日常用药情况，判断患者既往用药的正确性；使用通俗性语言；对首次使用该药品的、用药依从性差的及使用治疗指数低的药品的患者，应当提供书面的指导资料。

对购买非处方药的患者或消费者，执业药师有责任和义务提供专业指导，内容主要包括：询问近期疾病和用药情况；询问患者是否有药物禁忌证、过敏史等；对患者非处方药的选用给予建议与指导。

（五）药物治疗管理

执业药师应当主动参与患者的药物治疗管理，为患者合理用药、优化药物疗效提供专业服务。药物治疗管理包含：

（1）采集患者个体的所有治疗相关信息。

（2）评估和确认患者是否存在药物治疗问题。

（3）与患者一起确定治疗目标，制订干预措施，并执行药学监护计划。

（4）对制订的治疗目标进行随访和进一步评估，以确保患者的药物治疗达到最佳效果。

开展药物治疗管理的执业药师应当掌握沟通技能和药物治疗评估的实践技能。执业药师应当在与患者建立互信关系的基础上，采集患者相关信息，建立药历。采集的信息包括：患者个人基本信息、目前病情与诊断、用药体验、疾病史、过敏史、药物治疗方案等。患者的个人隐私在交流与记录中应当予以保护。

执业药师采集患者信息后，应当对患者药物治疗的适宜性、有效性、安全性及用药依从性方面进行用药评估。用药评估包括：判断患者所使用的药品是否与适应证相符合；评估患者的治疗效果，确认是否存在任何药物治疗问题。如发现药物治疗问题，应当按照药物治疗问题影响患者的严重和难易程度，依先后顺序解决。确认患者是否能够并愿意遵从医嘱服用药物。

> **请你想一想**
>
> 为什么应当对患者的个人隐私进行保护？在日常工作中，应当如何对患者的个人隐私进行保护？

执业药师应当针对患者的每种疾病，与患者共同确立治疗目标并拟定药学监护计划。必要时，执业药师应当与患者和其主治医师互相讨论其治疗目标，并获得共识。执业药师的干预措施应当针对患者个体的病情、药物相关需求和药物治疗问题，并做好记录。执业药师在执行药学监护计划时，应当拟定收集监测数据的时间表，确定需监测的临床指标，以评估患者药物治疗效果。药物治疗管理中，应当提供患者用药清单，以便提醒患者用药以及就诊时与医师和药师沟通信息。

执业药师进行患者疗效随访评估时，应当依据治疗目标，评估患者实际治疗结果，确定患者达到治疗目标的进度，判断患者的药物治疗是否存在任何安全性或用药依从性问题，是否有新的药物治疗问题发生。药物治疗管理的记录应当包括：患者的主诉、临床客观指标、评估患者存在的药物治疗问题以及下一步药物治疗计划。执业药师应当鼓励患者、家属或看护者积极参与药物治疗和用药评估的全过程。药物治疗管理以达到治疗目标为终点，整个过程必须是系统的，且可以持续执行。对于药品的用法、用量处于调整阶段以及其他需要特别关注的患者，执业药师应当加强随访，追踪用药成效。

药物治疗管理的重点对象包括：就医或变更治疗方案频繁者；多科就诊或多名医师处方者；患有 2 种以上慢性疾病者；服用 5 种以上药品者；正在服用高危药品或依从性差者；药品治疗费用较高者。

（六）药品不良反应监测

执业药师应当承担药品不良反应监测的责任，对使用药品进行跟踪，特别关注处于药品监测期和特殊人群使用的药品。发现药品不良反应时，应当及时记录、填写报表并按《药品不良反应报告和监测管理办法》的规定上报。执业药师在日常用药咨询和药物治疗管理中，应当特别关注患者新发生的疾病，仔细观察患者的临床症状和不良反应，判断患者新发生的疾病是否与药品的使用有关，一旦发现，应当及时纠正和上报。

（七）健康宣教

执业药师有责任和义务对公众宣传疾病预防和药品使用的知识，积极倡导健康生活方式，促进合理用药。执业药师在社区中应当是健康信息的提供者，协助居民了解慢性疾病的危害性以及预防慢性疾病的重要性。执业药师应当知晓国家和世界健康与疾病防控宣传日；关注和学习国家卫生健康主管部门定期发布的慢性疾病报告，了解本地区慢性疾病发病现状，有针对性地开展健康教育，为预防和控制慢性疾病的发生和流行发挥作用。执业药师应当在控制药物滥用方面发挥积极作用。严格执行特殊管理药品的管理制度，发现有药物滥用者应当及时告知其危害性。

你知道吗

我国执业药师需求趋势

根据国家药品监督管理局执业药师资格认证中心数据，截至2019年12月底，全国执业药师注册人数约为51.6万人，平均每万人口执业药师人数为3.7人。其中，注册于社会药房的执业药师465236人，占注册总数的90.2%。注册于药品批发企业、药品生产企业、医疗机构和其他领域的执业药师分别为33987、3664、12816、300人。

业内人士指出近年来，随着医药分开政策的逐步落地，药品向院外的流转加速趋势明显，零售药店成为承接医院药品转移的主要销售终端。2025年前，中国零售药店分类分级管理制度将全面落实，一类药店仅经营乙类非处方药；二类药店可经营非处方药、处方药（限制类药品除外）和中药饮片；三类药店可经营非处方药、处方药和中药饮片。分类标准中占比权重最大的是：人员配备。只有配备足够的药师及其他人才，才能被评为享有政策支持的三类药店。

目标检测

一、单项选择题

1. 以下属于执业药师职责的是（　　）

   A. 执业药师在执业范围内负责对药品质量的监督和管理

   B. 承担药品生产过程中的质量控制和检验等技术工作

   C. 指导其技术助理和药学实习生的药学技术业务工作

   D. 技术精湛、行为高尚的执业药师应受到有关方面的表彰和奖励

2. 下列选项中哪项对执业药师资格制度的描述不正确（　　）

   A. 执业药师资格实行省市统一大纲、统一命题、统一组织的考试制度

   B. 执业药师资格实行注册制度

   C. 执业药师需取得《执业药师资格证书》并经注册登记方能执业

   D. 执业药师必须遵守职业道德，忠于职守，以对药品质量负责、保证人民用药安全为基本准则

3. 执业药师注册有效期为（　　　）年。

  A. 2   B. 3   C. 4   D. 5

4. 下列对申请参加执业药师职业资格考试的学历要求，哪项不符合条件（　　　）

  A. 取得药学类、中药学类专业大专学历

  B. 取得药学类、中药学类专业大学本科学历或学士学位

  C. 取得药学类、中药学类专业中专学历

  D. 取得药学类、中药学类专业博士学位

5. 下列选项中哪项不是执业药师申请注册的条件（　　　）

  A. 取得《执业药师职业资格证书》

  B. 遵纪守法，遵守执业药师职业道德

  C. 身体健康，能坚持在执业药师岗位工作

  D. 经所在地药品监管部门考核同意

6. 药品调剂配发中，药学人员的职业道德责任是（　　　）

  A. 保证患者在用药过程中的安全

  B. 保证患者在用药过程中有效

  C. 保证患者在用药过程中经济

  D. 保证患者在用药过程中安全、经济、有效

7. 执业药师的执业行为决定其（　　　）

  A. 为公众提供药品质量   B. 为公众提供药学服务的质量

  C. 为公众提供药品和药学服务的质量 D. 执业的一言一行

8. 以下对执业药师监督管理描述不正确的是（　　　）

  A. 监督检查时应当查验《执业药师注册证》

  B. 应当对执业药师配备情况及其执业活动实施监督检查

  C. 执业单位和执业药师应当对负责药品监督管理的部门的监督检查予以协助、配合，不得拒绝、阻挠

  D. 国家鼓励执业药师参加实训培养

9. 不属于依法执业，质量第一要求的是（　　　）

  A. 在合法的单位执业

  B. 不得将自己的《执业药师资格证》等证件交给他人使用

  C. 执业药师应当按规定着装，佩戴全国统一的执业药师徽记和标明其姓名和执业药师称谓等的胸卡

  D. 凭处方销售处方药，审核处方，不得销售不合格药品

10. 药学技术人员在取得关执业药师资格证书后，欲从事执业药师执业活动。关于其应履行的程序和要求的说法，正确的是（　　　）

  A. 不需办理注明申请手续即可直接执业

  B. 经过一年的继续教育才能申请执业

    C. 通过六个月执业实习并考核合格后才能申请执业

    D. 申请注册并取得执业药师注册证之后方可执业

二、多项选择题

1. 中国执业药师职业道德准则是（　　　）

    A. 救死扶伤，不辱使命　　　　　　B. 尊重患者，一视同仁

    C. 依法执业，质量第一　　　　　　D. 进德修业，珍视声誉

    E. 尊重同仁，密切协作

2. 根据执业药师注册管理相关规定，关于执业药师注册许可的说法，正确的有（　　　）

    A. 执业药师注册允许跨地域多点执业

    B. 《执业药师注册证》有效期为三年

    C. 执业药师注册后，执业时应悬挂《执业药师注册证》明示

    D. 执业药师申请再次注册，必须按规定完成继续教育

    E. 执业药师申请再次注册，可在届满前十日内提交申请

3. 药学职业道德基本原则是（　　　）

    A. 提高药品质量，保证药品安全有效

    B. 宣传药品保健知识，开展社区药学保健服务

    C. 实行社会主义的人道主义

    D. 全心全意为人民健康服务

    E. 与医师合作制定临床用药方案，保证合理用药

4. 必须配备执业药师的单位有（　　　）

    A. 药品科研单位　　　　　　　　　B. 药学教育单位

    C. 药品生产单位　　　　　　　　　D. 药品经营单位

    E. 药品使用单位

5. 根据《执业药师业务规范》规定，执业药师的业务活动包括（　　　）

    A. 处方调剂　　　　　　　　　　　B. 用药指导

    C. 药物治疗管理　　　　　　　　　D. 健康宣教

    E. 急救养护

书网融合……

e微课　　　　　划重点　　　　　自测题

▷▷ 项目四 药品管理认知

学习目标

知识要求

1. **掌握** 药品的概念、药品标准；药品不良反应的相关定义；药品召回管理的定义与分类、药品召回管理责任划分；处方药与非处方药分类管理制度的有关规定等内容。

2. **熟悉** 药品分类；药品的质量特性和特殊性；药品不良反应监测管理制度；药品召回的程序、《药品召回管理办法》；国家基本药物制度、基本医疗保险用药政策及相关规定。

3. **了解** 药品不良反应监测机构的职责；违反药品召回管理规定的法律责任。

能力要求

1. 能够正确区分药品与非药品、处方药与非处方药、甲类非处方药与乙类非处方药。

2. 能对药品不良反应进行监测和报告，对存在安全隐患的药品进行召回管理。

3. 能根据国家基本药物制度、基本医疗保险制度的有关要求，进行国家基本药物、医保药品的管理工作。

📖 任务一 药品认知

PPT

一、药品的概念及分类

《药品管理法》规定，药品是指用于预防、治疗、诊断人的疾病，有目的地调节人的生理机能并规定有适应证或者功能主治、用法和用量的物质，包括中药、化学药和生物制品等。

二、药品的质量特性与特殊性

（一）药品的质量特性

质量特性是指产品、过程或体系与要求有关的固有特性。而药品质量特性是指药品与满足预防、治疗、诊断人的疾病，有目的地调节人的生理机能的要求有关的固有特性。药品质量特性主要表现为以下四个方面。

1. 有效性 是指在规定的适应证、用法和用量的条件下，能满足预防、治疗、诊断人的疾病，有目的地调节人的生理机能的要求。我国对药品的有效性分为"痊愈""显效"和"有效"。国际上有的采用"完全缓解""部分缓解"和"稳定"来区别。

2. 安全性 是指按规定的适应证和用法、用量使用药品后，人体产生毒副作用反应的程度。新药的审批中要求提供急性毒性、长期毒性、致畸、致癌、致突变等数据。

3. 稳定性 是指在规定的条件下保持其有效性和安全性的能力。规定的条件是指药品在规定的有效期限以及生产、贮存、运输和使用的条件。药物稳定性主要在药品生产过程中控制，同时储存、运输和使用过程也会对药品的稳定性产生一定影响。

4. 均一性 是指药物制剂的每一单位产品都符合有效性、安全性的规定要求。均一性是在制药过程中形成的固有特性。

你知道吗

过期药品的回收

调查数据显示78.6%的家庭都备有小药箱，但80%以上家庭却没有定期清理的习惯。我国每年因药品过期造成的浪费达1.5万吨。对于中国绝大多数家庭，处理过期药品的方式都是随手一扔，或者被误服。

然而在美国，当药品刚过期时，药品生产企业就会上门回收，家庭只需承担一小部分费用，便可以得到刚出厂的同类药品；而日本的药厂推销员上门推销药品时，通常会将药品免费放在客户家中，以后会每月登门拜访一次，一是收取已经用过药的药费，二是免费更换过期的同类药品。

（二）药品的特殊性

药品是以货币交换的形式到达患者手中，所以它也是一种商品；但药品是以治病救人为目的，所以药品又是一种特殊的商品。人们必须对药品的某些环节进行严格控制，才能保障药品安全、有效、合理地为人类服务。药品的特殊性表现为以下四个方面。

1. 药品使用的专属性 药品使用的专属性表现在它与医学紧密结合，相辅相成。各种药品有不相同的适应证、用法和用量，必须对症治疗，不像一般商品可以互相替代。处方药品只有通过医师的检查诊断，凭执业医师和执业助理医师处方方可购买、调配和使用。非处方药品必须根据病情，按照药品说明书、标签的使用说明或在药师指导下购买和使用。

2. 药品的两重性 药品的两重性是指药品既有防病治病的一面，也具有不良反应的另一面。药品管理有方，用之得当，则可以治病救人，造福人类；若失之管理，使用不当，便可能危害人民健康，甚至危及生命。例如，链霉素使用得当可以抗菌治病，使用不当会导致患者永久性耳聋。

3. 药品质量的重要性 药品的质量和其他商品的质量要求相比，其特殊性在于它没有等级之分，只有合格与不合格之分。合格的药品，能达到防病治病的目的；不合格的药品，轻则延误病情，重则危及生命，给人民生命和财产都会带来不可弥补的损失。因此，国家制订了药品标准和《药品管理法》，对药品质量施行严格的控制和管理，确保用药安全有效。

4. 药品的时限性 药品的时限性有两个方面，一是人到病时方用药，药品生产部门和经营部门平时应有适当数量的生产和储备，只能药等病，不能病等药；二是药品都有失效时间，一旦有效期到达，即行报废销毁，绝不能使用。有的药品有效期很短，且用量少，无利可图，即使如此也要保证生产、供应、适量储备，以防急用。

三、药品标准

（一）药品标准概述

药品标准是指对药品的质量指标、生产工艺和检验方法所作的技术要求和规定，是药品生产、供应、使用、检验和管理部门共同遵循的法定依据。其内容包括药品的通用名称、成分或处方的组成；含量及检验方法；制剂的辅料规格；允许的杂质及其限量；以及药品的作用、用法和用量；注意事项；贮藏方法等。中药材、中成药、化学原料药及其制剂、生物制品等应根据各自的特点设置不同的项目。药品标准是鉴别药品真伪、控制药品质量的主要依据。

药品标准分为法定标准和非法定标准两种。法定标准是包括《中国药典》在内的国家药品标准和经国务院药品监督管理部门核准的药品质量标准；非法定标准有行业标准、团体标准、企业标准等。法定标准属于强制性标准，是药品质量的最低标准，拟上市销售的任何药品都必须达到这个标准；企业标准只能作为企业的内控标准，各项指标均不得低于国家药品标准。

《药品管理法》规定，药品应当符合国家药品标准。经国务院药品监督管理部门核准的药品质量标准高于国家药品标准的，按照经核准的药品质量标准执行；没有国家药品标准的，应当符合经核准的药品质量标准。国务院药品监督管理部门颁布的《中华人民共和国药典》和药品标准为国家药品标准。

但由于各地中药习惯用法不同和医疗机构制剂的特殊性，国家规定中药饮片和医疗机构制剂标准作为省级地方标准仍允许保留，可以作为有法律效力的药品标准。《药品管理法》规定，中药饮片必须按照国家药品标准炮制；国家药品标准没有规定的，必须按照省级药品监督管理部门制定的炮制规范炮制。省级药品监督管理部门制定的炮制规范应当报国家药品监督管理部门备案。

你知道吗

国家药品标准的格式与内容

1. 中药标准的格式与内容 ①中药材标准的格式与内容：品名、科属、药用部分；性状；鉴别；检查；浸出物、含量测定；炮制；性味与归经；功能与主治；用法与用量；贮藏等。②中成药标准的格式与内容：品名；处方；制法；性状；鉴别；检查；含量测定；功能与主治；用法与用量；注意；规格；贮藏；制剂等。

2. 化学药品标准的格式与内容 品名；有机药物的结构式；分子式与分子量；来源或有机药物的化学名称；含量或效价规定；处方；制法；性状；鉴别；检查；含量或效价测定；类别；规格；贮藏；制剂等。

3. 生物制品标准的格式与内容 品名；定义、组成及用途；基本要求；制造；检定（原液、半成品、成品）；保存运输及有效期；使用说明等。

（二）药品标准的主要类别

1.《中华人民共和国药典》 以下简称《中国药典》。由国家药典委员会组织编纂，国家药品监督管理部门批准并颁布。《中国药典》是国家药品标准的核心，是国家为保证药品质量、保护人民用药安全有效而制定的法典，具有法律约束力。《中国药典》于1953年编纂出版第一版以后，相继编纂出版了11版《中国药典》，现行版为2020年版《中国药典》，共分为四部。

> **请你想一想**
> 中国的药品标准都包括哪些？都是由哪些部门颁布的？哪个药品标准拥有最高权威性？

2. 国家药品监督管理部门颁布的其他药品标准 除《中国药典》收载的国家药品标准外，尚有国家药品监督管理局制定的国家药品标准（简称"局颁药品标准"，或"局颁标准"），也收载了国内已有生产、疗效较好，需要统一标准但尚未载入药典品种的质量标准。现有国家药品监督管理部门颁布的新药转正标准、国家药品监督管理局国家药品标准、国家中成药标准汇编（中成药地方标准升国家标准部分）等标准的性质与《中国药典》相似，也具有法律约束力，同样是检验药品质量的法定依据。

3. 药品注册标准 药品注册标准是指国家药品监督管理部门核准给申请人特定药品的质量标准。药品应当符合国家药品标准和经国家药品监督管理部门核准的药品质量标准。药品注册标准应当符合《中国药典》通用的技术要求，不得低于《中国药典》的规定。申报品种的检测项目或者指标不适用《中国药典》的，申请人应当提供充分的支持性数据。

任务二　处方药与非处方药分类管理

PPT

实例分析

2020 年 7 月 22 日，国家药品监督管理局发布《关于阿达帕林凝胶和双唑泰乳膏转换为非处方药的公告》，将上述两种药品由处方药转换为非处方药。

讨论　阿达帕林凝胶和双唑泰乳膏由处方药转换为非处方药，在生产、经营和使用方面将会发生哪些变化？

《药品管理法》第五十四条规定，国家对药品实行处方药与非处方药分类管理制度。处方药与非处方药分类管理具体办法由国家药品监督管理局会同国务院卫生健康主管部门制定。处方药与非处方药分类管理是根据药品的安全性、使用便利性，将药品分为处方药和非处方药，并根据其特点进行分门别类管理的一种药品管理制度。

一、处方药与非处方药的定义

处方药是指必须凭执业医师或执业助理医师处方才可购买、调配和使用的药品。非处方药是指由国家药品监督管理部门公布的，不需要凭医师处方即可自行判断、购买和使用的药品。处方药和非处方药不是药品本质的属性，而是管理上的界定，是药品分类管理制度赋予的概念。

二、处方药的管理要点　微课

（一）处方药的经营管理

1. 经营使用　未依法取得药品经营许可证（零售）的药品上市许可持有人、药品批发企业不得以任何方式直接向患者推荐、销售处方药。处方药必须凭医师或执业助理医师的处方销售，处方保留不少于 5 年。销售处方药的零售药房必须配备驻店执业药师或药师以上药学技术人员。执业药师必须对医师处方进行认真审核、查对，对有配伍禁忌或超剂量的处方，应当拒绝调配和销售；必要时，经处方医师更正或重新签字后，方可调配、销售。处方药不得采取开架自选销售方式，并应与非处方药分柜摆放。处方药亦不得采用有奖销售、赠送药品或礼品等销售方式。

2. 广告管理　处方药只能在国务院卫生健康主管部门和国家药品监督管理部门共同指定的专业性医药报刊（期刊）上进行广告宣传，不得在大众媒介上发布广告或以其他任何方式进行以个人消费者为对象的广告宣传。

（二）处方药包装、标签和说明书的管理

药品上市许可持有人应在处方药药品包装或药品使用说明书上印制警示语："凭医师处方销售、购买和使用！"

我国实行特殊管理的药品（麻醉药品、精神药品、疫苗、血液制品、药品类易制毒化学品、医疗用毒性药品和放射性药品）均属于处方药，其说明书和标签必须印有规定的标识。

三、非处方药的管理要点

（一）非处方药分类与专有标识的管理

1. 非处方药的分类　国家根据药品的安全性，将非处方药分为甲、乙两类。其中甲类非处方药应当在药师的指导下使用，乙类非处方药可由消费者自行选择、购买和使用。

2. 非处方药专有标识的管理　非处方药专有标识图案为椭圆形背景下的 OTC 3 个英文字母的组合。在专有标识上红底白字的是甲类非处方药，绿底白字的是乙类非处方药（图 4 - 1）。

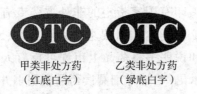

甲类非处方药　　乙类非处方药
（红底白字）　　（绿底白字）

图 4 - 1　非处方药专有标识

使用非处方药专有标识时，药品的使用说明书和大包装可以单色印刷，标签和其他包装必须按照国家药品监督管理部门公布的色标要求印刷。单色印刷时，非处方药专有标识下方必须具有"甲类"或"乙类"字样；非处方药专有标识应与药品标签、使用说明书、内包装、外包装一体化印刷，其大小可根据实际需要设定，但必须醒目、清晰，并按照国家药品监督管理部门公布的坐标比例使用；非处方药药品标签、使用说明书和每个销售基本单元包装印有中文药品通用名称（药品名称）的一面（侧），其右上角是非处方药专有标识的固定位置。

<u>你知道吗</u>

如何选购非处方药

虽然非处方药较处方药安全，但并不意味着非处方药可以随意使用。使用非处方药应注意以下问题：①注意购药渠道及有效证明；②购用药品要有针对性；③选购合格产品；④仔细阅读药品说明书；⑤正确用药；⑥避免联合用药；⑦注意疗效及不良反应。

（二）非处方药的经营管理

1. 经营管理　未依法取得药品经营许可证（零售）的药品上市许可持有人、药品批发企业不得以任何方式直接向患者推荐、销售非处方药。药品零售企业可不凭医师处方销售非处方药，但执业药师或其他药学技术人员应当向个人消费者提供必要的药学服务与用药指导。销售乙类非处方药时，执业药师或其他药学技术人员应当根据个人消费者咨询需求，提供科学合理的用药指导；销售甲类非处方药时，执业药师应当主动向个人消费者提供用药指导。不得采用"捆绑搭售""买商品赠药品"等方式直接或变相赠送销售甲类非处方药。非人工的自助售药设备不得销售除乙类非处方药外的其他药品。

2. 广告管理 非处方药可以在大众媒介进行广告宣传，但其内容必须经过审查、批准，不能任意夸大和篡改。其目的是正确引导消费者科学、合理地进行自我药疗。

（三）非处方药包装、标签和说明书的管理

非处方药的标签和说明书必须经国家药品监督管理部门批准，要求用语应当科学、易懂，便于消费者自行判断、选择和使用，而且必须经国家药品监督管理部门批准。非处方药的包装必须印有国家指定的非处方药专有标识，以便消费者识别和执法人员监督检查；包装必须符合质量要求，方便储存、运输和使用。每个销售基本单元包装必须附有标签和说明书。药品上市许可持有人应在非处方药药品包装或药品使用说明书上印制警示语："请仔细阅读药品说明书并按说明使用或在药师指导下购买和使用！"

（四）非处方药遴选的管理

非处方药的遴选应遵循"安全有效、慎重从严、结合国情、中西药并重"的指导思想，所遴选的非处方药原则是"应用安全、疗效确切、质量稳定、使用方便"。

> **请你想一想**
>
> 在包装、标签和说明书的管理方面，处方药与非处方药的异同点有哪些？

你知道吗

处方药与非处方药的转换和评价

1. 处方药与非处方药转换评价历程 2004 年，国家药品监督管理局发布了《关于开展处方药与非处方药转换评价工作的通知》，规定国家药品监督管理部门可以根据药品生产企业的申请和建议，组织进行处方药与非处方药的转换评价，并对处方药转换评价为非处方药的申请范围、工作程序、资料要求以及非处方药转换评价为处方药的工作程序进行了详细阐述，标志着我国非处方药由原先的遴选阶段逐渐过渡到转换评价阶段。

2. 非处方药转换为处方药 国家药品监督管理局应当开展对已批准为非处方药品种的监测和评价工作，对存在安全隐患或不适宜按非处方药管理的品种及时转换为处方药，按处方药管理。

任务三 药品不良反应报告与监测管理

PPT

实例分析

国家药品监督管理局发布第 206 期《药物警戒快讯》，警示噻嗪类及类似噻嗪类利尿剂和其复方制剂存在脉络膜积液风险。根据欧洲药品不良反应监测数据库及文献中所获得的证据，PRAC 已同意上市许可持有人应在信息发布 2 个月之内提交含噻嗪类及类似噻嗪类利尿剂药品（单方和固定剂量复方）的说明书修订版本，在噻嗪类和类似噻嗪类利尿剂药品说明书的 4.4 节关于急性近视和继发性闭角型青光眼的警示信息中，应增加脉络膜积液的风险。若当前说明书中没有包含该警示信息，则应添加完整。消费者包装说明书的第 2 节和第 4 节中应加上"在眼睛血管层有液体积聚（脉络膜积液）"的警示信息。若当前包装说明书中没有包含该警示信息，则应添加完整。

讨论　1. 上述药品不良反应属于哪一类药品不良反应？

　　　2. 药品不良反应报告的主体是谁？

为加强上市药品的安全监管，规范药品不良反应报告和监测的管理，保障公众用药安全，国家药品监督管理部门于 2004 年发布了《药品不良反应报告与监测管理办法》，并于 2011 年进行了修订。新办法于 2011 年 7 月 1 日正式实施。

一、药品不良反应的界定和分类

1. 药品不良反应　是指合格药品在正常用法用量下出现的、与用药目的无关的有害反应。

2. 严重药品不良反应　是指因使用药品引起以下损害情形之一的反应，包括导致死亡；危及生命；致畸、致癌、致出生缺陷；导致显著的或者永久的人体伤残或者器官功能的损伤；导致住院或者住院时间延长；导致其他重要医学事件，如不进行治疗可能出现上述所列情况的。

3. 新的药品不良反应　是指药品说明书中未载明的不良反应。说明书中已有描述，但不良反应发生的性质、程度、后果或者频率与说明书描述不一致或者更严重的，按照新的药品不良反应处理。

4. 药品群体不良事件　是指同一药品在使用过程中，在相对集中的时间、区域内，对一定数量人群的身体健康或者生命安全造成损害或者威胁，需要予以紧急处置的事件。

二、药品不良反应报告和处置

（一）药品不良反应报告主体、报告范围、监督主体

1. 药品不良反应报告主体与报告范围　药品上市许可持有人、药品生产企业、药品经营企业和医疗机构应当经常考察本单位所生产、经营、使用的药品质量、疗效和不良反应。发现疑似不良反应的，应当及时向药品监督管理部门和卫生健康主管部门报告。

你知道吗

药品不良反应报告

药品不良反应是药品固有属性，一般来说，所有的药品都会存在或多或少、或轻或重的不良反应。药品不良反应监测工作是药品上市后安全监管的重要支撑，其目的是及时发现、控制药品安全风险。

经过各方努力，持有人、经营企业、医疗机构报告药品不良反应的积极性逐步提高，我国药品不良反应报告数量总体呈上升趋势。严重药品不良反应/事件报告比例是衡量报告总体质量和可利用性的重要指标之一，药品不良反应监测评价工作一直将收集和评价新的和严重不良反应作为重点内容。新的和严重不良反应报告，尤其是严重不良反应报告数量多了，并不是说明药品安全水平下降，而是意味着监管部门掌握的信息越来越全面，对药品的风险更了解，风险更可控，对药品的评价更加有依据，监管决策更加准确。同样，在医疗实践中，能及时地了解药品不良反应发生的表现、程度，并最大限度地加以避免，也是保证患者安全的重要措施。

2. 药品不良反应报告监督主体　国家药品监督管理部门主管全国药品不良反应报告和监测工作，地方各级药品监督管理部门主管本行政区域内的药品不良反应报告和监测工作。各级卫生健康主管部门负责本行政区域内医疗机构与实施药品不良反应报告制度有关的管理工作。

各级药品不良反应监测技术机构要按照相关规定，做好本行政区域内药品不良反应报告的收集、核实、评价、调查、反馈和上报。省级及以上药品不良反应监测技术机构应当对监测数据进行定期分析评估，组织对定期安全性更新报告和年度总结报告进行技术审核，开展不良反应事件聚集性信号的监测评价，开展不良反应报告的质量评估。

（二）个例药品不良反应的报告和处置

个例药品不良反应的收集和报告是药品不良反应监测工作的基础，也是药品上市许可持有人应履行的基本法律责任。药品上市许可持有人应建立面向医生、药师、患者等有效信息途径，主动收集临床使用、临床研究、市场项目、学术文献以及药品上市许可持有人相关网站或论坛涉及的不良反应信息。

> **请你想一想**
> 负责药品不良反应报告的主体包括哪些？哪个部门负责药品不良反应的监管？

境内发生严重不良反应时，应当自严重不良反应发现或获知之日起 15 日内报告，死亡病例及药品群体不良事件应当立即报告，其他不良反应应当在 30 日内报告。

药物警戒部门人员在收到个例药品不良反应报告后（包括监管部门反馈的药品），应对该报告进行评价，包括对新的不良反应和严重不良反应进行判定，以及开展药品与不良反应的关联性评价。

发生个例药品不良反应，对于药品上市许可持有人、药品生产企业、经营企业和医疗机构、管理部门的要求见表 4-1。

表 4-1 药品不良反应报告主体和管理部门有关个例不良反应报告要求

相关责任单位	个例药品不良反应情况	个例不良反应报告要求
药品上市持有人		通过药品不良反应直接报告系统提交个例不良反应报告，并对系统注册信息进行及时维护和更新
医疗机构	个例药品不良反应	通过药品不良反应监测系统报告发现或获知的药品不良反应，也可向药品上市许可持有人直接报告
药品经营企业		直接向药品上市许可人报告
市级、县级药品不良反应监测机构	个例药品不良反应	对收到的药品不良反应报告的真实性、完整性和准确性进行审核
	严重不良反应	严重药品不良反应报告的审核和评价应当自收到报告之日起3个工作日内完成，其他报告的审核和评价应当在15个工作日内完成
	死亡病例	自收到报告之日起15个工作日内完成调查报告，报同级药品监督管理部门和卫生健康主管部门，以及上一级药品不良反应监测机构
省级药品不良反应监测机构	严重不良反应	自收到报告之日起在7个工作日内完成严重药品不良反应评价工作
	死亡病例	及时根据调查报告进行分析、评价，必要时进行现场调查，并将评价结果报省级药品监督管理部门和卫生健康主管部门，以及国家药品不良反应监测中心
国家药品不良反应监测中心	死亡病例	进行分析、评价，并将评价结果报国家药品监督管理部门和卫生健康主管部门

（三）药品群体不良事件的报告和处置

发生药品群体不良事件，对于药品上市许可持有人、药品生产企业、经营企业和医疗机构、管理部门的要求见表 4-2。

表 4-2 药品不良反应报告主体和管理部门有关群体不良反应报告要求

相关责任单位	群体不良反应情况	群体不良反应报告要求
药品上市持有人 药品生产企业 药品经营企业 医疗机构		立即通过电话或者传真等方式报所在地县级药品监督管理部门、卫生健康主管部门和药品不良反应监测机构，必要时也可越级报告；填写《药品群体不良事件基本信息表》，对每一病例及时填写《药品不良反应事件报告表》，通过国家药品不良反应监测信息网络报告
药品上市持有人 药品生产企业	药品群体不良事件	立即展开调查，并在7日内完成调查报告，报所在地省级药品监督管理部门和药品不良反应监测机构，同时迅速开展自查，分析事件发生的原因，必要时应当暂停生产、销售、使用和召回相关药品，并报所在地省级药品监督管理部门
药品经营企业		立即告知药品生产企业，同时迅速开展自查，必要时暂停药品的销售，并协助药品生产企业采取相关控制措施
医疗机构		积极救治患者，迅速开展临床调查，分析事件发生的原因，必要时可采取暂停药品的使用等紧急措施
市级、县级药品监督管理部门		立即与同级卫生健康主管部门联合组织开展现场调查，并将调查结果逐级报至省级药品监督管理部门和卫生健康主管部门

续表

相关责任单位	群体不良反应情况	群体不良反应报告要求
省级药品监督管理部门	行政区域内发生的影响较大的药品群体不良事件	与同级卫生健康主管部门联合对设区的市级、县级的调查进行督促、指导；对药品群体不良事件进行分析、评价；组织现场调查，评价和调查结果及时上报国家药品监督管理部门和国家卫生健康主管部门
国家药品监督管理局	全国范围内影响较大并造成严重后果的药品群体不良事件	与国家卫生健康主管部门联合开展相关调查工作

（四）境外发生的严重药品不良反应的报告和处置

境外发生的严重药品不良反应，对于药品上市许可持有人、药品生产企业和管理部门的要求见表4－3。

表4－3　药品不良反应报告主体和管理部门有关境外发生的严重药品不良反应报告要求

相关责任单位	群体不良反应情况	群体不良反应报告要求
药品上市持有人、药品生产企业	境外发生的严重药品不良反应	填写《境外发生的药品不良反应/事件报告表》，自获知之日起30日内报送国家药品不良反应监测中心。国家药品不良反应监测中心要求提供原始报表及相关信息的，药品生产企业应当在5日内提交
		在境外因药品不良反应被暂停销售、使用或者撤市的，药品生产企业应当在获知后24小时内书面报国家药品监督管理部门和国家药品不良反应监测中心
国家药品不良反应监测中心		对收到的药品不良反应报告进行分析、评价，每半年向国家药品监督管理部门和卫生健康主管部门报告，发现提示药品可能存在安全隐患的信息应当及时报告

三、药品重点监测

1. 药品上市许可持有人、药品生产企业的要求　药品上市许可持有人和药品生产企业应当经常考察本企业生产药品的安全性，对新药监测期内的药品和首次进口5年内的药品开展重点监测，报告药品所有可疑不良反应，并按要求对监测数据进行汇总、分析、评价和报告；对本企业生产的其他药品，应当根据安全性情况主动开展重点监测。

2. 药品监督管理部门的要求　省级以上药品监督管理部门要求药品上市许可持有人、药品生产企业对特定药品进行重点监测；必要时，也可直接组织药品不良反应监测机构、医疗机构和科研单位开展药品重点监测。省级以上药品监督管理部门可以联合同级卫生健康主管部门指定医疗机构作为监测点，承担药品重点监测工作。

3. 药品不良反应监测机构的要求　省级以上药品不良反应监测机构负责对药品生产企业开展的重点监测进行监督、检查，并对监测报告进行技术评价。

四、药品不良反应评价与控制

药品上市许可人、药品不良反应监测中心和药品监督管理部门的要求见表4－4。

表 4 - 4 药品不良反应的评价与控制

相关责任单位	评价建设	控制措施
药品上市许可持有人	分析、关注、评价、主动开展药品安全性研究，制定风险控制措施	1. 发现说明书未载明的不良反应，应当及时进行评价 2. 对需要提示患者和医务人员的安全性信息及时修改说明书和标签，开展必要的风险沟通；对存在严重安全风险的品种，应当制定并实施风险控制计划，采取限制药品使用，主动开展上市后研究，暂停药品生产、销售、使用或者召回等风险控制措施；对评估认为风险大于获益的品种，应当主动申请注销药品批准证明文件 3. 对提示药品可能存在质量安全问题的，药品上市许可持有人必须立即采取暂停生产、销售、使用或者召回等措施，并积极开展风险排查 4. 对其中造成严重人身伤害或者死亡的严重不良反应，必须立即采取措施妥善处理 5. 向省级药品不良反应监测技术机构报告不良反应详细情况以及风险评估情况
省级药品不良反应监测中心	综合分析、评价，提出风险管理建议	及时报省级药品监督管理部门、卫生健康主管部门和国家药品不良反应监测中心
省级药品监督管理部门	根据分析评价结果	采取暂停生产、销售、使用和召回药品等措施，并监督检查，同时将采取的措施通报同级卫生健康主管部门
国家药品不良反应监测中心	综合分析，提取需要关注的安全性信息，并进行评价，提出风险管理建议	及时报国家药品监督管理部门和卫生健康主管部门，及时发布药品不良反应警示信息
国家药品监督管理局	根据药品分析评价结果	要求企业开展药品安全性、有效性相关研究。必要时，应当采取责令修改说明书，暂停生产、销售、使用和召回药品等措施，对不良反应大的药品，应当撤销药品批准证明文件，并将有关措施及时通报卫健委

任务四 药品召回管理

PPT

实例分析

实例 1 2017 年，国家食品药品监督管理总局收到上海勃林格殷格翰药业有限公司报告，勃林格殷格翰公司决定在中国范围内对特定批次的盐酸氨溴索注射液（商品名：沐舒坦）实施主动召回。盐酸氨溴索注射液由勃林格殷格翰西班牙工厂生产，由上海勃林格殷格翰药业有限公司贴标签、包装并投放到中国市场。西班牙工厂在留样稳定性试验中检测到有关物质的量有偏高的现象，但所有的检测结果都在产品质量标准范围内，目前原因正在调查中。基于对现有数据的评估，勃林格殷格翰公司未监测到受影响批次产品的安全性风险。勃林格殷格翰公司决定主动召回在标准范围内出现有关物质含量偏高现象的批次。

实例 2 2017 年，国家食品药品监督管理总局通知新疆本草堂药业有限公司：经新疆维吾尔自治区食品药品检验所检验，你公司生产的批号为 16070817 的中药饮片"柴胡"（1 千克/袋）不符合标准规定。根据国家食品药品监督管理总局《药品召回管理办法》（局令第 29 号）第二十六条规定，责令你公司立即召回上述中药饮片。于 2017 年 3 月 1 日将召回情况书面报自治区食品药品监督管理局稽查局。

讨论　1. 实例1和实例2中药品召回分别属于药品召回的哪类和哪级?

　　　2. 在药品召回中, 药品召回的责任主体是谁?

国家药品监督管理部门于2007年发布并实施《药品召回管理办法》(局令第29号), 标志我国药品召回制度正式开始实施。2019年《药品管理法》修订, 将药品召回制度上升到法律制度。

一、药品召回的定义

药品召回是指药品生产企业, 包括进口药品的境外制药厂商, 按照规定的程序收回已上市销售的存在安全隐患的药品。

安全隐患是指由于研发、生产等原因可能使药品具有的危及人类健康和生命安全的不合理危险。

二、药品召回的分类与分级

药品召回分为主动召回和责令召回两类。主动召回是指药品生产企业对收集的信息进行分析, 对可能存在安全隐患的药品进行调查评估, 发现药品存在安全隐患的, 由该药品生产企业决定召回。责令召回是指药品监管部门经过调查评估, 认为存在安全隐患, 药品生产企业应当召回药品而未主动召回的, 责令药品生产企业召回药品。

根据药品安全隐患的严重程度, 药品召回分为一级召回、二级召回和三级召回。其中一级召回是指使用该药品可能引起严重健康危害的; 二级召回是指使用该药品可能引起暂时的或者可逆的健康危害的; 三级召回是指使用该药品一般不会引起健康危害, 但由于其他原因需要收回的。药品生产企业应当根据召回分级与药品销售和使用情况, 科学设计药品召回计划并组织实施。

三、药品召回的实施与监督管理

(一) 药品召回的责任主体

药品上市许可人是药品召回的责任主体。药品生产企业应当保存完整的购销记录, 建立和完善药品召回制度, 收集药品安全的相关信息, 对可能具有安全隐患的药品进行调查、评估, 召回存在安全隐患的药品; 进口药品的境外制药厂商在境外实施药品召回的, 应当及时报告国家药品监督管理部门; 在境内进行召回的, 由进口的企业负责具体实施。

你知道吗

药品召回的责任主体

《药品召回管理办法》发布时, 我国还没有建立药品上市许可持有人制度, 明确了药品生产企业是药品召回的责任主体。新《药品管理法》修订, 建立了药品上市许可持有人制度, 在法律上规定药品上市许可持有人是药品召回的责任主体。

（二）药品销售与使用单位的职责

药品经营企业、使用单位发现其经营、使用的药品存在安全隐患的，应当立即停止销售或者使用该药品，通知药品生产企业或者供货商，并向药品监督管理部门报告。药品经营企业和使用单位应当建立和保存完整的购销记录，保证销售药品的可溯源性。

在药品生产企业实施药品召回时，药品经营企业、使用单位应当协助药品生产企业履行召回义务，按照召回计划的要求及时传达、反馈药品召回信息，控制和收回存在安全隐患的药品。

（三）主动召回和责令召回的实施和要求

1. 主动召回的实施和要求

（1）主动召回的时限规定　药品生产企业应在规定的时限内履行有关职责，见表4-5。

表4-5　药品主动召回时限规定

时限规定 　　　　分级	一级召回	二级召回	三级召回
制定召回计划，通知到有关药品经营企业、使用单位停止销售和使用，同时向所在地省级药品监督管理部门报告的期限	24小时	48小时	72小时
启动药品召回后，将调查评估报告和召回计划提交给所在地省级药品监督管理部门备案的期限	1日内	3日内	7日内
在实施召回过程中，向所在地省、自治区、直辖市药品监督管理部门报告药品召回进展情况的频率	每日	每3日	每7日

（2）药品调查评估报告的内容　①召回药品的具体情况，包括名称、批次等基本信息；②实施召回的原因；③调查评估结果；④召回分级。

（3）召回计划的主要内容　①药品生产销售情况及拟召回的数量；②召回措施的具体内容，包括实施的组织、范围和时限等；③召回信息的公布途径与范围；④召回的预期效果；⑤药品召回后的处理措施；⑥联系人的姓名及联系方式。

（4）召回的监管　召回药品的生产企业所在地省级药品监督管理部门负责药品召回的监督管理工作；其他省级药品监督管理部门应当配合、协助做好药品召回的有关工作。国家药品监督管理部门和省级药品监督管理部门应当建立药品召回信息公开制度，采用有效途径向社会公布存在安全隐患的药品信息和药品召回情况。省级药品监督管理部门可以根据实际情况组织专家对药品生产企业提交的召回计划进行评估，认为药品生产企业所采取的措施不能有效消除安全隐患的，可以要求药品生产企业采取扩大召回范围、缩短召回时间等更为有效的措施。

药品监督管理部门对药品可能存在安全隐患开展调查时，药品生产企业应当予以协助。药品经营企业、使用单位应当配合药品生产企业或者药品监督管理部门开展有关药品安全隐患的调查、提供有关资料。

药品生产企业对召回药品的处理应当有详细的记录，并向药品生产企业所在地省级药品监督管理部门报告。必须销毁的药品，应当在药品监督管理部门监督下销毁。

药品生产企业在召回完成后，应当对召回效果进行评价，向所在地省级药品监督管理部门提交药品召回总结报告。省级药品监督管理部门对报告进行审查，并对召回效果进行评价，必要时组织专家进行审查和评价。经过审查和评价，认为召回不彻底或者需要采取更为有效的措施的，药品监督管理部门应当要求药品生产企业重新召回或者扩大召回范围。

2. 责令召回的实施和要求

（1）责令召回通知书　药品监督管理部门做出责令召回决定，应当将责令召回通知书送达药品生产企业。通知书内容包括：①召回药品的具体情况（名称、批次等基本信息）；②实施召回的原因；③调查评估结果；④召回要求，包括范围和时限等。

（2）责令召回的时限规定　药品上市持有人应在规定的时限内履行有关职责见表4-6。

表4-6　药品责令召回有关时限规定

履行职责　　　　　　　　　　　　　　分级	一级召回	二级召回	三级召回
制定召回计划并组织实施，通知到有关药品经营企业、使用单位停止销售和使用，同时向所在地省级药品监督管理部门报告的期限	24 小时	48 小时	72 小时
启动药品召回后，将调查评估报告和召回计划提交给所在地省级药品监督管理部门备案的期限	1 日内	3 日内	7 日内
在实施召回过程中，向所在地省、自治区、直辖市药品监督管理部门报告药品召回进展情况的频率	每日	每3 日	每7 日

药品生产企业应按规定向药品监督管理部门报告药品召回的相关情况，进行召回药品的后续处理。药品监督管理部门应当对企业提交的药品召回总结报告进行审查，并对召回效果进行评价。经过审查

请你想一想
药品主动召回和责令召回的异同点是什么？

和评价，认为召回不彻底或者需要采取更为有效措施的，药品监督管理部门可以要求药品生产企业重新召回或者扩大召回范围。

四、法律责任

根据《药品管理法》规定，违反药品召回管理规定的法律责任见表4-7。

表4-7 违反药品召回管理规定的法律责任

违法行为	法律责任	条款
药品上市许可持有人拒绝召回药品	1. 处应召回药品货值金额五倍以上十倍以下的罚款 2. 货值金额不足十万元的,按十万元计算 3. 情节严重的,吊销药品批准证明文件、药品生产许可证、药品经营许可证,对法定代表人、主要负责人、直接负责的主管人员和其他责任人员,处二万元以上二十万元以下的罚款	第一百三十五条
药品生产企业、药品经营企业、医疗机构拒绝配合召回的	处十万元以上五十万元以下的罚款	第一百三十五条

任务五 国家基本药物和基本医疗保险药品管理

PPT

实例分析

李大爷经医院确诊为淋巴癌,需要住院进行治疗。但是李大爷担心药费过高,自己承担不起。医院的医生对李大爷说:"您不必担心,我给您开的是基本药物,药价很便宜。另外这些药物属于《国家基本药物目录》内的治疗性药品,已全部列入《国家基本医疗保险药品目录》的甲类药品,可以全部报销,您个人只需承担按比例的自付部分。"

讨论 1. 什么是基本药物?

2. 基本药物制度的主要国家政策有哪些?

一、国家基本药物管理要点

(一)国家基本药物的概念和意义

国家基本药物是指满足疾病防治基本用药需求,适应现阶段基本国情和保障能力,剂型适宜,价格合理,能够保障供应,可公平获得的药品。国家对基本药物的遴选、生产、流通、使用、定价、报销、监测评价等环节实施有效管理的制度。

国家基本药物制度是为维护人民群众健康、保障公众基本用药权益而确立的一项重大医药卫生政策,与公共卫生、医疗服务、医疗保障体系相衔接,是国家药物政策的核心和药品供应保障体系的基础。

(二)基本药物管理部门及职能

国家基本药物工作委员会负责协调解决、制定和实施国家基本药物制度过程中各个环节的相关政策问题,确定国家基本药物制度框架,确定国家基本药物目录遴选和调整的原则、范围、程序和工作方案,审核国家基本药物目录,各有关部门在职责范围内做好国家基本药物遴选调整工作。

(三)国家基本药物目录的制定与调整

1. 目录遴选原则 国家基本药物遴选应当按照防治必需、安全有效、价格合理、使用方便、中西药并重、基本保障、临床首选和基层能够配备的原则，结合我国用药特点，参照国际经验，合理确定品种（剂型）和数量。

2. 目录的调整 国家基本药物目录的品种和数量调整应当根据以下因素确定：①我国基本医疗卫生需求和基本医疗保障水平变化；②我国疾病谱变化；③药品不良反应监测评价；④国家基本药物应用情况监测和评估；⑤已上市药品循证医学、药物经济学评价；⑥国家基本药物工作委员会规定的其他情况。在保持数量相对稳定的基础上，实行国家基本药物目录动态调整，国家基本药物目录原则上每 3 年调整一次。必要时，国家基本药物工作委员会适时组织调整。

3. 国家基本药物目录构成 2018 年版《国家基本药物目录》的药品分为化学药品和生物制品、中成药、中药饮片三个部分，其中化学药品和生物制品 417 个品种，中成药 268 个品种，中药饮片不列具体品种，共 685 个品种。对中药饮片，规定"颁布国家药品标准的中药饮片为国家基本药物，国家另有规定的除外"。

二、基本医疗保险药品管理要点

基本医疗保险是为补偿劳动者因疾病风险造成的经济损失而建立的一项社会保险制度，也是社会保险制度中最重要的险种之一，与基本养老保险、工伤保险、失业保险、生育保险等共同构成现代保险制度。

（一）《基本医疗保险药品目录》的组成

《基本医疗保险药品目录》（以下简称《药品目录》）的药品包括西药、中成药和中药饮片三部分。《药品目录》中的西药和中成药在《国家基本药物》的基础上遴选。

（二）医保药品目录的确定原则和条件

根据《城镇职工基本医疗保险用药范围管理暂行办法》第二条："确定医保药品目录品种时要考虑临床治疗的基本需要，也要考虑地区间的经济差异和用药习惯，中西药并重。"2019 年《国家医保药品目录调整工作方案》提出目录调整的基本原则是：①坚持以维护参保人健康为根本出发点；②坚持保基本的定位；③坚持公开、公平、公正的专家评审制；④坚持统筹兼顾。

根据《城镇职工基本医疗保险用药范围管理暂行办法》第三条："纳入医保药品目录的药品，应是临床必需、安全有效、价格合理、使用方便、市场能够保证供应的药品，并具备下列条件之一：《中华人民共和国药典》（现行版）收载的药品；符合国家药品监督管理部门颁发标准的药品；国家药品监督管理部门批准正式进口的药品。"2019 年《国家医保药品目录调整工作方案》提出调入目录的西药和中成药应当是 2018 年 12 月 31 日（含）以前经国家药品监督管理局注册上市的药品。优先考虑国家基本药物、癌症及罕见病等重大疾病治疗用药、慢性病用药、儿童用药、急救抢救用药等。

（三）不能纳入基本医疗保险用药范围的药品

根据《城镇职工基本医疗保险用药范围管理暂行办法》第四条："不能纳入基本医

疗保险用药范围的药品包括：①主要起营养滋补作用的药品；②部分可以入药的动物及动物脏器，干（水）果类；③用中药材和中药饮片炮制的各类酒制剂；④各类药品中的果味制剂、口服泡腾剂；⑤血液制品、蛋白类制品（特殊适应证与急救、抢救除外）；⑥人力资源和社会保障部门规定基本医疗保险基金不予支付的其他药品。"

（四）医保药品目录的分类、制定与调整

1. 医保药品目录分类　医保药品目录分为"甲类目录"和"乙类目录"。"甲类目录"的药品是临床治疗必需，使用广泛，疗效好，同类药品中价格低的药品。"乙类目录"的药品是可供临床治疗选择使用，疗效好，同类药品中比"甲类目录"药品价格略高的药品。

医保药品目录中列出了基本医疗保险、工伤保险和生育保险基金准予支付的中药饮片，同时列出了不得纳入基金支付的饮片范围。同时，目录包括限工伤保险基金准予支付费用的品种、限生育保险基金准予支付费用的品种。工伤保险和生育保险支付药品费用时不区分甲、乙类。

2. 医保药品目录制定与调整　国家医疗保障局负责制定医保药品目录准入谈判规则并组织实施。根据 2019 年《国家医保药品目录调整工作方案》，目录调整工作由国家医疗保障局牵头，会同其他部门共同研究制定工作方案。目录调整分为准备、评审、发布常规准入目录、谈判、发布谈判准入目录 5 个阶段。

> **请你想一想**
>
> 医保"甲类目录"的药品和"乙类目录"的药品的制定原则是什么？在价格、支付方面的区别是什么？

（五）医保药品使用的费用支付原则

使用"甲类目录"的药品所发生的费用，按基本医疗保险的规定支付。使用"乙类目录"的药品所发生的费用，先由参保人员自付一定比例，再按基本医疗保险的规定支付。个人自付的具体比例，由统筹地区规定，报省、自治区、直辖市医疗保障管理部门备案。对于国家免费提供的艾滋病病毒药物和国家基本公共卫生项目涉及的抗结核病药物、抗疟药物和抗血吸虫病药物，参保人员使用且符合公共卫生支付范围的，基本医疗保险、工伤保险和生育保险基金不予支付；不符合公共卫生支付范围的，基本医疗保险、工伤保险和生育保险基金按规定支付。

（六）对定点医疗机构和零售药店使用医保药品目录的管理要求

各省级医疗保障部门按规定将医保药品目录内药品纳入当地药品集中采购范围，并根据辖区内医疗机构和零售药店药品使用情况，及时更新完善药品数据库的信息系统，建立完善全国统一的药品数据库，实现西药、中成药、中药饮片、医院制剂的编码统一管理。

各统筹地区结合医保药品目录管理规定以及相关部门制定的处方管理办法、临床技术操作规范、临床诊疗指南和药物临床应用指导原则等，完善智能监控系统，将定点医疗机构执行使用医保药品目录的情况纳入定点服务协议管理和考核范围。

目标检测

一、单项选择题

1. 按规定的适应证和用法、用量使用药品后，人体产生毒副作用反应的程度是体现药品的（　　）

    A. 有效性　　　　　　B. 安全性　　　　　　C. 稳定性　　　　　　D. 均一性

2. 按照说明书的用法用量服用复方罗布麻后，高血压得到有效控制，体现了药品的（　　）

    A. 有效性　　　　　　B. 安全性　　　　　　C. 稳定性　　　　　　D. 均一性

3. 国家标准的核心是（　　）

    A.《中国药典》　　　　　　　　　　　B.《局颁标准》

    C.《部颁标准》　　　　　　　　　　　D.《药品注册标准》

4. 国家对处方药和非处方药实行（　　）

    A. 特殊管理　　　　　　　　　　　　B. 专线运输管理

    C. 品种保护管理　　　　　　　　　　D. 分类管理

5. 非处方药遴选的主要原则是（　　）

    A. 安全、有效、方便、廉价

    B. 安全有效、慎重从严、质量稳定、使用方便

    C. 应用安全、疗效确切、质量稳定、使用方便

    D. 安全有效、使用方便、中西药并重

6. 根据《药品管理法》规定，只能在国务院卫生健康主管部门和国家药品监督管理部门共同指定的专业性医药报刊（期刊）上进行广告宣传的是（　　）

    A. 非处方药　　　　　　　　　　　　B. 非处方药甲类

    C. 非处方药乙类　　　　　　　　　　D. 处方药

7. 药品说明书中未载明的不良反应是（　　）

    A. 药品不良反应　　　　　　　　　　B. 新的药品不良反应

    C. 药品严重不良反应　　　　　　　　D. 药品群体不良反应

8. 可导致住院或住院时间延长的反应是（　　）

    A. 药品不良反应　　　　　　　　　　B. 新的药品不良反应

    C. 药品严重不良反应　　　　　　　　D. 药品群体不良反应

9. 根据《药品不良反应报告和监测管理办法》规定，发生群体不良反应事件，应在（　　）内完成调查报告，报所在地省级药品监督管理部门和药品不良反应监测机构。

    A. 3 日　　　　　　　B. 5 日　　　　　　　C. 7 日　　　　　　　D. 10 日

10. 根据《药品召回管理办法》规定，某药物在医院临床应用的过程中发生死亡病例，实施主动召回，并向所在地省级药品监督管理部门报告的期限是（　　）

A. 12 小时　　　　B. 24 小时　　　　　　C. 36 小时　　　　　　D. 72 小时

11. 根据《药品召回管理办法》规定，药品生产企业被要求执行药品召回决定后，应在 72 小时内通知有关药品经营企业、使用单位停止销售和使用的是（　　　）

    A. 一级召回　　　　　　　　　　　　B. 二级召回

    C. 三级召回　　　　　　　　　　　　D. 四级召回

12. 根据《药品召回管理办法》规定，需实施二级召回的是（　　　）

    A. 使用该药品可能引起严重健康危害的

    B. 使用该药品可能引起暂时或者可逆的健康危害的

    C. 使用该药品一般不会引起健康危害的

    D. 由于其他原因需要召回的

13. 确定《基本医疗保险药品目录（甲类）》的依据是（　　　）

    A. 临床必需，使用方便，符合质量要求的药品

    B. 临床治疗所需，使用广泛，疗效好，同类药品中价格低的药品

    C. 可供临床治疗选择使用，疗效好，同类药品中比"乙类目录"药品价格略高的药品

    D. 临床治疗所需，使用广泛，疗效好，同类药品中价格高的药品

14. 先由参保人员自付一定比例，再按基本医疗保险的规定支付的药品是（　　　）

    A. 处方药　　　　　　　　　　　　　B. 非处方药

    C. 医保甲类目录　　　　　　　　　　D. 医保乙类目录

二、多项选择题

1. 药品的特殊性包括（　　　）

    A. 药品的两重性　　　　　　　　　　B. 药品质量的重要性

    C. 药品的时限性　　　　　　　　　　D. 药品使用的稳定性

    E. 药品使用的专属性

2. 国家药品标准包括（　　　）

    A.《中国药典》　　　　　　　　　　B. 企业标准

    C. 行业标准　　　　　　　　　　　　D. 药品注册标准

    E. 国家药品监督管理局颁布的药品标准

3. 关于非处方药的管理，叙述正确的是（　　　）

    A. 国家药品监督管理局负责处方药与非处方药分类管理办法的制定

    B. 非人工自助售药设备不得销售除乙类非处方药外的其他药品

    C. 药品零售企业可不凭医师处方销售非处方药

    D. 非处方药经审批可以在大众传媒进行广告宣传

    E. 未依法取得药品经营许可证（零售）的药品上市许可持有人、药品批发企业不得以任何方式直接向患者推荐、销售非处方药

4. 使用非处方药专有标识时（　　　）

    A. 药品的使用说明书和大包装可以单色印刷

    B. 药品的说明书、标签可以单色印刷

C. 药品标签和其他包装必须按规定色标要求印刷

D. 单色印刷的非处方药专有标识的下方必须标示"甲类"或"乙类"字样

E. 其大小可根据实际需要设定，但必须醒目、清晰

5. 关于销售处方药与非处方药的零售药店，叙述正确的是（　　）

A. 执业药师对处方进行审核　　　　　B. 处方留存不少于 3 年

C. 不得开架自选方式销售处方药　　　D. 处方药与非处方药应分柜摆放

E. 不得采用"捆绑搭售"等方式直接或变相销售甲类非处方药

6. 根据《药品不良反应报告和监测管理办法》规定，应当开展重点监测的药品是（　　）

A. 首次进口 5 年内的药品　　　　　　B. 仿制药品

C. 新药监测期内的药品　　　　　　　D. 新药监测期已满的药品

E. 特殊药品

7. 根据《药品不良反应报告和监测管理办法》，下列情形属于药品严重不良反应的是（　　）

A. 因服用药品导致死亡

B. 长期服用药品导致慢性中毒

C. 因服用药品致癌、致畸、致出生缺陷

D. 因服用药品导致住院或住院时间延长

E. 因服用药品导致器官功能的损伤

8. 根据药品安全隐患的严重程度，药品召回分级为（　　）

A. 一级召回　　　B. 二级召回　　　C. 三级召回

D. 四级召回　　　　　　　　　　　　E. 五级召回

9. 医保报销时，不区分甲、乙类的是（　　）

A. 工伤保险　　　B. 基本医疗保险　　C. 特殊保险

D. 中药饮片　　　　　　　　　　　　E. 生育保险

10. 不能纳入基本医疗保险用药范围的是（　　）

A. 主要起营养滋补作用的药品

B. 部分可以入药的动物及动物脏器，干（水）果类

C. 用中药材和中药饮片炮制的各类酒制剂

D. 各类药品中的果味制剂、口服泡腾剂

E. 血液制品、蛋白类制品

书网融合……

　　　　微课　　　　　　　划重点　　　　　　　自测题

项目五 药品信息管理认知

学习目标

知识要求

1. **掌握** 药品标签、药品说明书的定义；药品广告的基本要求。

2. **熟悉** 药品标签的内容；医保对药品价格的引导作用。

3. **了解** 药品说明书的格式、内容和规范；药品广告中不得含有的内容。

能力要求

1. 能应用药品标签辨别药品和非药品。

2. 能正确阅读和使用药品说明书。

3. 能辨别药品与非药品的广告。

实例分析

刘某，32岁，连续咳嗽8天，到某药店购药。当时药店执业药师不在岗，药店营业员小王详细询问刘某是否发烧、是否咳嗽、是否头痛等问题后，得知患者未发烧、咳嗽黄痰后，向刘某推荐了盐酸氨溴索口服液（按处方药管理），并宣称，现在正值药店活动促销，可以赠送2盒维生素C泡腾片。

讨论 1. 根据背景材料，药店营业员小王销售盐酸氨溴索口服液，是否正确？

2. 怎样从外标签辨别维生素C泡腾片是药品还是其他商品？

任务一　药品标签和说明书管理

一、药品标签的管理 💬微课

为规范药品说明书和标签的管理，2006年国家食品药品监督管理局发布了《药品说明书和标签管理规定》（局令第24号），要求在中华人民共和国境内上市销售的药品，其说明书和标签由国家食品药品监督管理局予以核准。

随着新修订的《药品管理法》和《药品注册管理办法》的颁布实施，急需对《药品说明书和标签管理规定》进行修订。为更好落实相关法律法规的新要求，国家药品审评中心对《药品说明书和标签管理规定》及其细则进行了完善，已经完成了向社会各界公开征求意见。

我国《中华人民共和国药品管理法》第四十九条明确指出，药品包装应当按照规定印有或者贴有标签并附有说明书。

（一）药品标签的定义

药品标签是指药品包装上印有或贴有的内容，分为内标签和外标签。

药品内标签是指直接接触药品的包装的标签，外标签是指内标签以外的其他包装的标签。

（二）药品标签的内容

用于运输、储藏的包装的标签，至少应当注明药品通用名称、规格、贮藏、生产日期、产品批号、有效期、批准文号、生产企业，也可以根据需要注明包装数量、运输注意事项或者其他标记等必要内容。

药品外标签应当注明药品通用名称、成分、性状、适应证或功能主治、规格、用法用量、不良反应、禁忌、注意事项、贮藏、生产日期、产品批号、有效期、批准文号、生产企业等内容。适应证或功能主治不能全部注明的，应当标出主要内容并注明"详见说明书"字样。

药品的内标签应当包含药品通用名称、适应证或功能主治、规格、用法用量、生产日期、产品批号、有效期、生产企业等内容。药品内包装尺寸过小无法全部标明上述内容的，至少应当标注药品通用名称、规格、产品批号、有效期等内容。

原料药的标签应当注明药品名称、贮藏、生产日期、产品批号、有效期、执行标准、批准文号、生产企业，同时还需注明包装数量以及运输注意事项等必要内容。

（三）药品标签的印制要求

禁止使用未经国家药品监督管理局批准的药品名称。

目前在市面流通的药品往往有多种或多个名称，给患者选购药品带来诸多不便。在药品使用说明书【药品名称】项下一般都列出了药品的通用名称、商品名称、英文名称和汉语拼音，在有关的药物手册上还列出了药品的别名。

1. 通用名称　《中国药典》收载的品种，其通用名称应当与药典一致；药典未收载的品种，其名称应当符合通用名称命名原则。例如：青霉素、诺氟沙星等。

> **请你想一想**
>
> 药品标签上的哪种名称更为突出和醒目呢？为什么？

中国药品通用名称是由国家药典委员会按照《药品通用名称命名原则》组织制定并报药品监督管理部门备案的药品的中文法定名称，是同一种成分或相同配方组成的药品在中国境内的通用名称。一种药物只有一个通用名称。

因此，凡上市流通的药品的标签、说明书或包装上必须要用通用名称。

横版标签：必须在上三分之一范围内显著位置标出。

竖版标签：必须在右三分之一范围内显著位置标出。

字体颜色应当使用黑色或者白色，与相应的浅色或者深色背景形成强烈反差。

不得选用草书、篆书等不易识别的字体，不得使用斜体、中空阴影等形式对字体进行修饰。

除因包装尺寸的限制而无法同行书写的，不得分行书写。

2. 商品名称 为了树立自己产品的形象和品牌，许多药品生产经营企业在药品宣传时大多使用商品名称。企业除了报批了通用名称之外，往往给自己的产品再注册一个商品名称，以示区别其他企业的产品。

目前我国的药厂非常之多，一药多名的现象比较严重，就同一个通用名的药品常有很多种的商品名，少则几个，多则几十个甚至上百个，在用药上存在较大的安全隐患，易致重复用药、用药过量或导致中毒。

例如：氯雷他定有开瑞坦、雷宁、白为坦、华畅等商品名称；对乙酰氨基酚有醋氨酚、泰诺、泰诺林、散利痛、必理通、扑热息痛、百服宁等多个名称，使人眼花缭乱。因此，必须看清它的通用名称是否一个，以避免重复服用而导致中毒、不良反应甚至死亡。

药品商品名称不得与通用名称同行书写，其字体和颜色不得比通用名称更突出和显著。药品商品名称的字体以单字面积计不得大于通用名称所用字体的二分之一。

药品包装上需要突出显示的不是商品名称而是通用名称。

你知道吗

药品的别名

在实际工作中，我们偶然会遇见一些药品的异名（别名），这是由于一定的历史原因造成某药曾在一段时间内使用过一个名称，后又统一改为现今的通用名称，那个曾使用一段时间、人们已习惯的名称即称为别名。例如诺氟沙星称为氟哌酸，异烟肼又称为雷米封，马来酸氯苯那敏又称为扑尔敏，头孢拉定又称为头孢雷定等。一般情况下别名不会出现在药品说明书和标签中。

3. 注册商标 药品标签中使用注册商标的，应当印刷在药品标签的边角。含文字的注册商标，其字体以单字面积计不得大于通用名称所用字体的四分之一。禁止使用未经注册的商标。

（四）药品标签的文字要求

药品说明书和标签应当使用国家语言文字工作委员会公布的规范化汉字，增加其他文字对照的，应当以汉字表述为准。

为方便消费者在使用药品的过程中更好地合理用药，药品说明书和标签的文字表述应当科学、规范、准确。药品说明书和标签中的文字应当清晰易辨，标识应当清楚醒目。

你知道吗

同一药品生产企业生产的同一药品，药品规格和包装规格均相同的，其标签的内容、格式及颜色必须一致；药品规格或者包装规格不同的，其标签应当明显区别或者规格项明显标注。

同一药品生产企业生产的同一药品，分别按处方药与非处方药管理的，两者的包装颜色应当明显区别。

（五）药品标签的专用标识要求

国家规定有专用标识的，其说明书和标签必须印有规定的标识。如：麻醉药品、精神药品、医疗用毒性药品、放射性药品、外用药品和非处方药品等。

对贮藏有特殊要求的药品，应当在标签醒目位置注明。

中药材、中药饮片的标签管理规定由国家药品监督管理部门另行制定。

（六）药品标签上有效期的标注方式

有效期是指药品在一定的贮存条件下，能够保证质量的期限。通常标注在药品的说明书和标签上。

药品标签中的有效期应当按照年、月、日的顺序标注，年份用四位数字表示，月、日用两位数表示。

其具体标注格式为："有效期至××××年××月"或者"有效期至××××年××月××日"；也可以用数字和其他符号表示为"有效期至××××.××."或者"有效期至××××/××/××"等。

预防用生物制品有效期的标注按照国家药品监督管理部门批准的注册标准执行。治疗用生物制品有效期的标注自分装日期计算，其他药品有效期的标注自生产日期计算。

（七）药品标签上的批准文号

药品批准文号是药品监督管理部门对特定生产企业按法定标准、生产工艺和生产条件对某一药品的法律认可凭证，每一个生产企业的每一个品种都有一个特定的批准文号。药品生产企业必须在取得药品批准文号后方可生产。例如：2020 年 7 月 20 日根据国家药品监督管理局药品批件发布通知显示，宜昌人福药业有限责任公司的注射用苯磺酸瑞马唑仑批准上市，批准文号为：国药准字 H20200006。

（八）药品标签上的追溯码

药品追溯是指通过记录和标识，正向追踪和逆向溯源药品的生产、流通和使用情况，获取药品全生命周期追溯信息的活动。

药品追溯码如同药品的电子身份证号码，是解锁药品对应追溯数据的钥匙，是实现"一物一码，物码同追"的必要前提和重要基础。药品追溯制度要求药品上市许可持有人要建立药品追溯体系，实现药品最小包装单元可追溯、可核查。

药品追溯码是由一系列数字、字母和（或）符号组成的代码，包含药品标识代码段和生产标识代码段，用于唯一标识药品销售包装单元，通过一定的载体（如一维码、二维码、电子标签等）附着在药品产品上，应可被扫码设备和人眼识别。

新修订的《中华人民共和国药品管理法》明确要求："国务院药品监督管理部门应当制定统一的药品追溯标准和规范。"

新制定的《中华人民共和国疫苗管理法》明确提出："国务院药品监督管理部门会同国务院卫生健康主管部门制定统一的疫苗追溯标准和规范。"

除了上市许可持有人外，《药品管理法》第三十六条明确指出："药品生产企业、药品经营企业和医疗机构应当建立并实施药品追溯制度，按照规定提供追溯信息，保证药品可追溯。"各个单位自建追溯体系，需要做到数据互联互通。

目前国家药品监督管理局已经组织编制了《药品信息化追溯体系建设导则》等10个药品追溯标准规范，接下来将会建设协同平台和监管平台，把有关要求及完成时限明确化，做到责任划分，最终实现全品种、全过程来源可查、去向可追。

已发布的10个药品追溯标准可分为三大类。第一类，药品追溯基础通用标准；第二类，疫苗追溯数据及交换标准；第三类，药品（不含疫苗）追溯数据及交换标准。三大类标准既相互协调，又各有侧重。

二、药品说明书的管理

药品说明书应当包含药品安全性、有效性的重要科学数据、结论和信息，用以指导安全、合理使用药品。药品说明书是载明药品重要信息的法定文件，是选用药品的法定指南。新药审批后的说明书不得自行修改。

《药品管理法》第四十九条规定："标签或者说明书应当注明药品的通用名称、成分、规格、上市许可持有人及其地址、生产企业及其地址、批准文号、产品批号、生产日期、有效期、适应证或者功能主治、用法、用量、禁忌、不良反应和注意事项。标签、说明书中的文字应当清晰，生产日期、有效期等事项应当显著标注，容易辨识。"

（一）核准和修改日期

核准日期为国家药品监督管理部门批准该药品注册的时间。

修改日期为此后历次修改的时间。

（二）专用标识

特殊药品、非处方药、外用药品等专用标识在说明书首页右上方标注。

（三）说明书标题

"×××说明书"，其中的"×××"是指该药品的通用名称。

1. 如果是处方药，则必须标注："请仔细阅读说明书并在医师指导下使用"，并印制在说明书标题下方。

2. 如果是非处方药，则必须标注："请仔细阅读说明书并按说明使用或在药师指导下购买和使用"，并印制在说明书标题下方，该忠告语采用加粗字体印刷。

（四）药品名称

按下列顺序列出：通用名称、商品名称、英文名称、汉语拼音。《中国药典》收载的品种，其通用名称应当与药典一致；药典未收载的品种，其名称应当符合药品通用名称命名原则。我们能通过药品的通用名称，发现药品属性的小秘密，例如以"拉唑"为后缀的药物（如奥美拉唑、泮托拉唑、兰索拉唑、雷贝拉唑）属于质子泵抑制剂类药物家族，具有抑制胃酸分泌、抗幽门螺旋杆菌的作用，但像同一家族的兄弟一样，它们之间又各有差异。

（五）上市许可持有人

药品上市许可持有人是指取得药品注册证书的企业或者药品研制机构等。药品上市许可持有人可以自行生产药品，也可以委托药品生产企业生产。

（六）适应证或者功能主治

化学药品标"适应证"，中药标"功能主治"。患者服药一定要在适应证范围内对症下药，应严格按照说明书中【适应证】或者【功能主治】服用，避免错服、误服，造成不良后果，尤其是非处方药物。随着医学科技的发展，超说明书用药情况越来越多，但这应该在医生或药师指导下来用药，作为患者不可以擅自超说明书用药。

（七）禁忌和注意事项

看禁忌和注意事项时应注意辨别药品说明书中的禁用、忌用和慎用。

禁用是对用药最严厉的警告。凡属禁用的药品，一定要严格执行药品说明书的规定，禁止特定人群使用。禁用就是绝对不能使用，因为由此引起的后果可能非常严重。例如：对青霉素有过敏反应的人，就要禁止使用青霉素类药物；喹诺酮类药物18岁以下患者禁用。

忌用是指不适宜使用或应避免使用该药，提醒患者注意。如果因为病情所需，可以在医生指导下选择药理作用类似、不良反应较小的药品代替。

慎用是提醒患者服用该药时要小心谨慎，可能有些人对此种药容易产生不良反应，但是这并不代表不能使用。我们要求在服用之后，必须细心观察患者用药后有无不良反应出现，如有就必须立即停止服用；如果没有则可以密切观察继续服用。

任务二　药品价格和广告管理

实例分析

四川某药企发布药品违法广告案

2020 年新冠病毒疫情期间，四川某药企为推销其销售的药品，在经营场所发布"××药品每天两支适用预防及医学观察期、每天两支适合新型冠状病毒感染的肺炎疫情"等内容的药品广告，当事人无法提供相关材料证明广告中推销的药品有预防新冠病毒肺炎的功效以及广告审查批准文件，违反了《广告法》第四条、第九条、第二十八条、第四十六条规定。依据《广告法》第五十七条等规定，2020 年 2 月，当地市场监督管理局作出行政处罚，责令停止发布违法广告，并处罚款 6 万元。

讨论　1. 发布药品广告的内容有什么基本的要求？

　　　　2. 药品广告不得含有哪些内容？

《药品管理法》第八十四条指出："国家完善药品采购管理制度，对药品价格进行监测，开展成本价格调查，加强药品价格监督检查，依法查处价格垄断、哄抬价格等药品价格违法行为，维护药品价格秩序。"

一、药品价格管理

国家医疗保障局为贯彻落实党中央、国务院关于药品保供稳价工作的决策部署，依据《中华人民共和国价格法》《中华人民共和国药品管理法》，特制定了《关于做好当前药品价格管理工作的意见》，并于 2019 年 11 月 26 日印发。

国家医疗保障局印发的《关于做好当前药品价格管理工作的意见》，通过监测预警、函询约谈、提醒警告、成本调查、信用评价和信息披露等手段，在建立健全市场条件下更好发挥政府作用的有效药品价格监管机制，对药品价格形成更为常态化的监督管理，同时更好地推进形成合理的差价比较关系，引导"同药不同价"的市场秩序的稳定。

（一）坚持市场调节药品价格的总体方向

我国目前仍以现行药品价格政策为基础，坚持以市场为主导的药品价格形成机制，来更好地发挥政府作用。

（二）充分发挥医保对药品价格的引导作用

医保支付标准是引导市场价格的有力武器，深化药品集中带量采购制度改革，坚持"带量采购、量价挂钩、招采合一"的方向，伴随着国家医疗保障局（以下简称医保局）整合了的医保、价格、招采三个维度的工作职能，促使药品价格回归合理水平。探索实施按通用名制定医保药品支付标准并动态调整。

1. 集中带量采购　2019 年 1 月 17 日国务院办公厅印发《国家组织药品集中采购和使用试点方案》，以北京、天津、上海、重庆和沈阳、大连、厦门、广州、深圳、成都、西安11个城市（下称4+7）试点药品集中采购和使用工作。

"4+7"集采也就是将医保药品目录制定、医保支付价的确定和药品采购价的谈判三者合一，以国家为单位进行药品的集中采购，从而实现药价的大幅"跳水"。可以理解为就是大型"团购"，在药品集中采购过程中，通过明确药品采购数量，让药品生产企业针对具体的药品数量报价。

过去药品招标，只招标价格，而没有数量，中标企业还需要进医院做工作来促进药品使用。而带量采购则是，在招标的时候就承诺药品的销量，目的就是为了"以量换价"。

2. 准入谈判机制健全　公开透明的医保药品目录准入谈判机制，建立谈判药品落实情况监测机制，加强医保目录管理，进一步统一医保药品支付范围。国家谈判药品是指国家代表老百姓与国内外药企进行谈判之后，对临床必需、疗效较好，但价格昂贵的独家药品达成协议价格，并且纳入《医保药品目录》管理的特殊药品。纳入《医保药品目录》后，可以在个人自付部分费用之后由基本医疗保险基金给予报销。

完善对定点机构协议管理，强化对医保基金支付药品的价格监管和信息披露，正面引导市场价格秩序。

（三）推进形成合理的药品差价比价关系

经营者自主定价应遵循公平、合法和诚实信用的原则，应自觉将价格与成本、供与求相匹配，自觉保持同一种药品在不同剂型、不同规格和不同包装、不同区域之间的价格平衡，自觉维护价格市场的相对稳定。

你知道吗

《医保药品目录》的动态调整机制

2020年9月1日起施行的《基本医疗保险用药管理暂行办法》明确，医保药品目录建立完善动态调整机制，原则上每年调整一次。

国家《药品目录》中的西药和中成药分为"甲类药品"和"乙类药品"。"甲类药品"是临床治疗必需、使用广泛、疗效确切、同类药品中价格或治疗费用较低的药品。"乙类药品"是可供临床治疗选择使用，疗效确切、同类药品中比"甲类药品"价格或治疗费用略高的药品。协议期内谈判药品纳入"乙类药品"管理。

原则上谈判药品协议有效期为两年。协议期内，如有谈判药品的同通用名药物（仿制药）上市，医保部门可根据仿制药价格水平调整该药品的支付标准，也可以将该通用名纳入集中采购范围。

二、药品广告管理

国家市场监督管理总局制定的于2019年第16次局务会议审议通过的《药品、医疗器械、保健食品、特殊医学用途配方食品广告审查管理暂行办法》，自2020年3月1

日起施行。

（一）药品广告的审查

药品、医疗器械、保健食品和特殊医学用途配方食品（简称"三品一械"）注册证明文件或者备案凭证持有人及其授权同意的生产、经营企业为广告申请人。

根据《国家市场监督管理总局职能配置、内设机构和人员编制规定》，市场监管总局承担组织指导"三品一械"广告审查工作职责。各省、自治区、直辖市市场监督管理部门、药品监督管理部门负责"三品一械"广告审查，依法可以委托其他行政机关具体实施广告审查。

（二）药品广告的内容

1. 总体要求 药品广告的内容应当以国务院药品监督管理部门核准的说明书为准。药品广告涉及药品名称、药品适应证或者功能主治、药理作用等内容的，不得超出说明书范围。

2. 药品广告应显著标明的内容

（1）显著标明禁忌、不良反应。

（2）处方药广告还应当显著标明"本广告仅供医学药学专业人士阅读"，非处方药广告应当显著标明非处方药标识（OTC）和"请按药品说明书或者在药师指导下购买和使用"。

（3）广告批准文号 "三品一械"广告批准文号的新格式为"X 药/械/食健/食特广审（视/声/文）第 000000 – 00000 号"。其中："X"为各省、自治区、直辖市的简称；"药""械""食健""食特"为产品分类；"视""声""文"为广告媒介形式的分类；"0"由 11 位数字组成，前 6 位代表广告批准文号失效年月日（年份仅显示后 2位），后 5 位代表广告批准序号。显著标明的内容，其字体和颜色必须清晰可见、易于辨认，在视频广告中应当持续显示。"三品一械"广告批准文号的有效期与产品注册证明文件、备案凭证或者生产许可文件最短的有效期一致。

产品注册证明文件、备案凭证或者生产许可文件未规定有效期的，广告批准文号有效期为两年。例如：通用名称为培唑帕尼片，商品名称为维全特（VOTRIENT），申请人为北京诺华制药有限公司，审核批准机构为北京市食品药品监督管理局，广告批准文号为：京药广审（文）第 220220 – 00130 号。"京"为北京的简称；"药"为该产品分类；"文"为广告媒介形式的分类；"220220"表示有效期至 2022 年 02 月 20 日；"00130"表示广告批准序号。

3. 不得发布广告的药品

（1）麻醉药品、精神药品、医疗用毒性药品、放射性药品、药品类易制毒化学品，以及戒毒治疗的药品、医疗器械；

（2）军队特需药品、军队医疗机构配制的制剂；

（3）医疗机构配制的制剂；

（4）依法停止或者禁止生产、销售或者使用的药品、医疗器械、保健食品和特殊医学用途配方食品；

（5）法律、行政法规禁止发布广告的情形。

4. 药品广告的规定　《药品管理法》第九十条规定："药品广告的内容应当真实、合法，以国务院药品监督管理部门核准的药品说明书为准，不得含有虚假的内容。"

"三品一械"广告不得包含下列情形：

（1）使用或者变相使用国家机关、国家机关工作人员、军队单位或者军队人员的名义或者形象，或者利用军队装备、设施等从事广告宣传。

（2）使用科研单位、学术机构、行业协会或者专家、学者、医师、药师、临床营养师、患者等的名义或者形象作推荐、证明。

（3）违反科学规律，明示或者暗示可以治疗所有疾病、适应所有症状、适应所有人群，或者正常生活和治疗病症所必需等内容。

（4）引起公众对所处健康状况和所患疾病产生不必要的担忧和恐惧，或者使公众误解不使用该产品会患某种疾病或者加重病情的内容。

（5）含有"安全""安全无毒副作用""毒副作用小"；明示或者暗示成分为"天然"，因而安全性有保证等内容。

（6）含有"热销、抢购、试用""家庭必备、免费治疗、免费赠送"等诱导性内容，"评比、排序、推荐、指定、选用、获奖"等综合性评价内容，"无效退款、保险公司保险"等保证性内容，怂恿消费者任意、过量使用药品、保健食品和特殊医学用途配方食品的内容。

（7）含有医疗机构的名称、地址、联系方式、诊疗项目、诊疗方法以及有关义诊、医疗咨询电话、开设特约门诊等医疗服务的内容。

（8）法律、行政法规规定不得含有的其他内容。

另外，《中华人民共和国广告法》第十六条规定，"医疗、药品、医疗器械广告不得含有下列内容：表示功效、安全性的断言或者保证；说明治愈率或者有效率；与其他药品、医疗器械的功效和安全性或者其他医疗机构比较；利用广告代言人作推荐、证明；法律、行政法规规定禁止的其他内容。"

> **请你想一想**
>
> 国家为什么规定药品广告的内容应当以国务院药品监督管理部门核准的说明书为准？如果超出说明书的规定，会带来什么样的危害？

目标检测

一、单项选择题

1. 必须在药品标签醒目位置注明的是（　　　）

　　A. 药品的内标签　　　　　　　　B. 药品的外标签

C. 有特殊贮藏要求的药品　　　　D. 保健食品的标签

2. 药品内包装尺寸过小无法全部表明上述内容的, 至少应当标注的内容是 (　　)

    A. 药品的用法用量

    B. 药品的商品名称

    C. 药品的生产地址

    D. 药品通用名称、规格、产品批号、有效期

3. 药品标签上的有效期的表述形式正确的是 (　　)

    A. 有效期至×××年

    B. 有效期至×××年××月××日

    C. 有效期至××.××.××××

    D. 有效期至生产之日起到×××年

4. 药品商品名称, 其字体以单字面积计不得大于通用名称所用字体的 (　　)

    A. 二分之一　　　　　　　　　　B. 三分之一

    C. 四分之一　　　　　　　　　　D. 五分之一

5. 根据相关规定, 负责组织指导药品、医疗器械、保健食品和特殊医学用途配方食品广告审查工作的是 (　　)

    A. 省药品监督管理部门　　　　　B. 国家市场监督管理总局

    C. 工商行政部门　　　　　　　　D. 卫生主管部门

6. 2020 年 9 月 1 日起施行的《基本医疗保险用药管理暂行办法》明确, 医保药品目录建立完善动态调整机制, 原则上 (　　) 年调整一次。

    A. 一年　　　　　B. 两年　　　　　C. 三年　　　　　D. 四年

7. 同一药品生产企业生产的同一药品, 分别按处方药与非处方药管理的, (　　)

    A. 两者包装颜色应当明显区别

    B. 两者标签应当明显区别或者规格明显标注

    C. 两者包装的内容、格式及颜色必须一致

    D. 两者标签的内容、格式及颜色必须一致

8. 药品包装必须印有或贴有 (　　)

    A. 生产地址　　B. 标签　　　　C. 执行标准　　　D. 注册商标

9. 我国目前药品价格的总体方向为 (　　)

    A. 以市场调节药品价格为总体方向

    B. 以政府定价为总体方向

    C. 以政府指导价为总体方向

    D. 以政府定价和政府指导价为总体方向

10. 根据《中华人民共和国广告法》, 下列描述正确的是 (　　)

    A. 药品广告不得含有表示功效、安全性的断言或者保证

    B. 药品广告可以使用含有说明治愈率或者有效率的内容

    C. 药品广告利用广告代言人作推荐、证明

    D. 药品广告可以使用"国家级新药"用语

二、多项选择题

1. 药品广告申请人必须是具有合法资格的（　　　）

    A. 社区服务中心　　　　　　　　B. 药品经营企业

    C. 家庭医生　　　　　　　　　　D. 药品生产企业

    E. 广告公司负责人

2. 国家通过以下哪些措施维护药品价格秩序（　　　）

    A. 成本价格调查

    B. 依法查处价格垄断、哄抬价格等药品价格违法行为

    C. 完善药品采购管理制度

    D. 加强药品价格监督检查

    E. 政府定价

3. 药品说明书的药品名称有（　　　）

    A. 通用名称　　　B. 商品名称　　　　　C. 别名

    D. 汉语拼音　　　E. 常用名称

4. 目前，国家药品监督管理局已发布的 10 个药品追溯标准可分为（　　　）

    A. 药品基础通用标准

    B. 疫苗追溯数据及交换标准

    C. 药品（不含疫苗）追溯数据及交换标准

    D. 商品通用标准

    E. 电子监管码标准

5. 根据相关规定，不得发布广告的药品是（　　　）

    A. 麻醉药品、精神药品、医疗用毒性药品、放射性药品、药品类易制毒化学品，以及戒毒治疗的药品、医疗器械

    B. 军队特需药品、军队医疗机构配制的制剂

    C. 医疗机构配制的制剂

    D. 依法停止或者禁止生产、销售或者使用的药品、医疗器械、保健食品和特殊医学用途配方食品

    E. 法律、行政法规禁止发布广告的情形

书网融合……

e 微课　　　　　　　　划重点　　　　　　　　自测题

项目六 药品注册管理

学习目标

知识要求

1. **掌握** 药品注册的概念与分类；药品注册申报与审批。
2. **熟悉** 《药品注册管理办法》《药物非临床研究质量管理规范》（GLP）和《药物临床试验质量管理规范》（GCP）的主要内容。
3. **了解** 新药研发及药品注册管理的重要性。

能力要求

1. 能够正确辨别药品注册分类。
2. 能依据药品注册管理法规分析解决药品研发、注册工作中的实际问题。

实例分析

反应停事件

"反应停"也称沙利度胺，是研制抗菌药物过程中发现的一种具有中枢抑制作用的药物，具有一定的镇静催眠作用，对孕妇的恶心、呕吐等妊娠反应疗效极佳，在上市后不久就被推广到十几个国家。截止 1963 年在世界各地由于服用该药物而诞生了 12000 多名形状如海豹一样的婴儿，被称为"20 世纪最大的药物灾难"。

美国药品监督管理局（FDA）的评审人员发现反应停的研发资料只证明了对孕妇没有毒副作用，但并没有资料证明对胎儿的安全性，最终 FDA 没有批准此种药物在美国的临床使用，而要求研究人员对其进行更深入的临床研究。后来的事实证明，这是一项多么明智的决定。由此可见，对于被研发出来想要上市销售的药物，应当由专业机构对药物的安全性、有效性等方面进行把关。

讨论　1. 为什么美国能从此次反应停事件中幸免？
　　　 2. 从美国 FDA 对待药物上市的严谨态度中我们学习到什么？

任务一　药品注册概述

我国《药品管理法》规定，国家鼓励研究和创制新药，保护公民、法人和其他组织研究、开发新药的合法权益，国家支持以临床价值为导向、对人的疾病具有明确或者特殊疗效的药物创新，鼓励具有新的治疗机制、治疗严重危及生命的疾病或者罕见病、对人体具有多靶向系统性调节干预功能等的新药研制，推动药品技术进步。国家鼓励运用现代科学技术研究和药物开发，建立和完善符合中药特点的技术评价体系，促进中药传承创新。药品的研制是药品供应保障制度的核心工作，也是保障群众用药安全、有效、可及的前提和基础工作。

一、新药的定义与管理范畴

（一）新药的定义

2015 年国务院发布的《关于药品医疗器械审评审批制度的意见》指出，新药是指未在中国境内外上市销售过的药品。

（二）新药管理范畴

根据物质基础的原创性和新颖性，将新药分为创新药和改良型新药。仿制药审评审批要以原研药品作为参比制剂，确保新批准的仿制药质量和疗效与原研药品一致。

二、药品注册的定义与分类

药品注册管理是国家对于药品研制活动的一种监管，也是政府在研制成果合法上市方面的行政许可事项，世界各国基本上都有类似的管理制度。1984 年审议通过的《药品管理法》于 1985 年 7 月 1 日正式实施，将我国的药品注册管理制度第一次以法律形式予以明确规定。

自 2015 年以来，我国先后发布《国务院关于改革药品医疗器械审评审批制度的意见》（国发〔2015〕44 号）、《关于深化审评审批制度改革鼓励药品医疗器械创新的意见》（厅字〔2017〕42 号）等重要文件，要求深入推进药品上市许可持有人制度试点、药物临床试验默示许可、关联审评审批、优先审评审批等一系列新的改革举措。2019 年 6 月、8 月，全国人大常委会先后审议通过《疫苗管理法》、新修订《药品管理法》，对我国药品注册管理工作提出新要求，如药品生产过程中的变更分类管理、附条件批准、年度报告、药品上市后管理等。为贯彻实施新修订《药品管理法》和《疫苗管理法》，落实药品审评审批制度改革要求，2020 年 3 月 30 日，国家市场监管总局发布了新修订的《药品注册管理办法》（市场总局令第 27 号），于 2020 年 7 月 1 日起施行。

（一）药品注册的定义 [e]微课

药品注册是指药品注册申请人依照法定程序和相关要求提出药物临床试验、药品上市许可、再注册等申请以及补充申请，药品监督管理部门基于法律法规和现有科学认知进行安全性、有效性和质量可控性等审查，决定是否同意其申请的活动。

药品注册申请人取得药品注册证书后，为药品上市许可持有人。

（二）药品注册分类

药品注册按照中药、化学药和生物制品等进行分类注册管理。

中药注册按照中药创新药、中药改良型新药、古代经典名方中药复方制剂、同名同方药等进行分类。

化学药注册按照化学药创新药、化学药改良型新药、仿制药等进行分类。

生物制品注册按照生物制品创新药、生物制品改良型新药、已上市生物制品（含生物类似药）等进行分类。

中药、化学药和生物制品等药品的细化分类和相应的申报资料要求，由国家药品监督管理局根据注册药品的产品特性、创新程度和审评管理需要组织制定，并向社会公布。

境外生产药品的注册申请，按照药品的细化分类和相应的申报资料要求执行。

三、药品注册监管

（一）国家局事权

国家药品监督管理局主管全国药品注册管理工作，负责建立药品注册管理工作体系和制度，制定药品注册管理规范，依法组织药品注册审评审批以及相关的监督管理工作。

> **请你想一想**
> 药品注册的意义是什么？为什么国家要实施药品注册？

国家药品监督管理局药品审评中心负责药物临床试验申请、药品上市许可申请、补充申请和境外生产药品再注册申请等的审评。中国食品药品检定研究院、国家药典委员会、国家药品监督管理局食品药品审核查验中心、国家药品监督管理局药品评价中心、国家药品监督管理局行政事项受理服务和投诉举报中心、国家药品监督管理局信息中心等药品专业技术机构，承担依法实施药品注册管理所需的药品注册检验、通用名称核准、核查、监测与评价、制证送达以及相应的信息化建设与管理等相关工作。

（二）省级局事权

省、自治区、直辖市药品监督管理部门负责本行政区域内以下药品注册相关管理工作：境内生产药品再注册申请的受理、审查和审批；药品上市后变更的备案、报告事项管理；组织对药物非临床安全性评价研究机构、药物临床试验机构的日常监管及违法行为的查处；参与国家药品监督管理局组织的药品注册核查、检验等工作；国家药品监督管理局委托实施的药品注册相关事项。

省、自治区、直辖市药品监督管理部门设置或者指定的药品专业技术机构，承担依法实施药品监督管理所需的审评、检验、核查、监测与评价等工作。

任务二　药品注册管理认知

一、药物研制

药物研制是指在化学、生物学、医学、统计学和药学等诸多以生命学科为主的理论指导下，运用现代科学理论和技术完成药物研究和开发一系列的试验和验证项目，使研究成果达到预期的效果并最终能够获得批准，供临床诊断、预防和治疗使用的全部活动。新药研制是药品的一种创新性研究和制造活动，故也称之为新药创制。通过发现、识别、筛选和测定新的化学或生物物质，分析其有效的生物活性，继而进行成药性研究，按照国家规定，通过临床前和临床研究，获得申请上市所需要的试验数据和资料，经国家药品监督管理部门审评和批准，最终实现新药的问世。

药品注册申请人在申请药品上市注册前，应当完成药学、药理毒理学和药物临床试验等相关研究工作。从事药品研制活动，应当遵守《药物非临床研究质量管理规范》（GLP）、《药物临床试验质量管理规范》（GCP），保证药品研制全过程持续符合法定要求。

由于不同类型的新药所具有的创新程度各不相同，其研究内容和阶段划分也无法整齐划一。以创新程度最高的新化学实体（先导化合物）为例，可将新药研制分为三个阶段：第一个阶段是临床前研究阶段，主要包括新活性成分的发现与筛选，并开展药理药效研究和毒理试验（安全性评价试验）。第二个阶段是新药的临床试验。第三个阶段是生产和上市后研究。每一个研究阶段的研究内容、目的、对象和侧重点各不相同。

（一）药物非临床安全性评价质量管理规定

1. 药物临床前研究的内容　药物临床前研究包括药物的合成工艺、提取方法、理化性质及纯度、剂型选择、处方筛选、制备工艺、检验方法、质量标准、稳定性、药理、毒理、动物药代动力学研究等。中药新药还包括原药材的来源、加工及炮制等的研究；生物制品还包括菌毒种、细胞株、生物组织等起始原材料的来源、质量标准、保存条件、生物学特征、遗传稳定性及免疫学研究等，也包括立项过程的文献研究。

2. 药物非临床研究质量管理规范　非临床安全性评价研究，指为评价药物安全性，在实验室条件下用实验系统进行的试验，初步目的是通过毒理学试验对受试物的毒性反应进行暴露，在非临床试验中提示受试物的安全性。非临床安全性评价研究的内容包括安全药理学试验、单次给药毒性试验、重复给药毒性试验、生殖毒性试验、遗传毒性试验、致癌性试验、局部毒性试验、免疫原性试验、依赖性试验、毒代动力学试验以及与评价药物安全性有关的其他试验。

药物非临床安全性评价研究应当在经过药物非临床研究质量管理规范认证的机构开展，并遵守《药物非临床研究质量管理规范》。开展药物非临床研究，应当符合国家有关规定，有与研究项目相适应的人员、场地、设备、仪器和管理制度，保证有关数据、资料和样品的真实性。

（二）药物临床试验的规定和质量管理要求

1. 药物临床试验的内容和基本要求　药物临床试验是指要以药品上市注册为目的，为确定药物安全性与有效性在人体开展的药物研究。药物临床试验是决定候选药物能否成为新药上市销售的关键阶段。开展药物临床试验，应当按照国务院药品监督管理部门的规定如实报送研制方法、质量指标、药理及毒理试验结果等有关数据、资料和样品，经国家药品监督管理局药品审评中心的批准；其中，开展生物等效性试验的，应当报药品审评中心备案。药物临床试验应当在具备相应条件并按规定备案的药物临床试验机构开展。其中，疫苗临床试验应当由符合国家药品监督管理局和国务院卫生健康主管部门规定条件的三级医疗机构或者省级以上疾病预防控制机构实施或者组织实施。

药物临床试验，分为Ⅰ期临床试验、Ⅱ期临床试验、Ⅲ期临床试验、Ⅳ期临床试验以及生物等效性试验。根据药物特点和研究目的，研究内容包括临床药理学研究、探索性临床试验、确证性临床试验和上市后研究。新药在批准上市前，申请新药注册应当完成Ⅰ、Ⅱ、Ⅲ期临床试验。在某些特殊情况下，经批准也可仅进行Ⅱ期、Ⅲ期临床试验或仅进行Ⅲ期临床试验，各期临床试验的目的和主要内容如下。

Ⅰ期临床试验：初步的临床药理学及人体安全性评价试验。观察人体对于新药的耐受程度和药代动力学，为制定给药方案提供依据。Ⅰ期试验总人数为20~30例。

Ⅱ期临床试验：治疗作用初步评价阶段。其目的是初步评价药物对目标适应证患者的治疗作用和安全性，也包括为Ⅲ期临床试验研究设计和给药剂量方案的确定提供依据。此阶段的研究设计可以根据具体的研究目的，采用多种形式，包括随机盲法对照临床试验，Ⅱ期最低病例数要求100例。

Ⅲ期临床试验：治疗作用确证阶段。其目的是进一步验证药物对目标适应证患者的治疗作用和安全性，评价利益与风险关系，最终为药物注册申请的审查提供充分的依据。试验一般应为具有足够样本量的随机盲法对照试验。Ⅲ期最低病例数为300例。

Ⅳ期临床试验：新药上市后的应用研究阶段。其目的是考察在广泛的使用条件下的药物的疗效和不良反应，评价在普通或者特殊人群中使用的利益与风险关系，以及改进给药剂量等。Ⅳ期最低病例数为2000例。

不同注册分类的药品，对临床试验的要求各不相同。罕见病、特殊病种及其他情况，要求减少临床研究病例数或者免做临床试验的，必须经国家药品监督管理局审查批准。

你知道吗

药物临床试验期间，发现存在安全性问题或者其他风险的，申办者应当及时调整临床试验方案、暂停或者终止临床试验，并向药品审评中心报告。

有下列情形之一的，可以要求申办者调整药物临床试验方案、暂停或者终止药物临床试验：①伦理委员会未履行职责的；②不能有效保证受试者安全的；③申办者未按照要求提交研发期间安全性更新报告的；④申办者未及时处置并报告可疑且非预期严重不良反应的；⑤有证据证明研究药物无效的；⑥临床试验用药品出现质量问题的；⑦药物临床试验过程中弄虚作假的；⑧其他违反《药物临床试验质量管理规范》的情形。

2.《药物临床试验质量管理规范》 《药品注册管理办法》规定，药物临床试验应当在符合相关规定的药物临床试验机构开展，并遵守《药物临床试验质量管理规范》（Good Clinical Practice，GCP）。为深化药品审评审批制度改革，鼓励创新，进一步推动我国药物临床试验规范研究和提升质量，国家药品监督管理局会同国家卫生健康委员会对 2003 年版 GCP 进行了修订，于 2020 年 4 月 23 日发布，自 2020 年 7 月 1 日起施行。

新修订的 GCP 共九章八十三条，包括总则、术语及其定义、伦理委员会、研究者、申办者、试验方案、研究者手册、必备文件管理和附则。修订的主要内容有以下几项。

（1）细化明确参与方责任　伦理委员会作为单独章节，明确其组成和运行、伦理审查、程序文件等要求。突出申办者主体责任，明确申办者是临床试验数据质量和可靠性的最终责任人，加强对外包工作的监管。合同研究组织应当实施质量保证和质量控制。研究者具有临床试验分工授权及监督职责。临床试验机构应当设立相应的内部管理部门，承担临床试验相应的管理工作。

（2）强化受试者保护　伦理委员会应当特别关注弱势受试者，审查受试者是否受到不正当影响，受理并处理受试者的相关诉求。申办者制定方案时明确保护受试者的关键环节和数据，制定的监查计划应强调保护受试者权益。研究者应当关注受试者的其他疾病及合并用药，收到申办者提供的安全性信息后应考虑受试者的治疗是否需要调整等。

（3）建立质量管理体系　申办者应当建立临床试验的质量管理体系，基于风险进行质量管理，加强质量保证和质量控制，可以建立独立数据监查委员会，开展基于风险评估的监查。研究者应当监管所有研究人员执行试验方案，并实施临床试验质量管理，确保源数据真实可靠。

（4）优化安全性信息报告　明确了研究者、申办者在临床试验期间安全性信息报告的标准、路径以及要求。研究者向申办者报告所有严重不良事件。伦理委员会要求研究者及时报告所有可疑且非预期严重不良反应。申办者对收集到的各类安全性信息进行分析评估，将可疑且非预期严重不良反应快速报告给所有参加临床试验的相关方。

（5）规范新技术的应用　电子数据管理系统应当通过可靠的系统验证，保证试验数据的完整、准确、可靠。临床试验机构的信息化系统具备建立临床试验电子病历条件时，研究者应首选使用，相应的计算机化系统应当具有完善的权限管理和稽查轨迹。

（6）参考国际临床监管经验　临床试验的实施应当遵守利益冲突回避原则；生物等效性试验的临床试验用药品应当进行抽样、保存等；病史记录中应该记录受试者知情同意的具体时间和人员；若违反试验方案或 GCP 的问题严重时，申办者可追究相关人员的责任，并报告药品监督管理部门。

（7）体现卫生健康主管部门医疗管理的要求　伦理委员会的组成、备案管理应当符合卫生健康主管部门的要求；申办者应当向药品监管部门和卫生健康主管部门报告可疑且非预期严重不良反应。

二、药品上市注册

（一）药品注册管理的基本制度

1. 药品上市注册制度 申请人在申请药品上市注册前，应当完成药学、药理毒理学和药物临床试验等相关研究工作。申请药品注册，应当提供真实、充分、可靠的数据、资料和样品，证明药品的安全性、有效性和质量可控性。使用境外研究资料和数据支持药品注册的，其来源、研究机构或者实验室条件及其他管理条件等应当符合国际人用药品注册技术协调会议（ICH）通行原则，并符合我国药品注册管理的相关要求。申请取得药品注册证书后，申请人为药品上市许可持有人。

2. 药品变更制度 变更原药品注册批准证明文件及其附件所载明的事项或者内容的，申请人应当按照规定，参照相关技术指导原则，对药品变更进行充分研究和验证，充分评估变更可能对药品安全性、有效性和质量可控性的影响，按照变更程序提出补充申请、备案或者报告。

3. 药品再注册制度 药品注册证书有效期为 5 年，药品注册证书有效期内持有人应当持续保证上市药品的安全性、有效性和质量可控性，并在有效期届满前 6 个月申请药品再注册。

4. 加快上市注册制度 国家药品监督管理局建立药品加快上市注册制度，支持以临床价值为导向的药物创新。对符合条件的药品注册申请，申请人可以申请适用突破性治疗药物、附条件批准、优先审评审批及特别审批程序。在药品研制和注册过程中，药品监督管理部门及其专业技术机构给予必要的技术指导、沟通交流、优先配置资源、缩短审评时限等政策和技术支持。

5. 关联审评审批制度 国家药品监督管理局建立化学原料药、辅料及直接接触药品的包装材料和容器关联审评审批制度，在审批药品制剂时，对化学原料药一并审评审批，对相关辅料、直接接触药品的包装材料和容器一并审评。药品审评中心建立原辅包信息登记平台，对相关登记信息进行公示，供相关申请人或持有人选择，并在相关药品制剂注册申请审评时关联审评。

6. 非处方药注册和转换制度 处方药和非处方药实行分类注册和转换管理。药品审评中心根据非处方药的特点，制定非处方药上市注册相关技术指导原则和程序，并向社会公布。药品评价中心制定处方药和非处方药上市后转换相关技术要求和程序，并向社会公布。

7. 沟通交流制度 申请人在药物临床试验申请前、药物临床试验过程中以及药品上市许可申请前等关键阶段，可以就重大问题与药品审评中心等专业技术机构进行沟通交流。药品注册过程中，药品审评中心等专业技术机构可以根据工作需要组织与申请人进行沟通交流。沟通交流的程序、要求和时限，由药品审评中心等专业技术机构依照职能分别制定，并向社会公布。

8. 专家咨询制度 药品审评中心等专业技术机构根据工作需要建立专家咨询制度，成立专家咨询委员会，在审评、核查、检验、通用名称核准等过程中就重大问题听取专家意见，充分发挥专家的技术支撑作用。

9. 化学药品目录集 国家药品监督管理局建立收载新批准上市以及通过仿制药质量和疗效一致性评价的化学药品目录集，载明药品名称、活性成分、剂型、规格、是否为参比制剂、持有人等相关信息，及时更新并向社会公开。

（二）药品审评审批

药品注册申请与审批程序分为申请临床试验和申请生产上市两个阶段。第一阶段是新药在完成实验室研究阶段，当通过动物试验获得了该药安全、有效等的数据之后，需要开始在人体上进一步研究前，必须提出临床试验申请，获得批准许可后方可开展；第二阶段是在完成临床试验之后，已经确认其对人体安全、有效，需要生产上市销售前，必须提出上市许可，相关申请获得批准并核发药品注册证书以及药品批准文号后，该药品可合法上市销售。

申请人在完成支持药品上市注册的药学、药理毒理学和药物临床试验等研究，确定质量标准，完成商业规模生产工艺验证，并做好接受药品注册核查检验的准备后，提出药品上市许可申请，按照申报资料要求提交相关研究资料；经对申报资料进行形式审查，符合要求的，予以受理。

符合以下情形之一的，可以直接提出非处方药上市许可申请：①境内已有相同活性成分、适应证（或者功能主治）、剂型、规格的非处方药上市的药品；②经国家药品监督管理局确定的非处方药改变剂型或者规格，但不改变适应证（或者功能主治）、给药剂量以及给药途径的药品；③使用国家药品监督管理局确定的非处方药的活性成分组成的新的复方制剂；④其他直接申报非处方药上市许可的情形。

综合审评结论通过的，批准药品上市，发给药品注册证书。综合审评结论不通过的，作出不予批准决定。

药品批准上市后，持有人应当按照国家药品监督管理局核准的生产工艺和质量标准生产药品，并按照《药品生产质量管理规范》要求进行细化和实施。

你知道吗

附条件批准

药物临床试验期间，符合以下情形的药品，可以申请附条件批准：①治疗严重危及生命且尚无有效治疗手段的疾病的药品，药物临床试验已有数据证实疗效并能预测其临床价值的；②公共卫生方面急需的药品，药物临床试验已有数据显示疗效并能预测其临床价值的；③应对重大突发公共卫生事件急需的疫苗或者国家卫生健康委员会认定急需的其他疫苗，经评估获益大于风险的。

申请附条件批准的，申请人应当就附条件批准上市的条件和上市后继续完成的研究工作等与药品审评中心沟通交流，经沟通交流确认后提出药品上市许可申请。

经审评，符合附条件批准要求的，在药品注册证书中载明附条件批准药品注册证书的有效期、上市后需要继续完成的研究工作及完成时限等相关事项。

三、药品批准证明文件的格式

药品注册证书载明药品批准文号、持有人、生产企业等信息；属于非处方药的，注明非处方药类别。经核准的药品生产工艺、质量标准、说明书和标签作为附件一并发给申请人，必要时还应附药品上市后研究要求。上述信息纳入药品品种档案，并根据上市后变更情况及时更新。

药品注册证书载明的药品批准文号的格式：

境内生产药品：国药准字 H（Z、S）+四位年号+四位顺序号；

中国香港、澳门和台湾地区生产药品：国药准字 H（Z、S）C+四位年号+四位顺序号；

境外生产药品：国药准字 H（Z、S）J+四位年号+四位顺序号。

其中，H 代表化学药；Z 代表中药；S 代表生物制品。

药品批准文号，不因上市后的注册事项的变更而改变。

药品监督管理部门制作的药品注册批准证明电子文件及原料药批准文件电子文件与纸质文件具有同等法律效力。

📑 任务三 仿制药一致性评价认知

一、仿制药一致性评价

（一）仿制药注册要求

仿制药是指仿制已上市原研药品的药品。分为两类：一是仿制境外已上市境内未上市原研药品，二是仿制境内已上市原研药品。仿制药要求与原研药品质量和疗效一致。如果已上市药品的原研药品无法追溯或者原研药品已经撤市的，建议不再申请仿制；如坚持提出仿制药申请，原则上不能以仿制药的技术要求予以批准，应按照新药的要求开展相关研究。

仿制药要求与原研药品具有相同的活性成分、剂型、规格、适应证、给药途径和用法用量，不强调处方工艺与原研药品一致，但强调仿制药品必须与原研药品质量和疗效一致。申请注册的仿制药没有达到与原研药质量和疗效一致的，不予批准。《关于药品注册审评审批若干政策的公告》（2015 年第 230 号）规定，仿制药按照与原研药质量和疗效一致的原则受理和审评审批。其中，对已在中国境外上市但尚未在境内上市药品的仿制药注册申请，应与原研药进行生物等效性研究并按国际通行技术要求开展临床试验，所使用的原研药由企业自行采购，向国家药品监督管理局申请一次性进口；未能与原研药进行对比研究的，应按照创新药的技术要求开展研究。仿制药、按照药品管理的体外诊断试剂以及其他符合条件的情形，经申请人评估，认为无需或者不能开展药物临床试验，符合豁免药物临床试验条件的，申请人可以直接提出药品上市许可申请。仿制药应当与参比制剂质量和疗效一致。申请人应当参照相关技术指导原则选择合适的参比制剂。

（二）仿制药一致性评价定义

仿制药一致性评价是指对已经批准上市的仿制药（包括国产仿制药、进口仿制药和原研药品地产化品种），按与原研药品质量和疗效一致的原则，分期分批进行质量一致性评价。药品生产企业应将其产品按照规定的方法与参比制剂进行质量一致性评价，并向国家药品监管部门报送评价结果。参比制剂由国家药品监管部门征询专家意见后确定，可以选择原研药品，也可以选择国际公认的同种药品。无参比制剂的，由药品生产企业进行临床有效性试验，在规定期限内未通过质量一致性评价的仿制药，不予再注册；通过质量一致性评价的，允许其在说明书和标签上予以标注，并在临床应用、招标采购、医保报销等方面给予支持。在质量一致性评价工作中，需改变已批准工艺的，应按《药品注册管理办法》的相关规定提出补充申请，国家药品监管部门设立绿色通道，加快审评审批。

仿制药生物等效性试验由审批制改为备案制。申请人应按照国家药品监督管理部门发布的相关指导原则和国际通行技术要求与原研药进行全面的质量对比研究，保证与原研药质量一致性；生物等效性试验用样品的处方、工艺、生产线应与商业化生产保持一致。

请你想一想

仿制药一致性评价有哪些现实意义？

二、仿制药一致性评价的进展与时限

截至 2019 年年底，国家药品监督管理局共审评通过 385 个品规的一致性评价申请，涉及 134 个品种。通过一致性评价的品种，药品监管部门允许其在说明书和标签上予以标注，并将其纳入化学药品目录集；对同品种药品通过一致性评价的药品生产企业达到 3 家以上的，在药品集中采购等方面，原则上不再选用未通过一致性评价的品种。国家卫生健康委对《国家基本药物目录（2018 年版）》中价格低廉、临床必需的药品在配套政策中给予支持，保障临床用药需求。通过一致性评价的品种优先纳入基本药物目录，未通过一致性评价的品种将逐步被调出基本药物目录。对纳入国家基本药物目录的品种，不再统一设置评价时限要求。化学药品新注册分类实施前批准上市的含基本药物品种在内的仿制药，自首家品种通过一致性评价后，其他药品生产企业的相同品种原则上应在 3 年内完成一致性评价。逾期未完成的，企业经评估认为属于临床必需、市场短缺品种的，可向所在地省级药品监管部门提出延期评价申请，经省级药品监管部门会同卫生健康主管部门组织研究认定后，可予适当延期。逾期再未完成的，不予再注册。

目标检测

一、单项选择题

1.《药物临床试验质量管理规范》的英文缩写是（   ）

   A. GSP   B. GLP   C. GCP   D. GMP

2. 新药研制需要经历的过程，不包括（   ）

   A. 临床前研究   B. 临床研究

   C. 新药上市后研究   D. 药品召回研究

3. 药物非临床安全性评价研究应当在经过药物非临床研究质量管理规范认证的机构开展，并遵守的管理规范是（   ）

   A. GSP   B. GLP   C. GCP   D. GMP

4. 药物临床前研究的内容不包括（   ）

   A. 合成工艺、提取方法   B. 剂型选择、处方筛选、制备工艺

   C. 检验方法、质量标准   D. 经济性和市场占有率

5. 新药上市后的应用研究阶段属于（   ）

   A. Ⅰ期临床试验   B. Ⅱ期临床试验

   C. Ⅲ期临床试验   D. Ⅳ期临床试验

6. 初步的临床药理学及人体安全性评价试验属于（   ）

   A. Ⅰ期临床试验   B. Ⅱ期临床试验

   C. Ⅲ期临床试验   D. Ⅳ期临床试验

7. 初步评价药物对目标适应证患者的治疗作用和安全性的临床试验属于（   ）

   A. Ⅰ期临床试验   B. Ⅱ期临床试验

   C. Ⅲ期临床试验   D. Ⅳ期临床试验

8. 境外生产药品注册证书载明的药品批准文号的格式为（   ）

   A. 国药准字 H（Z、S）+四位年号+四位顺序号

   B. 国药准字 H（Z、S）C+四位年号+四位顺序号

   C. 国药准字 H（Z、S）J+四位年号+四位顺序号

   D. H（Z、S）J+四位年号+四位顺序号

9. 国药准字 H+四位年号+四位顺序号表示（   ）

   A. 境内生产化学药品   B. 境外生产化学药品

   C. 境内生产生物药品   D. 境外生产生物药品

10. 仿制药品与原研药品没有强制性要求一致的是（   ）

   A. 质量和疗效   B. 处方工艺

   C. 剂型、规格   D. 适应证、给药途径和用法用量

二、多项选择题

1. 我国《药品管理法》关于药物研制说法正确的有（　　）

    A. 国家鼓励研究和创制新药，保护公民、法人和其他组织研究、开发新药的合法权益

    B. 国家支持以临床价值为导向、对人的疾病具有明确或者特殊疗效的药物创新

    C. 国家鼓励运用现代科学技术研究和药物开发，建立和完善符合中药特点的技术评价体系，促进中药传承创新

    D. 国家鼓励具有新的治疗机制、治疗严重危及生命的疾病或者罕见病的新药研制

    E. 国家鼓励对人体具有多靶向系统性调节干预功能等的新药研制，推动药品技术进步

2. 药品监督管理部门基于法律法规和现有科学认知对申请注册的药品进行审查的内容有（　　）

    A. 安全性　　　　　B. 有效性　　　　　C. 经济性

    D. 质量可控性　　　　　　　　　　　　　E. 稳定性

3. 药品注册按照分类进行注册管理包括（　　）

    A. 中药　　　　　B. 特殊管理药品　　　C. 化学药

    D. 生物制品　　　E. 生化药品

4. 药品注册管理中，属于国家药品监督管理局事权的有（　　）

    A. 药品上市后变更的备案、报告事项管理

    B. 主管全国药品注册管理工作，负责建立药品注册管理工作体系和制度

    C. 制定药品注册管理规范，依法组织药品注册审评审批以及相关的监督管理工作

    D. 组织对药物非临床安全性评价研究机构、药物临床试验机构的日常监管及违法行为的查处

    E. 境内生产药品再注册申请的受理、审查和审批

5. 药物临床试验，根据药物特点和研究目的，研究内容包括（　　）

    A. 临床药理学研究　　　　　　B. 探索性临床试验

    C. 确证性临床试验　　　　　　D. 上市后研究

    E. 药品的经济效益研究

书网融合……

　　e 微课　　　　　　　　划重点　　　　　　　自测题

PPT

学习目标

知识要求

1. **掌握**　药品生产企业开办的流程和药品生产管理的要求。

2. **熟悉**　药品生产的注册、生产、经营及监督管理的有关知识。

3. **了解**　《药品生产质量管理规范》的有关内容。

能力要求

1. 能按照药品生产的相关规定，进行《药品生产许可证》的申请开办等工作。

2. 学会运用《药品生产质量管理规范》的相关规定，正确开展药品生产和质量管理的相关工作。

3. 能正确分析、解决药品生产中遇到的常见问题，依法依规生产。

实例分析

2006 年安徽华源药业"欣弗"药害事件

2006 年 7 月，国家食品药品监督管理局接到报告称有患者在使用了安徽华源生物药业有限公司生产的克林霉素磷酸酯葡萄糖注射液（商品名"欣弗"）后，出现了胸闷、心悸、寒战、过敏性休克、肝肾功能损害等严重临床症状。随后，全国多地药监部门也先后报告该药品的相关病例 93 例，死亡 11 人。经查，安徽华源生物药业有限公司未按批准的工艺参数灭菌，擅自增加灭菌柜装载量，而影响了灭菌效果。经检验，该药品的无菌检查和热原检查项不符合规定。

讨论　1. 导致"欣弗"药害事件的根本原因是什么？

　　　2. 生产企业所在地药品监督管理部门处理该事件的依据是什么？

任务一　药品生产与药品生产企业认知

一、药品生产

药品生产是指将所需原料经过一定的工序加工制备成供医疗用药品的过程，主要分为原料药的生产和制剂的生产。

药品作为一种特殊商品，其生产具有以下特点。

1. 机械化程度要求高 对药品而言，生产人员本身就是污染源，因此，药品生产过程中要求机械化、自动化程度较高，以避免在生产过程中操作人员对药品造成污染。

2. 生产设备多样 药品生产流程大多较为复杂，每个流程都需用到不同的设备，相同设备还需要生产不同药品或不同批号的同一药品。

3. 环境卫生要求严格 生产车间的卫生洁净程度及厂区的卫生状况都会对药品质量产生较大影响，甚至不同品种或同一品种不同批次的药品之间都互为污染源。生产人员、设备及药品的包装物等均不得对药品造成污染。温度、湿度、空气洁净度等直接影响药品质量，是药品生产过程中需要严格控制的因素。

4. 质量标准明确 所有药品必须是符合《中国药典》等药品标准的合格品，各项指标须在规定的范围内。

> **请你想一想**
>
> 药品生产所需的审批流程、厂房、设备、人员、环境、质量标准的要求与普通商品的生产有什么不同？

二、药品生产企业

（一）概念

药品生产企业，是指生产药品的专营企业或者兼营企业。具体来说，药品生产企业是应用现代科学技术，自主地进行药品的生产和经营活动，实行独立核算、自负盈亏，具有法人地位的经济实体。

药品是一种特殊商品，因此药品生产企业同时具备普通产品生产企业的基本性质和与人体健康息息相关的药品生产企业的特殊性质；药品生产企业既具经济性、营利性、独立性和开放性，同时也有着不同于一般生产企业的特点——产品直接关系到人民群众的生命健康，肩负着比一般生产企业更加重大的社会责任，需要履行更多的服务社会义务，受到更加严格的监督管理。

（二）特点

1. 在寻求经济效益的同时必须比一般企业更加注重社会效益；

2. 开办条件及生产要求等方面有更为严格的要求及审批流程；

3. 负有质量自检的责任和不符合质量标准的药品不得出厂的义务；

4. 负有对物料、中间产品和成品进行留样的责任和进行药品不良反应监测与报告的义务。

（三）发展现状

截至 2019 年底，全国共有药品生产企业 4529 家，比 2018 年增加了 88 家。主要包括纯制剂企业、纯原料药企业、原料药和制剂综合企业、中药饮片企业、体内体外诊断试剂企业、药用辅料企业等类型。

（四）开办条件

《药品管理法》第四章第四十二条规定："从事药品生产活动，应当具备以下条件：有依法经过资格认定的药学技术人员、工程技术人员及相应的技术工人；有与药品生产相适应的厂房、设施和卫生环境；有能对所生产药品进行质量管理和质量检验的机构、人员及必要的仪器设备；有保证药品质量的规章制度，并符合国务院药品监督管理部门依据本法制定的药品生产质量管理规范要求。"

（五）审批流程

《药品管理法》规定从事药品生产活动，应当经所在地省级药品监管部门批准，取得《药品生产许可证》。《药品生产监督管理办法》进一步明确药品上市许可持有人（包括自行生产或者委托生产的）应当申请取得《药品生产许可证》，并细化了相关工作程序和要求，对申请发证、到期重新审查、变更、注销、吊销等要求都进行了统一规定。《药品生产许可证》核发办理流程见图7-1。

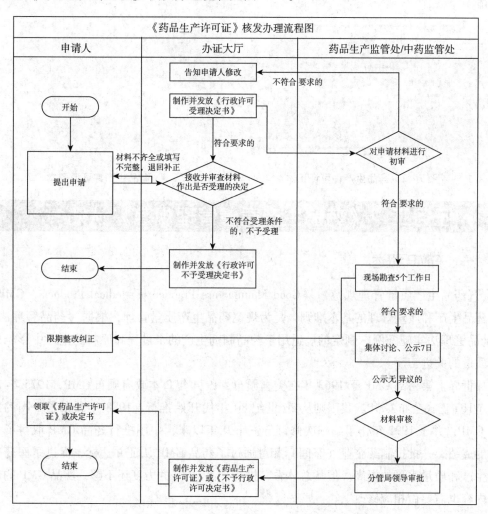

图7-1　《药品生产许可证》核发办理流程

省、自治区、直辖市药品监督管理部门应当自受理之日起三十日内，作出决定。经审查符合规定的，予以批准，并自书面批准决定作出之日起十日内颁发药品生产许可证；不符合规定的，作出不予批准的书面决定，并说明理由。

药品生产许可证有效期为五年，分为正本和副本（图7-2、7-3）。药品生产许可证样式由国家药品监督管理局统一制定。药品生产许可证电子证书与纸质证书具有同等法律效力。药品生产许可证有效期届满，需要继续生产药品的，应当在有效期届满前六个月，向原发证机关申请重新发放药品生产许可证。

药品生产许可证应当载明许可证编号、分类码、企业名称、统一社会信用代码、住所（经营场所）、法定代表人、企业负责人、生产负责人、质量负责人、质量受权人、生产地址和生产范围、发证机关、发证日期、有效期限等项目，其中企业名称、统一社会信用代码、住所（经营场所）、法定代表人等项目应当与市场监督管理部门核发的营业执照中载明的相关内容一致。药品生产许可证载明事项分为许可事项和登记事项。

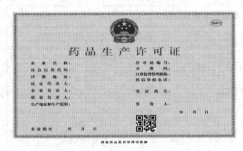

图7-2　药品生产许可证正本　　　　图7-3　药品生产许可证副本

任务二　《药品生产质量管理规范》认知

一、GMP 概述

《药品生产质量管理规范》（Good Manufacture Practice of Medical Products，GMP）是药品生产和质量管理的基本准则，是为规范药品生产质量管理，根据《药品管理法》《药品管理法实施条例》制定的。适用于药品制剂生产的全过程和原料药生产中影响成品质量的关键工序。

世界上第一部 GMP 于 1963 年在美国颁布，1974 年日本政府颁布 GMP，1975 年 11 月 WHO 正式公布 GMP。我国则从 20 世纪 80 年代开始推行，1988 年颁布了中国的药品 GMP，并于 1992 年作了第一次修订。三十几年以来，中国推行药品 GMP 取得了一定的成绩，一批批制药企业（车间）相继通过了药品 GMP 认证并达标，促进了医药行业生产和质量水平的提高。但从总体看，推行药品 GMP 的力度还不够，药品 GMP 的部分内容也需要做相应修改。

你知道吗

GMP 的类别

1. 从 GMP 适用范围来看，现行的 GMP 可分为以下三类。

（1）具有国际性质的 GMP。如 WHO 的 GMP，北欧七国自由贸易联盟制定的 GMP，东南亚国家联盟的 GMP 等。

（2）国家权力机构颁布的 GMP。如我国国家卫生健康委员会及国家药品监督管理局、美国 FDA、英国卫生和社会保险部、日本厚生省等政府机关制订的 GMP。

（3）工业组织制订的 GMP。如美国制药工业联合会制订的，标准不低于美国政府制定的 GMP，中国医药工业公司制订的 GMP 实施指南，甚至还包括药厂或公司自己制订的。

2. 从 GMP 制度的性质来看，又可分为以下两类。

（1）将 GMP 作为法典规定。如美国、日本、中国的 GMP。

（2）将 GMP 作为建议性的规定，有些 GMP 起到对药品生产和质量管理的指导作用，如联合国 WHO 的 GMP。

我国第一版《药品生产质量管理规范》（1998 年修订）由国家药品监督管理局第 9 号局长令发布，并于 1999 年 8 月 1 日起施行。历经 5 年修订、两次公开征求意见的《药品生产质量管理规范（2010 年修订）》于 2011 年 3 月 1 日起施行。

自 2019 年 12 月 1 日起，取消药品 GMP 认证，不再受理 GMP 认证申请，不再发放药品 GMP 证书。取消药品 GMP 认证发证是国务院做出的重大决策部署，目的是为了提高 GMP 实施的科学性，强化药品生产企业持续合规的主体责任。新修订的《药品管理法》进行了规定，国家药品监督管理局 2019 年第 103 号公告也进行了工作部署和要求。在 GMP 认证发证取消后，药品监管部门将从以下几方面加强 GMP 的监督实施，做好药品监管工作。

一是全面落实国务院"放管服"改革要求。取消 GMP 认证发证后，药品生产质量管理规范仍然是药品生产活动的基本遵循和监督管理的依据，药品监管部门将切实加强上市后的动态监管，由五年一次的认证检查，改为随时对 GMP 执行情况进行检查，监督企业的合规性，对企业持续符合 GMP 要求提出了更高的要求。

二是进一步明确了《药品生产质量管理规范》相关要求。《药品生产监督管理办法》对药品生产监管工作重新进行了顶层设计，对《药品生产质量管理规范》符合性检查的检查频次及要求等都进行了明确规定，对生产过程中不遵守《药品生产质量管理规范》的法律责任也进行了规定。通过上市前的检查、许可检查、上市后的检查、行政处罚等措施，将执行《药品生产质量管理规范》的网格织得更紧密，监管检查形式更加灵活，真正做到了《药品生产质量管理规范》贯穿于药品生产全过程。

三是进一步明确事权划分。明确了国家和省级药品监管部门的事权划分，以及国家药品监督管理局审核查验中心、信息中心等审评、检验、核查、监测与评价专业技术机构的具体事权和责任。在全面实施药品上市许可持有人制度下，进一步明确了跨省委托生产的总体要求，保证全国执行《药品生产质量管理规范》标准尺度一致，有利于检查结果的互联互通和共享使用，从而促进跨省委托监管能够落地实施。

四是进一步做好药品检查相关规范性文件制修订工作。《药品管理法》《疫苗管理法》《药品生产监督管理办法》等法律法规规章对药品检查进行了相关的规定，国家药品监督管理局正在组织制定《药品检查管理规定》等配套规范性文件，为下一步细化检查工作、执行好《药品生产质量管理规范》打下坚实的基础。

二、GMP 的主要内容

《药品生产质量管理规范》（GMP）共十四章，三百一十三条，现行版 GMP 为 2010 年修订，自 2011 年 3 月 1 日起施行。

表 7-1　《药品生产质量管理规范》基本信息

名称	药品生产质量管理规范
发文字号	卫生部令第 79 号
效力级别	部门规章
时效性	现行有效
发布日期	2011-01-17
实施日期	2011-03-01
发布机关	卫生部
法律框架	第一章　总则（第一～四条） 第二章　质量管理（第五～十五条） 第三章　机构与人员（第十六～三十七条） 第四章　厂房与设施（第三十八～七十条） 第五章　设备（第七十一～一百零一条） 第六章　物料与产品（第一百零二～一百三十七条） 第七章　确认与验证（第一百三十八～一百四十九条） 第八章　文件管理（第一百五十～一百八十三条） 第九章　生产管理（第一百八十四～二百一十六条） 第十章　质量控制与质量保证（第二百一十七～二百七十七条） 第十一章　委托生产与委托检验（第二百七十八～二百九十二条） 第十二章　产品发运与召回（第二百九十三～三百零五条） 第十三章　自检（第三百零六～三百零九条） 第十四章　附则（第三百一十～三百一十三条）

（一）质量管理

药品生产质量管理的基本要求包括以下几项。①制定生产工艺，系统地回顾并证明其可持续稳定地生产出符合要求的产品。②生产工艺及其重大变更均经过验证。③配备所需的资源，至少包括：具有适当的资质并经培训合格的人员；足够的厂房和空间；适用的设备和维修保障；正确的原辅料、包装材料和标签；经批准的工艺规程和操作规程；适当的贮运条件。④应当使用准确、易懂的语言制定操作规程。⑤操作人员经过培训，能够按照操作规程正确操作。⑥生产全过程应当有记录，偏差均经过调查并记录。⑦批记录和发运记录应当能够追溯批产品的完整历史，并妥善保存、便于查阅。⑧降低药品发运过程中的质量风险。⑨建立药品召回系统，确保能够召回任何一批已发运销售的产品。⑩调查导致药品投诉和质量缺陷的原因，并采取措施，防止类似质量缺陷再次发生。

主要针对质量目标、质量保证、质量控制、质量风险管理等方面进行了要求。

1. 企业应当建立符合药品质量管理要求的质量目标，将药品注册的有关安全、有效和质量可控的所有要求，系统地贯彻到药品生产、控制及产品放行、贮存、发运的全过程中，确保所生产的药品符合预定用途和注册要求。企业应当配备足够的、符合要求的人员、厂房、设施和设备，为实现质量目标提供必要的条件。

2. 质量保证是质量管理体系的一部分。企业必须建立质量保证系统，同时建立完整的文件体系，以保证系统有效运行。质量保证系统应当确保：药品的设计与研发体现本规范的要求；生产管理和质量控制活动符合本规范的要求；管理职责明确；采购和使用的原辅料和包装材料正确无误；中间产品得到有效控制；确认、验证的实施；严格按照规程进行生产、检查、检验和复核；每批产品经质量受权人批准后方可放行；在贮存、发运和随后的各种操作过程中有保证药品质量的适当措施；按照自检操作规程，定期检查评估质量保证系统的有效性和适用性。

3. 质量控制包括相应的组织机构、文件系统以及取样、检验等，确保物料或产品在放行前完成必要的检验，确认其质量符合要求。质量控制的基本要求：应当配备适当的设施、设备、仪器和经过培训的人员，有效、可靠地完成所有质量控制的相关活动；应当有批准的操作规程，用于原辅料、包装材料、中间产品、待包装产品和成品的取样、检查、检验以及产品的稳定性考察，必要时进行环境监测，以确保符合本规范的要求；由经授权的人员按照规定的方法对原辅料、包装材料、中间产品、待包装产品和成品取样；检验方法应当经过验证或确认；取样、检查、检验应当有记录，偏差应当经过调查并记录；物料、中间产品、待包装产品和成品必须按照质量标准进行检查和检验，并有记录；物料和最终包装的成品应当有足够的留样，以备必要的检查或检验；除最终包装容器过大的成品外，成品的留样包装应当与最终包装相同。

4. 质量风险管理是在整个产品生命周期中采用前瞻或回顾的方式，对质量风险进行评估、控制、沟通、审核的系统过程。企业应当根据科学知识及经验对质量风险进行评估，以保证产品质量。质量风险管理过程所采用的方法、措施、形式及形成的文件应当与存在风险的级别相适应。

（二）机构与人员

企业应当建立与药品生产相适应的管理机构，并有组织机构图。企业应当设立独立的质量管理部门，履行质量保证和质量控制的职责。质量管理部门可以分别设立质量保证部门和质量控制部门。

　　企业应当配备足够数量并具有适当资质（含学历、培训和实践经验）的管理和操作人员，应当明确规定每个部门和每个岗位的职责。岗位职责不得遗漏，交叉的职责应当有明确规定。每个人所承担的职责不应当过多。所有人员应当明确并理解自己的职责，熟悉与其职责相关的要求，并接受必要的培训，包括上岗前培训和继续培训。

　　关键人员应当为企业的全职人员，至少应当包括企业负责人、生产管理负责人、质量管理负责人和质量受权人（表7-2）。质量管理负责人和生产管理负责人不得互相兼任。质量管理负责人和质量受权人可以兼任。应当制定操作规程确保质量受权人独立履行职责，不受企业负责人和其他人员的干扰。

表7-2　药品生产企业关键人员的要求

关键人员岗位	资质	工作职责
企业负责人	提供必要的资源，合理计划、组织和协调，保证质量管理部门独立履行其职责，确保企业实现质量目标并按照 GMP 要求生产药品	药品质量的主要责任人，全面负责企业日常管理
生产管理负责人	应当至少具有药学或相关专业本科学历（或中级专业技术职称或执业药师资格），具有至少三年从事药品生产和质量管理的实践经验，其中至少有一年的药品生产管理经验，接受过与所生产产品相关的专业知识培训	1. 确保药品按照批准的工艺规程生产、贮存，以保证药品质量；2. 确保严格执行与生产操作相关的各项操作规程；3. 确保批生产记录和批包装记录经过指定人员审核并送交质量管理部门；4. 确保厂房和设备的维护保养，以保持其良好的运行状态；5. 确保完成各种必要的验证工作；6. 确保生产相关人员经过必要的上岗前培训和继续培训，并根据实际需要调整培训内容
质量管理负责人	应当至少具有药学或相关专业本科学历（或中级专业技术职称或执业药师资格），具有至少五年从事药品生产和质量管理的实践经验，其中至少一年的药品质量管理经验，接受过与所生产产品相关的专业知识培训	1. 确保原辅料、包装材料、中间产品、待包装产品和成品符合经注册批准的要求和质量标准；2. 确保在产品放行前完成对批记录的审核；3. 确保完成所有必要的检验；4. 批准质量标准、取样方法、检验方法和其他质量管理的操作规程；5. 审核和批准所有与质量有关的变更；6. 确保所有重大偏差和检验结果超标已经过调查并得到及时处理；7. 批准并监督委托检验；8. 监督厂房和设备的维护，以保持其良好的运行状态；9. 确保完成各种必要的确认或验证工作，审核和批准确认或验证方案和报告；10. 确保完成自检；11. 评估和批准物料供应商；12. 确保所有与产品质量有关的投诉已经过调查，并得到及时、正确的处理；13. 确保完成产品的持续稳定性考察计划，提供稳定性考察的数据；14. 确保完成产品质量回顾分析；15. 确保质量控制和质量保证人员都已经过必要的上岗前培训和继续培训，并根据实际需要调整培训内容
质量受权人	应当至少具有药学或相关专业本科学历（或中级专业技术职称或执业药师资格），具有至少五年从事药品生产和质量管理的实践经验，从事过药品生产过程控制和质量检验工作。质量受权人应当具有必要的专业理论知识，并经过与产品放行有关的培训，方能独立履行其职责	1. 参与企业质量体系建立、内部自检、外部质量审计、验证以及药品不良反应报告、产品召回等质量管理活动；2. 承担产品放行的职责，确保每批已放行产品的生产、检验均符合相关法规、药品注册要求和质量标准；3. 在产品放行前，质量受权人必须按照上述第 2 项的要求出具产品放行审核记录，并纳入批记录

企业应当指定部门或专人负责培训管理工作，应当有经生产管理负责人或质量管理负责人审核或批准的培训方案或计划，培训记录应当予以保存。培训主要包括 GMP 理论和实践相关法规、岗位职责与技能、卫生要求等，并定期评估培训的实际效果。参观人员和未经培训的人员不得进入生产区和质量控制区。

（三）厂房与设施 🄴 微课

厂房的选址、设计、布局、建造、改造和维护必须符合药品生产要求，应当能够最大限度地避免污染、交叉污染、混淆和差错，便于清洁、操作和维护。

应当根据厂房及生产防护措施综合考虑选址，厂房所处的环境应当能够最大限度地降低物料或产品遭受污染的风险。企业应当有整洁的生产环境；厂区的地面、路面及运输等不应当对药品的生产造成污染；生产、行政、生活和辅助区的总体布局应当合理，不得互相妨碍；厂区和厂房内的人、物流走向应当合理。

厂房应当有适当的照明、温度、湿度和通风，确保生产和贮存的产品质量以及相关设备性能不会直接或间接地受到影响。厂房、设施的设计和安装应当能够有效防止昆虫或其他动物进入。应当采取必要的措施，避免所使用的灭鼠药、杀虫剂、烟熏剂等对设备、物料、产品造成污染。洁净区的内表面（墙壁、地面、天棚）应当平整光滑、无裂缝、接口严密、无颗粒物脱落，避免积尘，便于有效清洁，必要时应当进行消毒。各种管道、照明设施、风口和其他公用设施的设计和安装应当避免出现不易清洁的部位，应当尽可能在生产区外部对其进行维护。

洁净区是指需要对环境中尘粒及微生物数量进行控制的房间（区域），其建筑结构、装备及其使用应当能够减少该区域内污染物的引入、产生和滞留。2010 年版本 GMP 较上一版提高了部分生产条件的标准，主要是调整了无菌制剂的洁净度要求。为确保无菌药品的质量安全，此版 GMP 在无菌药品附录中采用了 WHO 和欧盟最新的 A、B、C、D 分级标准，对无菌药品生产的洁净度级别提出了具体要求（表 7-3）；增加了在线监测的要求，特别对悬浮粒子，也就是生产环境中的悬浮微粒的静态、动态监测，对浮游菌、沉降菌（生产环境中的微生物）和表面微生物的监测都作出了详细的规定。

表 7-3　药品生产洁净等级划分要求

洁净度等级	悬浮粒子最大允许数/m²			
	静态		动态	
	≥0.5μm	≥5μm	≥0.5μm	≥5μm
A 级	3520	20	3520	20
B 级	3520	29	352000	2900
C 级	352000	2900	3520000	29000
D 级	3520000	29000	不做规定	不做规定

新版 A、B、C、D 级控制上有动静态之分，而百级、万级、十万级则不包含动态要求，两者之间有着明显的差异。静态测量是指所有设备均已安装就绪，但未运行且没有操作人员在现场的状态。动态测量是指生成设备均按预定的工艺模式运行且有规

定数量的操作人员在现场操作的状态。

(四) 设备

设备的设计、选型、安装、改造和维护必须符合预定用途,应当尽可能降低产生污染、交叉污染、混淆和差错的风险,便于操作、清洁、维护,以及必要时进行的消毒或灭菌。应当建立设备使用、清洁、维护和维修的操作规程,并保存相应的操作记录。应当建立并保存设备采购、安装、确认的文件和记录。生产设备不得对药品质量产生任何不利影响。与药品直接接触的生产设备表面应当平整、光洁、易清洗或消毒、耐腐蚀,不得与药品发生化学反应、吸附药品或向药品中释放物质。

应当按照详细规定的操作规程清洁生产设备。生产设备清洁的操作规程应当规定具体而完整的清洁方法、清洁用设备或工具、清洁剂的名称和配制方法、去除前一批次标识的方法、保护已清洁设备在使用前免受污染的方法、已清洁设备最长的保存时限、使用前检查设备清洁状况的方法,使操作者能以可重现的、有效的方式对各类设备进行清洁。如需拆装设备,还应当规定设备拆装的顺序和方法;如需对设备消毒或灭菌,还应当规定消毒或灭菌的具体方法、消毒剂的名称和配制方法。必要时,还应当规定设备生产结束至清洁前所允许的最长间隔时限。

用于药品生产或检验的设备和仪器,应当有使用日志,记录内容包括使用、清洁、维护和维修情况以及日期、时间、所生产及检验的药品名称、规格和批号等。生产设备应当有明显的状态标识 (图 7 - 4),标明设备编号和内容物。

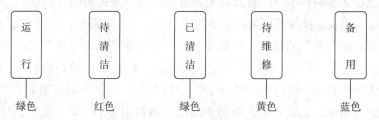

图 7 - 4　药品生产设备状态标识

(五) 物料与产品

物料是指原料、辅料和包装材料等。例如:化学药品制剂的原料是指原料药;生物制品的原料是指原材料;中药制剂的原料是指中药材、中药饮片和外购中药提取物;原料药的原料是指用于原料药生产的除包装材料以外的其他物料。产品包括药品的中间产品、待包装产品和成品。

药品生产所用的原辅料、与药品直接接触的包装材料应当符合相应的质量标准。药品上直接印字所用油墨应当符合食用标准要求。进口原辅料应当符合国家相关的进口管理规定。应当建立物料和产品的操作规程,确保物料和产品的正确接收、贮存、发放、使用和发运,防止污染、交叉污染、混淆和差错。物料和产品的处理应当按照操作规程或工艺规程执行,并有记录。

原辅料、与药品直接接触的包装材料和印刷包装材料的接收应当有操作规程,所有到货物料均应当检查，以确保与订单一致，并确认供应商已经质量管理部门批准。物料的外包装应当有标签，并注明规定的信息。每次接收均应当有记录（图7-5）。

物料接收记录

部门：　　　　　　　　　　　　　　　　　编号：

交货单与物料容器包装上名称是否一致	□一致	□不一致
物料名称：	物料代码：	
供应商名称：		
生产商名称：		
物料数量/kg：	包装容器数量：	袋/个
物料批号（流水号）：		
备注（说明包装情况等）：		

接收日期：　　　　　　　　　接收人签字：

图7-5　物料接收记录

物料和产品应当根据其性质有序分批贮存和周转，发放及发运应当符合先进先出和近效期先出的原则。一次接收数个批次的物料，应当按批取样、检验、放行。中间产品和待包装产品应当有明确的标识，与药品直接接触的包装材料和印刷包装材料的管理和控制要求与原辅料相同。成品放行前应当待验贮存。成品的贮存条件应当符合药品注册批准的要求。不合格的物料、中间产品、待包装产品和成品的每个包装容器上均应当有清晰醒目的标志，并在隔离区内妥善保存。不合格的物料、中间产品、待包装产品和成品的处理应当经质量管理负责人批准，并有记录。

（六）确认与验证

确认是指证明厂房、设施、设备能正确运行并可达到预期结果的一系列活动。验证是指证明任何操作规程（或方法）、生产工艺或系统能够达到预期结果的一系列活动。企业应当确定需要进行的确认或验证工作，以证明有关操作的关键要素能够得到有效控制。确认或验证的范围和程度应当经过风险评估来确定。

1. 确认与验证的对象　企业的厂房、设施、设备和检验仪器；操作规程（或方法）、生产工艺或系统。

2. 确认与验证的要求　详见表7-4所示。

表7-4　不同确认与验证类型的具体要求

序号	类型	要求
1	设计确认	应当证明厂房、设施、设备的设计符合预定用途和本规范要求
2	安装确认	应当证明厂房、设施、设备的建造和安装符合设计标准
3	运行确认	应当证明厂房、设施、设备的运行符合设计标准
4	性能确认	应当证明厂房、设施、设备在正常操作方法和工艺条件下能够持续符合标准
5	工艺验证	应当证明一个生产工艺按照规定的工艺参数能够持续生产出符合预定用途和注册要求的产品

应当采用经过验证的生产工艺、操作规程和检验方法进行生产、操作和检验，并保持持续的验证状态。

3. 确认与验证的频率 确认和验证不是一次性的行为。首次确认或验证后，应当根据产品质量回顾分析情况进行再确认或再验证。关键的生产工艺和操作规程应当定期进行再验证，确保其能够达到预期结果。

4. 确认与验证的计划 企业应当制定验证总计划，以文件形式说明确认与验证工作的关键信息。验证总计划或其他相关文件中应当作出规定，确保厂房、设施、设备、检验仪器、生产工艺、操作规程和检验方法等能够保持持续稳定。

5. 确认与验证的流程 详见图 7-6 所示。

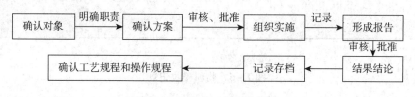

图 7-6 确认与验证的流程

（七）文件管理

文件是质量保证系统的基本要素，包括质量标准、工艺规程、操作规程、记录、报告等。企业必须有内容正确的书面质量标准、生产处方和工艺规程、操作规程以及记录等文件。企业应当建立文件管理的操作规程，系统地设计、制定、审核、批准和发放文件。文件的内容应当与药品生产许可、药品注册等相关要求一致，并有助于追溯每批产品的历史情况。文件的起草、修订、审核、批准、替换或撤销、复制、保管和销毁等应当按照操作规程管理，并有相应的文件分发、撤销、复制、销毁记录。

文件的起草、修订、审核、批准均应当由适当的人员签名并注明日期。厂房、设备、物料、文件和记录应当有编号（或代码），并制定编制编号（或代码）的操作规程，确保编号（或代码）的唯一性。文件应当标明题目、种类、目的以及文件编号和版本号，文字应当确切、清晰、易懂，不能模棱两可。文件应当分类存放、条理分明，便于查阅。文件应当定期审核、修订；文件修订后，应当按照规定管理，防止旧版文件的误用。分发、使用的文件应当为批准的现行文本，已撤销的或旧版文件除留档备查外，不得在工作现场出现。

记录是药品生产企业最常用的文件类型。与药品生产有关的每项活动均应当有记录，以保证产品生产、质量控制和质量保证等活动可以追溯。记录应当留有填写数据的足够空格。记录应当及时填写，内容真实，字迹清晰、易读，不易擦除。应当尽可能采用生产和检验设备自动打印的记录、图谱和曲线图等，并标明产品或样品的名称、批号和记录设备的信息，操作人应当签注姓名和日期。记录应当保持清洁，不得撕毁和任意涂改。记录填写的任何更改都应当签注姓名和日期，并使原有信息仍清晰可辨，必要时，应当说明更改的理由。记录如需重新誊写，则原有记录不得销毁，应当作为重新誊写记录的附件保存。

每批药品应当有批记录，包括批生产记录、批包装记录、批检验记录和药品放行审核记录等与本批产品有关的记录。批记录应当由质量管理部门负责管理，至少保存至药品有效期后一年。质量标准、工艺规程、操作规程、稳定性考察、确认、验证、变更等其他重要文件应当长期保存。

1. 批生产记录 在生产过程中，进行每项操作时应当及时记录，操作结束后，应当由生产操作人员确认并签注姓名和日期。批生产记录的内容应当包括：产品名称、规格、批号；生产以及中间工序开始、结束的日期和时间；每一生产工序的负责人签名；生产步骤操作人员的签名；必要时，还应当有操作（如称量）复核人员的签名；每一原辅料的批号以及实际称量的数量（包括投入的、回收的或返工处理产品的批号及数量）；相关生产操作或活动、工艺参数及控制范围，以及所用主要生产设备的编号；中间控制结果的记录以及操作人员的签名；不同生产工序所得产量及必要时的物料平衡计算；对特殊问题或异常事件的记录，包括对偏离工艺规程的偏差情况的详细说明或调查报告，并经签字批准。

2. 批包装记录 每批产品或每批中部分产品的包装，都应当有批包装记录，以便追溯该批产品包装操作以及与质量有关的情况。批包装记录应当依据工艺规程中与包装相关的内容制定。记录的设计应当注意避免填写差错。批包装记录的每一页均应当标注所包装产品的名称、规格、包装形式和批号。批包装记录应当有待包装产品的批号、数量以及成品的批号和计划数量。原版空白的批包装记录的审核、批准、复制和发放的要求与原版空白的批生产记录相同。

在包装过程中，进行每项操作时应当及时记录，操作结束后，应当由包装操作人员确认并签注姓名和日期。批包装记录的内容包括：产品名称、规格、包装形式、批号、生产日期和有效期；包装操作日期和时间；包装操作负责人签名；包装工序的操作人员签名；每一包装材料的名称、批号和实际使用的数量；根据工艺规程所进行的检查记录，包括中间控制结果；包装操作的详细情况，包括所用设备及包装生产线的编号；所用印刷包装材料的实样，并印有批号、有效期及其他打印内容；不易随批包装记录归档的印刷包装材料可采用印有上述内容的复制品；对特殊问题或异常事件的记录，包括对偏离工艺规程的偏差情况的详细说明或调查报告，并经签字批准；所有印刷包装材料和待包装产品的名称、代码，以及发放、使用、销毁或退库的数量、实际产量以及物料平衡检查。

3. 操作规程 操作规程是经批准用来指导设备操作、维护与清洁、验证、环境控制、取样和检验等药品生产活动的通用性文件，也称标准操作规程（SOP）。操作规程内容应当包括：题目、编号、版本号、颁发部门、生效日期、分发部门以及制定人、审核人、批准人的签名并注明日期、标题、正文及变更历史。

请你想一想

当填写批记录出现书写错误时，能否修改？如可修改，修改时应注意什么？

4. 其他　除了以上文件类型外，下述活动也应当有相应的操作规程，其过程和结果应当有记录：确认和验证；设备的装配和校准，厂房和设备的维护、清洁和消毒；培训、更衣及卫生等。

（八）生产管理

所有药品的生产和包装均应当按照批准的工艺规程和操作规程进行操作并有相关记录，以确保药品达到规定的质量标准，并符合药品生产许可和注册批准的要求。应当建立划分产品生产批次、药品批号和确定生产日期的操作规程，生产批次的划分应当能够确保同一批次产品质量和特性的均一性。

药品的生产管理主要包括以下几项内容。

1. 生产开始前应当进行检查，确保设备和工作场所没有上批遗留的产品、文件或与本批产品生产无关的物料，设备处于已清洁及待用状态。检查结果应当有记录。

2. 生产操作前，还应当核对物料或中间产品的名称、代码、批号和标识，确保生产所用物料或中间产品正确且符合要求。

3. 每批药品的每一生产阶段完成后必须由生产操作人员清场，并填写清场记录。清场记录内容包括：操作间编号、产品名称、批号、生产工序、清场日期、检查项目及结果、清场负责人及复核人签名。清场记录应当纳入批生产记录。

4. 每次生产结束后应当进行清场，确保设备和工作场所没有遗留与本次生产有关的物料、产品和文件。下次生产开始前，应当对前次清场情况进行确认。

5. 包装操作前，还应当检查所领用的包装材料正确无误，核对待包装产品和所用包装材料的名称、规格、数量、质量状态，且与工艺规程相符。

6. 包装期间，产品的中间控制检查应当至少包括包装外观、包装是否完整、产品和包装材料是否正确、打印信息是否正确、在线监控装置的功能是否正常。样品从包装生产线取走后不应当再返还，以防止产品混淆或污染。

交叉污染是指不同原料、辅料及产品之间发生的相互污染。不得在同一生产操作间同时进行不同品种和规格药品的生产操作，除非没有发生混淆或交叉污染的可能。生产期间使用的所有物料、中间产品或待包装产品的容器及主要设备、必要的操作室应当贴标签标识或以其他方式标明生产中的产品或物料名称、规格和批号。容器、设备或设施所用标识应当清晰明了，标识的格式应当经企业相关部门批准。除在标识上使用文字说明外，还可采用不同的颜色区分被标识物的状态（如待验、合格、不合格或已清洁等）。

（九）质量控制与质量保证

1. 质量控制实验室管理　人员、设施、设备应当与产品性质和生产规模相适应。企业通常不得进行委托检验，确需委托检验的，应当按照现行 GMP 第十一章中委托检验部分的规定，委托外部实验室进行检验，但应当在检验报告中予以说明。质量控制室具体要求如下。

（1）人员要求　质量控制负责人应当具有足够的管理实验室的资质和经验，可以管理同一企业的一个或多个实验室。质量控制实验室的检验人员至少应当具有相关专业中专或高中以上学历，并经过与所从事的检验操作相关的实践培训且通过考核。

（2）资料要求

工具书：质量控制实验室应当配备药典、标准图谱等必要的工具书，以及标准品或对照品等相关的标准物质。

文件：质量控制实验室应当准备好质量标准、取样操作规程和记录、检验操作规程和记录（包括检验记录或实验室工作记事簿）、检验报告或证书、必要的环境监测操作规程、记录和报告、必要的检验方法验证报告和记录、仪器校准和设备使用、清洁、维护的操作规程及记录。

（3）检验要求　物料和不同生产阶段产品的检验应当至少符合以下要求。①企业应当确保药品按照注册批准的方法进行全项检验。②符合下列情形之一的，应当对检验方法进行验证：采用新的检验方法；检验方法需变更的；采用《中国药典》及其他法定标准未收载的检验方法；法规规定的其他需要验证的检验方法。③对不需要进行验证的检验方法，企业应当对检验方法进行确认，以确保检验数据准确、可靠。④检验应当有书面操作规程，规定所用方法、仪器和设备，检验操作规程的内容应当与经确认或验证的检验方法一致。⑤检验应当有可追溯的记录并应当复核，确保结果与记录一致。所有计算均应当严格核对。⑥检验记录应当至少包括以下内容：产品或物料的名称、剂型、规格、批号或供货批号，必要时注明供应商和生产商（如不同）的名称或来源；依据的质量标准和检验操作规程；检验所用的仪器或设备的型号和编号；检验所用的试液和培养基的配制批号、对照品或标准品的来源和批号；检验所用动物的相关信息；检验过程，包括对照品溶液的配制、各项具体的检验操作、必要的环境温湿度；检验结果，包括观察情况、计算和图谱或曲线图，以及依据的检验报告编号；检验日期；检验人员的签名和日期；检验、计算复核人员的签名和日期。⑦所有中间控制（包括生产人员所进行的中间控制），均应当按照经质量管理部门批准的方法进行，检验应当有记录。⑧应当对实验室容量分析用玻璃仪器、试剂、试液、对照品以及培养基进行质量检查。⑨必要时应当将检验用实验动物在使用前进行检验或隔离检疫。饲养和管理应当符合相关的实验动物管理规定。动物应当有标识，并应当保存使用的历史记录。

2. 持续稳定性考察管理

（1）持续稳定性考察目的　在有效期内监控已上市药品的质量，以发现药品与生产相关的稳定性问题（如杂质含量或溶出度特性的变化），并确定药品能够在标示的贮存条件下，符合质量标准的各项要求。

（2）持续稳定性考察对象　主要针对市售包装药品，但也需兼顾待包装产品。例如，当待包装产品在完成包装前，或从生产厂运输到包装厂，还需要长期贮存时，应当在相应的环境条件下，评估其对包装后产品稳定性的影响。此外，还应当考虑对贮存时间较长的中间产品进行考察。

（3）持续稳定性考察要求　持续稳定性考察应当有考察方案，结果应当有报告。用于持续稳定性考察的设备（尤其是稳定性试验设备或设施）应当按照第五章和第七章的要求进行确认和维护。考察批次数和检验频次应当能够获得足够的数据，以供趋势分析。通常情况下，每种规格、每种内包装形式的药品，至少每年应当考察一个批次，除非当年没有生产。

（4）持续稳定性考察的时间　应当涵盖药品有效期，考察方案应当至少包括以下内容：每种规格、每个生产批量药品的考察批次数；相关的物理、化学、微生物和生物学检验方法，可考虑采用稳定性考察专属的检验方法；检验方法依据；合格标准；容器密封系统的描述；试验间隔时间（测试时间点）；贮存条件（应当采用与药品标示贮存条件相对应的《中国药典》规定的长期稳定性试验标准条件）；检验项目，如检验项目少于成品质量标准所包含的项目，应当说明理由。

（十）委托生产与委托检验

为确保委托生产产品的质量和委托检验的准确性和可靠性，委托方和受托方必须签订书面合同，明确规定各方责任、委托生产或委托检验的内容及相关的技术事项。委托生产或委托检验的所有活动，包括在技术或其他方面拟采取的任何变更，均应当符合药品生产许可和注册的有关要求（表7-5）。

表7-5　药品生产委托双方责任划分

对象	具体责任
委托方	应当对受托方进行评估，对受托方的条件、技术水平、质量管理情况进行现场考核，确认其具有完成受托工作的能力，并能保证符合本规范的要求；应当向受托方提供所有必要的资料，以使受托方能够按照药品注册和其他法定要求正确实施所委托的操作；委托方应当使受托方充分了解与产品或操作相关的各种问题，包括产品或操作对受托方的环境、厂房、设备、人员及其他物料或产品可能造成的危害。委托方应当对受托生产或检验的全过程进行监督；委托方应当确保物料和产品符合相应的质量标准
受托方	受托方必须具备足够的厂房、设备、知识和经验以及人员，满足委托方所委托的生产或检验工作的要求；应当确保所收到委托方提供的物料、中间产品和待包装产品适用于预定用途；不得从事对委托生产或检验的产品质量有不利影响的活动

委托方与受托方之间签订的合同应当详细规定各自的产品生产和控制职责，其中的技术性条款应当由具有制药技术、检验专业知识和熟悉本规范的主管人员拟订。委托生产及检验的各项工作必须符合药品生产许可和药品注册的有关要求并经双方同意。合同应当详细规定质量受权人批准放行每批药品的程序，确保每批产品都已按照药品注册的要求完成生产和检验。合同应当规定何方负责物料的采购、检验、放行、生产和质量控制（包括中间控制），还应当规定何方负责取样和检验。在委托检验的情况下，合同应当规定受托方是否在委托方的厂房内取样。合同应当规定由受托方保存的生产、检验和发运记录及样品，委托方应当能够随时调阅或检查；出现投诉、怀疑产品有质量缺陷或召回时，委托方应当能够方便地查阅所有与评价产品质量相关的记录。

合同应当明确规定委托方可以对受托方进行检查或现场质量审计。委托检验合同应当明确受托方有义务接受药品监督管理部门检查。

(十一) 产品发运与召回

发运是指企业将产品发送到经销商或用户的一系列操作，包括配货、运输等。每批产品均应当有发运记录。根据发运记录，应当能够追查每批产品的销售情况，必要时应当能够及时全部追回。发运记录内容应当包括：产品名称、规格、批号、数量，收货单位及其地址、联系方式，发货日期、运输方式等。发运记录应当至少保存至药品有效期后一年。

企业应当建立产品召回系统，必要时可迅速、有效地从市场召回任何一批存在安全隐患的产品。因质量原因退货和召回的产品，均应当按照规定监督销毁，有证据证明退货产品质量未受影响的除外。应当制定召回操作规程，确保召回工作的有效性。因产品存在安全隐患决定从市场召回的，应当立即向当地药品监督管理部门报告。已召回的产品应当有标识，并单独、妥善贮存，等待最终处理决定。召回的进展过程应当有记录，并有最终报告。产品发运数量、已召回数量以及数量平衡情况应当在报告中予以说明。

(十二) 自检

质量管理部门应当定期组织对企业进行自检，监控本规范的实施情况，评估企业是否符合本规范要求，并提出必要的纠正和预防措施。自检应当有计划，对机构与人员、厂房与设施、设备、物料与产品、确认与验证、文件管理、生产管理、质量控制与质量保证、委托生产与委托检验、产品发运与召回等项目定期进行检查。应当由企业指定人员进行独立、系统、全面的自检，也可由外部人员或专家进行独立的质量审计。自检应当有记录。自检完成后应当有自检报告，内容至少包括自检过程中观察到的所有情况、评价的结论以及提出纠正和预防措施的建议。自检情况应当报告企业高层管理人员。

你知道吗

GMP 与 ISO9000、SSOP、HACCP、ISO22000

GMP 规定了生产企业必须达到环境、硬件设施、卫生管理等方面的基本要求。在对管理文件、质量记录等管理要求方面，GMP 与 ISO9000 要求是一致的。

SSOP 是依据 GMP 要求而制定的卫生管理作业文件，相当于 ISO9000 管理体系中有关清洗、消毒、卫生控制等方面的作业指导书。

HACCP 是建立在 GMP、SSOP 基础上的预防性的食品安全控制体系，控制食品安全危害，将不合格因素消灭在过程中。

ISO9000 质量管理体系侧重于软件要求，即管理文件化，强调最大限度满足顾客要求，对不合格产品强调的是纠正；GMP、SSOP、HACCP、ISO22000 标准除要求管理文件化外，侧重于对硬件的要求，强调保证食品安全，强调危害因素控制、消灭在过程中。

ISO22000 采用了 ISO9000 族标准体系结构，在危害风险识别、确定及体系管理方面，参照了有关 HACCP 体系和应用指南部分。

目前，ISO9000、ISO22000 标准是推荐性标准，企业自愿实施。GMP、SSOP、HACCP 的多数内容已经成为政府的强制性要求，企业必须达到。

实训三　药品生产企业参观及 GMP 操作体验

一、实训目的

根据本章任务二"《药品生产质量管理规范》认知"中 GMP 主要内容，确定一个实地参观、见习的药品生产企业，整理该企业药品生产管理的相关资料，实地参观该企业药品生产过程，总结药品生产过程中 GMP 的相关要求。

二、实训对象

药剂、制药技术、中药、中药制药等专业 2 年级学生。

三、实训时长

2 课时。

四、实训方法

（一）实训内容

检索、查阅相关网站、报刊，收集药品生产所需信息，初步了解选定的制药企业药品生产管理的模式；参观药品生产企业，了解药品生产企业的组织机构及各部门职责。

（二）实训安排

1. 查阅相关文献、报刊，收集资料；
2. 集中进行参观、见习；
3. 绘制参观企业一种产品（或剂型）的生产流程图；
4. 撰写见习报告，将参观企业生产环节与 GMP 相应条款进行比较分析。

五、实训注意事项

1. 注意往返实训企业及学校的交通安全；
2. 注意实训期间在企业内部的操作安全；
3. 实训期间应服从老师安排，遵守实训企业的各项规章制度；

4. 尊重企业老师，在不影响其日常工作的前提下，主动、虚心向企业老师请教。

六、实训报告

实训课后老师批阅实训报告，根据报告的内容予以点评。

目标检测

一、单项选择题

1. 下列不是开办药品生产企业必备条件的是（　　）

　A. 具有充足的资金

　B. 相适应的厂房、设施和卫生环境

　C. 具有保障药品质量的规章制度

　D. 有依法经过资格认定的药学技术人员等

2. 药品生产企业是指生产药品的专营或（　　）企业。

　A. 兼职　　　　　B. 专门　　　　　C. 专业　　　　　D. 兼营

3. 根据《药品生产质量管理规范》，不属于物料接收的记录内容的是（　　）

　A. 交货单上所注的价格

　B. 企业内部所用物料名称和（或）代码

　C. 供应商和生产商（如不同）的名称

　D. 接收后企业指定的批号或流水号

4. 药品 GMP 证书的有效期为（　　）年。

　A. 1　　　　　　B. 3　　　　　　C. 5　　　　　　D. 10

5. 药品上市许可持有人（包括自行生产或者委托生产的）应当申请取得（　　）

　A.《药品经营许可证》　　　　　　B.《药品制造许可证》

　C.《药品上市许可证》　　　　　　D.《药品生产许可证》

6.《药品生产许可证》核发、办理流程中，资料审核和现场勘查合格后，应公示（　　）

　A. 3 个工作日　　B. 3 日　　　　　C. 5 个工作日　　　D. 7 日

7. 现行的《药品生产质量管理规范》是（　　）起施行的。

　A. 2010 年 9 月 1 日　　　　　　B. 2011 年 3 月 1 日

　C. 2011 年 1 月 1 日　　　　　　D. 2011 年 5 月 1 日

8.《药品生产质量管理规范》（GMP）共十四章，章节不包括（　　）

　A. 生产管理　　　　　　　　　　B. 认证注册

　C. 厂房与设施　　　　　　　　　D. 质量管理

9. 每平方米动态监测悬浮粒子≥0.5μm 在 352000 左右，该洁净区为（　　）

　A. A 级　　　　　B. 100 级　　　　C. B 级　　　　　D. 10000 级

10. 药品生产设备应当有明显的状态标识，其中"已清洁"是（　　　）

　　A. 红色　　　　　B. 黄色　　　　　　C. 绿色　　　　　　　D. 橙色

二、多项选择题

1. 药品生产包括（　　　）和（　　　）的生产。

　　A. 原料药　　　　　B. 药物制剂　　　　　C. 中药材

　　D. 中间体　　　　　　　　　　　　　　　E. 成药

2. 药品生产的特点有（　　　）

　　A. 机械化程度要求高　　　　　　　　B. 生产设备多样

　　C. 环境卫生要求严格　　　　　　　　D. 质量标准明确

　　E. 流程清晰明确

3. 药品生产企业的质量管理负责人的资质要求包括（　　　）

　　A. 至少具有药学或相关专业本科学历

　　B. 具有至少五年从事药品生产和质量管理的实践经验

　　C. 从事过药品生产过程控制和质量检验工作

　　D. 接受过与所生产产品相关的专业知识培训

　　E. 至少具有药学或相关专业专科学历

4. 下列关于《药品生产质量管理规范》说法正确的是（　　　）

　　A. 英文简称为 GMP

　　B. 现行版本为 2010 年修订版

　　C. 是药品生产和质量管理的基本准则

　　D. 生产药品所需的原料辅料符合食用标准即可

　　E. 属于行政法规

5. 下列关于批记录说法正确的是（　　　）

　　A. 在生产过程中，进行每项操作时应当及时记录

　　B. 批包装记录应当依据工艺规程中与包装相关的内容制定

　　C. 批记录应当由质量管理部门负责管理，至少保存至药品有效期后三年

　　D. 操作结束后，应当由包装操作人员确认并签注姓名和日期

　　E. 每批产品或每批中部分产品的包装，都应当有批包装记录

书网融合……

　　微课　　　　　　　划重点　　　　　　　自测题

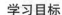项目八 **药品经营管理**

学习目标

知识要求

1. **掌握** 《药品经营质量管理规范》的基本内容和要求；药品电子商务的定义。

2. **熟悉** 互联网药品信息服务管理和互联网药品交易服务管理的基本要求。

3. **了解** 药品经营的定义及特点；药品经营企业的定义、分类、开办条件和程序。

能力要求

能根据国家现行 GSP 等法规要求，正确开展药品采购、验收、储存、养护、陈列、销售等工作，确保药品经营的合法性和质量可靠性。

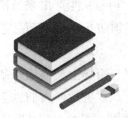

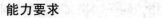**实例分析**

山东非法经营疫苗案

2016 年 3 月，山东警方破获案值 5.7 亿元的非法疫苗案，震惊全国。庞某母女在未取得《药品经营许可证》等资质条件下，在山东省多地进行非法药品经营活动。从陕西、重庆、吉林等 10 余个省市 70 余名医药公司业务员或疫苗贩子手中，低价购入流感、乙肝、狂犬病等 25 种人用疫苗（部分临期疫苗），存放于不符合冷藏要求的个人租赁场所，并以"配件"或"保健品"名义，用不符合冷藏要求的运输方式通过快递公司将上述药品加价售往湖北、安徽、广东、河南、四川等省、市、自治区 247 名人员手中。

讨论 1. 该案例中，庞某母女违反了哪些法律法规条款的规定？

2. 根据其犯罪行为，庞某卫母女应承担何种法律责任？

任务一 药品经营与药品经营企业认知

PPT

一、药品经营

（一）药品经营的定义

药品经营是经药品监督管理部门批准，具有一定的经营场所和经营范围，符合

《药品经营质量管理规范》相关要求，从事的药品流通活动。

（二）药品经营的特点

药品经营是一个复杂的过程，管理难度大。与其他商品经营相比，药品经营有其自身的特点。

1. 经营者的社会责任重大　药品是直接关系到人民生命安危的特殊商品，经营企业担负着治病救人的重任。俗话说"好药治病，劣药致命"，经营企业必须树立"质量第一"的思想，遵守职业道德，以保证公众用药安全。

2. 要求严格的质量保证　药品质量是药品安全有效的前提，药品从生产出来经检验合格，在流通环节必须确保药品不变质、不失效。同时，还必须防止不合格药品进入流通环节。

3. 药品品种、规格多，名称复杂　我国地域辽阔、人口众多，市场上流通的药品数以万计。药品同一品种有多种规格，同一规格又有多家企业生产。各地区人们也会根据不同的用药习惯和对药品品牌知名度的认同选择其品种和规格。同时，药品除有国家统一规定使用的药品通用名称外，有些还有化学名称、商品名等。这就需要人们学会辨识，否则极易出现不合理用药，对人体造成危害。

4. 药品消费大多为被动消费　药品在用于防病治病的消费过程中，除少数病症确切、消费者可自行选购非处方药外，大部分是在医生和药师指导下消费。

5. 对从业人员要求高　因为药品存在上述特点，要求药品流通领域从业人员要有较高的专业素质。从采购到销售都必须有执业药师参与管理指导，有的关键环节要直接操作。在流通全过程所提供的药学服务，只有合格的药学专业技术人员才能完成。

（三）药品经营的方式

药品经营方式分为药品批发和药品零售。

1. 药品批发　药品批发是连接生产企业和零售企业之间的中间环节。它是药品从生产领域进入流通领域或流通领域内部之间的商业行为，处于药品流通领域的起点或中间环节。

药品批发的特点是将药品销售给药品生产企业、药品经营企业和医疗机构，不需拆包、分装。所需的销售周期短，经营规模较大，经营品种、数量较多。

2. 药品零售　药品零售是指从药品生产企业或药品批发企业购进药品直接销售给消费者，用于预防和治疗疾病的行为。它把药品从流通领域直接传递到消费领域，属于药品流通的终端环节。

药品零售的特点是将整件的药品拆包、分装、分类，直接把药品销售给消费者。交易量零星分散，交易次数频繁，每次成交额较小，网点规模大小不一，分布较广。

为了加强药品零售的管理，保障公众用药安全，国家规定下列药品不得零售。

（1）麻醉药品　如可卡因、芬太尼、美沙酮等。

（2）第一类精神药品　如丁丙诺啡、三唑仑、司可巴比妥等。

（3）终止妊娠药品　如卡前列素、卡前列甲酯、天花粉蛋白等。

（4）蛋白同化制剂　如雄烯二醇、雄烯二酮等。

（5）肽类激素品种（胰岛素除外）　如促红细胞生成素、生长因子素、垂体促性素等。

（6）药品类易制毒化学品　如麦角胺、麦角新碱、麻黄素等。

（7）放射性药品。

（8）疫苗类。

（9）我国法律法规规定的其他药品零售企业不得经营的药品。

请你想一想

国家为什么规定上述9类药品不得零售？它们有可能会对消费者造成什么危害？

二、药品经营企业

（一）药品经营企业的定义与分类

药品经营企业，是指经营药品的专营企业或兼营企业。药品经营企业分为药品批发企业和药品零售企业。药品批发企业是指将购进的药品销售给药品生产企业、药品经营企业、医疗机构的药品经营企业。药品零售企业是指将购进的药品直接销售给消费者的药品经营企业。

根据国家药品监督管理局公布的《2019年度药品监管统计年报》，截至2019年底，全国共有《药品经营许可证》持证企业54.4万家，其中批发企业1.4万家；零售连锁企业6701家，零售连锁企业门店29.0万家；零售药店23.4万家。

你知道吗

零售药店的分类分级管理

零售药店分级分类管理早在2012年便被提出，于2017年全国开始试行，2018年11月23日商务部发布《全国零售药店分类分级管理指导意见（征求意见稿）》，明确了建立零售药店的分类类别、分级标准并划定了时间红线。

征求意见稿显示，根据现行法律法规，按照经营条件和合规状况，将零售药店划分为三个类别：一类药店可经营乙类非处方药；二类药店可经营非处方药、处方药（不包括禁止类、限制类药品）、中药饮片；三类药店可经营非处方药、处方药（不包括禁止类药品）、中药饮片。经营条件和合规状况包括零售药店的药品质量保障能力、药学技术人员配置和行政处罚记录等内容。按照征求意见稿的目标，到2020年，全国大部分省市零售药店分类分级管理制度基本建立；到2025年，在全国范围内统一的零售药店分类分级管理法规政策体系基本建立。

分类分级管理制度可以促进零售药店规范化经营、推动药品零售行业转型升级、提升药品流通监管效率、保障消费者用药安全，是加强药品流通行业管理的基础性工作，也是深化医药卫生体制改革的重要举措。

（二）药品经营企业的开办条件

为确保用药的安全性，我国对药品经营实行严格的准入控制。《药品经营许可证》是企业合法经营药品的唯一凭证。从事药品批发活动，应当经所在地省、自治区、直辖市人民政府药品监督管理部门批准，取得药品经营许可证。从事药品零售活动，应当经所在地县级以上地方人民政府药品监督管理部门批准，取得药品经营许可证。无药品经营许可证的，不得经营药品。

1. 开办药品批发企业的条件　开办药品批发企业，应符合省、自治区、直辖市药品批发企业合理布局的要求，并符合以下设置标准。

（1）具有保证所经营药品质量的规章制度。

（2）企业、企业法定代表人或企业负责人、质量管理负责人无《药品管理法》第75条、第82条规定的情形。

（3）具有与经营规模相适应的一定数量的执业药师。质量管理负责人具有大学以上学历，且必须是执业药师。

（4）具有能够保证药品储存质量要求的、与其经营品种和规模相适应的常温库、阴凉库、冷库。仓库中具有适合药品储存的专用货架和实现药品入库、传送、分拣、上架、出库现代物流系统的装置和设备。

（5）具有独立的计算机管理信息系统，能覆盖企业内药品的购进、储存、销售以及经营和质量控制的全过程；能全面记录企业经营管理及实施《药品经营质量管理规范》方面的信息；符合《药品经营质量管理规范》对药品经营各环节的要求，并具有可以实现接受当地药品监督管理部门监管的条件。

（6）具有符合《药品经营质量管理规范》对药品营业场所及辅助、办公用房以及仓库管理、仓库内药品质量安全保障和进出库、在库储存与养护方面的条件。

2. 开办药品零售企业的条件　开办药品零售企业，应符合当地常住人口数量、地域、交通状况和实际需要的要求，符合方便群众购药的原则，并符合以下设置规定。

（1）具有保证所经营药品质量的规章制度。

（2）具有依法经过资格认定的药学技术人员。

经营处方药、甲类非处方药的药品零售企业，必须配有执业药师或者其他依法经过资格认定的药学技术人员。质量负责人应有一年以上（含一年）药品经营质量管理工作经验。

（3）企业、企业法定代表人、企业负责人、质量负责人无《药品管理法》第七十五条、第八十二条规定情形的。

（4）具有与所经营药品相适应的营业场所、设备、仓储设施以及卫生环境。在超市等其他商业企业内设立零售药店的，必须具有独立的区域。

（5）具有能够配备满足当地消费者所需药品的能力，并能保证24小时供应。药品零售企业应备有的国家基本药物品种数量由各省、自治区、直辖市药品监督管理部门结合当地具体情况确定。

你知道吗

《药品管理法》对企业、企业法定代表人等的相关规定

2019年新修订的《药品管理法》规定：

第一百一十八条 生产、销售假药，或者生产、销售劣药且情节严重的，对法定代表人、主要负责人、直接负责的主管人员和其他责任人员，没收违法行为发生期间自本单位所获收入，并处所获收入百分之三十以上三倍以下的罚款，终身禁止从事药品生产经营活动，并可以由公安机关处五日以上十五日以下的拘留。

对生产者专门用于生产假药、劣药的原料、辅料、包装材料、生产设备予以没收。

第一百二十三条 提供虚假的证明、数据、资料、样品或者采取其他手段骗取临床试验许可、药品生产许可、药品经营许可、医疗机构制剂许可或者药品注册等许可的，撤销相关许可，十年内不受理其相应申请，并处五十万元以上五百万元以下的罚款；情节严重的，对法定代表人、主要负责人、直接负责的主管人员和其他责任人员，处二万元以上二十万元以下的罚款，十年内禁止从事药品生产经营活动，并可以由公安机关处五日以上十五日以下的拘留。

（三）开办药品经营企业的程序

1. 申请 申办药品批发企业，申办人向拟办企业所在地的省、自治区、直辖市药品监督管理部门提出筹建申请，并提交筹建申请材料。申办药品零售企业，申办人向拟办企业所在地设区的药品监督管理部门提出筹建申请，并提交筹建申请材料。

2. 受理审查 药品监督管理部门对申办人提出的申请，应当根据情况分别作出处理。材料齐全、符合法定形式的，发给《受理通知书》。并自受理申请之日起30个工作日内，依法对申报材料进行审查，作出是否同意筹建的决定，并书面通知申办人。

3. 验收申请 申办人完成筹建后，向受理申请的药品监督管理部门提出验收申请，并提交验收申请材料。

4. 验收发证 对药品批发企业，受理申请的药品监督管理部门在收到验收申请之日起30个工作日内，依据开办药品批发企业验收实施标准组织验收，作出是否发给《药品经营许可证》的决定。对药品零售企业，受理申请的药品监督管理部门在收到验收申请之日起15个工作日内，依据开办药品零售企业验收实施标准组织验收，作出是否发给《药品经营许可证》的决定。符合条件的，发给《药品经营许可证》；不符合条件的，应当书面通知申办人并说明理由，同时告知申办人享有依法申请行政复议或提起行政诉讼的权利。

5. 许可公示 对现场验收合格的拟开办药品经营企业，药品监督管理部门在其网站上进行许可公示。药品批发企业许可公示期为10天左右，药品零售企业许可公示期为3~5天。

（四）《药品经营许可证》的管理

《药品经营许可证》是企业从事药品经营活动的法定凭证，任何单位和个人不得伪

造、变造、买卖、出租和出借。《药品经营许可证》包括正本和副本（图8-1、8-2），正本、副本具有同等法律效力。药品监督管理部门制作的药品经营许可电子证书与印制的药品经营许可证书具有同等法律效力。

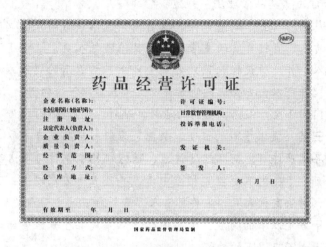

图8-1　《药品经营许可证》正本

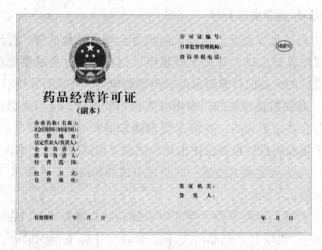

图8-2　《药品经营许可证》副本

1. 《药品经营许可证》变更　《药品经营许可证》变更分为许可事项变更和登记事项变更。许可事项变更是指经营方式、经营范围、注册地址、仓库地址（包括增减仓库）、企业法定代表人或负责人以及质量负责人的变更。登记事项变更是指上述事项以外的其他事项的变更。企业分立、合并、改变经营方式、跨原管辖地迁移，应按照规定重新办理《药品经营许可证》。

2. 《药品经营许可证》换发　《药品经营许可证》有效期为5年。有效期届满，需要继续经营药品的，持证企业应在有效期届满前6个月内，向原发证机关申请换发《药品经营许可证》。原发证机关按申办条件进行审查，符合条件的，收回原证，换发新证。不符合条件的，可限期3个月进行整改，整改后仍不符合条件的，注销原《药品经营许可证》。

3.《药品经营许可证》遗失 企业遗失《药品经营许可证》，应立即向发证机关报告，并在发证机关指定的媒体上登载遗失声明。发证机关在企业登载遗失声明之日起满1个月后，按原核准事项补发《药品经营许可证》。

4.《药品经营许可证》注销 有下列情形之一的，《药品经营许可证》由原发证机关注销。

（1）《药品经营许可证》有效期届满未换证的；

（2）药品经营企业终止经营药品或者关闭的；

（3）《药品经营许可证》被依法撤销、撤回、吊销、收回、缴销或者宣布无效的；

（4）不可抗力导致《药品经营许可证》的许可事项无法实施的；

（5）法律、法规规定的应当注销行政许可的其他情形。

药品监督管理部门注销《药品经营许可证》的，应当自注销之日起5个工作日内通知有关市场监督管理部门。

任务二 《药品经营质量管理规范》认知

PPT

实例分析

GSP 跟踪检查处罚案

2016年5月，某市药品监管部门执法人员在对该辖区某药品批发企业进行GSP跟踪检查时发现，该企业仓库内的药品没有按照要求实行色标管理，药品直接放在地面，不同药品间、药品与墙壁间没有间距。执法人员对该企业存在的问题进行了处罚，并提出了限期整改要求。

讨论 1. 案例中企业应该如何进行整改？

2. 药品批发企业对药品仓库的管理要求有哪些？

《药品经营质量管理规范》的英文是 Good Supply Practice，英文缩写为GSP，直译为"良好的供应规范"。GSP是防止质量事故发生，保证药品符合质量标准的一整套管理标准和规程。

一、GSP 概况

GSP是国际通行的规范药品经营质量管理的基本准则。1980年国际药品联合会在西班牙马德里召开的全体大会上，通过决议呼吁各国成员实施《药品供应管理规范》（GSP），日本是实施GSP最早的国家之一。1982年，日本的GSP被介绍到我国。1984年，原国家医药管理局发布《医药商品质量管理规范（试行）》，这是我国医药商品流通环节第一套正式的质量管理规范。1992年，原国家医药管理局修订后重新发布。2000年，原国家药品监督管理局总结了过去几十年药品经营质量管理的经验，颁布了新版GSP及实施细则，并更名为《药品经营质量管理规范》，进一步完善了GSP制度。

2012 年 11 月 6 日，原卫生部部务会议做了第一次修订；2015 年 5 月 18 日，国家食品药品监督管理总局局务会议进行了第二次修订；2016 年 6 月 30 日，国家食品药品监督管理总局局务会议审议通过《关于修改〈药品经营质量管理规范〉的决定》，2016 年 7 月 20 日发布，自发布之日起施行。

二、GSP 的主要内容

GSP 共四章一百八十四条，包括总则、药品批发的质量管理、药品零售的质量管理和附则。

（一）总则

为加强药品经营质量管理，规范药品经营行为，保障人体用药安全、有效，根据《中华人民共和国药品管理法》《中华人民共和国药品管理法实施条例》，制定本规范。

本规范是药品经营管理和质量控制的基本准则。企业应当在药品采购、储存、销售、运输等环节采取有效的质量控制措施，确保药品质量，并按照国家有关要求建立药品追溯系统，实现药品可追溯。

药品经营企业应当严格执行本规范。药品生产企业销售药品、药品流通过程中其他涉及储存与运输药品的，也应当符合本规范相关要求。

药品经营企业应当坚持诚实守信，依法经营。禁止任何虚假、欺骗行为。

（二）药品批发的质量管理

1. 质量管理体系 企业应当依据有关法律法规及本规范的要求建立质量管理体系，确定质量方针，制定质量管理体系文件，开展质量策划、质量控制、质量保证、质量改进和质量风险管理等活动。企业质量管理体系应当与其经营范围和规模相适应，包括组织机构、人员、设施设备、质量管理体系文件及相应的计算机系统等。企业应当定期以及在质量管理体系关键要素发生重大变化时，组织开展内审。

> **请你想一想**
>
> 《药品经营质量管理规范》中为什么特意强调"企业应当全员参与质量管理"？各部门、岗位人员在企业中会分别承担哪些质量管理责任？

企业应当全员参与质量管理。各部门、岗位人员应当正确理解并履行职责，承担相应质量责任。

2. 组织机构与质量管理职责 企业应当设立与其经营活动和质量管理相适应的组织机构或者岗位，明确规定其职责、权限及相互关系。

企业负责人是药品质量的主要责任人，全面负责企业日常管理，负责提供必要的条件，保证质量管理部门和质量管理人员有效履行职责，确保企业实现质量目标并按照本规范要求经营药品。

企业质量负责人应当由高层管理人员担任，全面负责药品质量管理工作，独立履行职责，在企业内部对药品质量管理具有裁决权。

企业应当设立质量管理部门，有效开展质量管理工作。质量管理部门应当履行以下职责：督促相关部门和岗位人员执行药品管理的法律法规及本规范；组织制订质量管理体系文件，并指导、监督文件的执行；负责对供货单位和购货单位的合法性、购进药品的合法性以及供货单位销售人员、购货单位采购人员的合法资格进行审核，并根据审核内容的变化进行动态管理；负责质量信息的收集和管理，并建立药品质量档案；负责药品的验收，指导并监督药品采购、储存、养护、销售、退货、运输等环节的质量管理工作；负责不合格药品的确认，对不合格药品的处理过程实施监督等共19 项。

3. 人员与培训

（1）关键岗位人员　企业负责人应当具有大学专科以上学历或者中级以上专业技术职称，经过基本的药学专业知识培训，熟悉有关药品管理的法律法规及本规范。企业质量负责人应当具有大学本科以上学历、执业药师资格和 3 年以上药品经营质量管理工作经历，在质量管理工作中具备正确判断和保障实施的能力。企业质量管理部门负责人应当具有执业药师资格和 3 年以上药品经营质量管理工作经历，能独立解决经营过程中的质量问题。企业应当配备符合要求的质量管理、验收及养护等岗位人员。

从事质量管理、验收工作的人员应当在职在岗，不得兼职其他业务工作。

（2）培训要求　企业应当对各岗位人员进行与其职责和工作内容相关的岗前培训和继续培训。培训内容应当包括相关法律法规、药品专业知识及技能、质量管理制度、职责及岗位操作规程等。

（3）健康检查　质量管理、验收、养护、储存等直接接触药品岗位的人员应当进行岗前及年度健康检查，并建立健康档案。患有传染病或者其他可能污染药品的疾病的，不得从事直接接触药品的工作。身体条件不符合相应岗位特定要求的，不得从事相关工作。

4. 质量管理体系文件　企业制定质量管理体系文件应当符合企业实际。文件包括质量管理制度、部门及岗位职责、操作规程、档案、报告、记录和凭证等。

（1）质量管理制度　质量管理制度应当包括以下 22 项内容：质量管理体系内审的规定；质量否决权的规定；质量管理文件的管理；质量信息的管理；供货单位、购货单位、供货单位销售人员及购货单位采购人员等资格审核的规定；药品采购、收货、验收、储存、养护、销售、出库、运输的管理；特殊管理的药品的规定；药品有效期的管理；不合格药品、药品销毁的管理；药品退货的管理；药品召回的管理；质量查询的管理；质量事故、质量投诉的管理；药品不良反应报告的规定；环境卫生、人员健康的规定；质量方面的教育、培训及考核的规定；设施设备保管和维护的管理；设施设备验证和校准的管理；记录和凭证的管理；计算机系统的管理；药品追溯的规定；其他应当规定的内容。

（2）部门及岗位职责　部门及岗位职责应当包括：质量管理、采购、储存、销售、运输、财务和信息管理等部门职责；企业负责人、质量负责人及上述部门负责人的岗位职责；质量管理、采购、收货、验收、储存、养护、销售、出库复核、运输、财务、信息管理等岗位职责；与药品经营相关的其他岗位职责。

（3）操作规程　企业应当制定药品采购、收货、验收、储存、养护、销售、出库复核、运输等环节及计算机系统的操作规程。

（4）相关记录　企业应当建立药品采购、验收、养护、销售、出库复核、销后退回和购进退出、运输、储运温湿度监测、不合格药品处理等相关记录，做到真实、完整、准确、有效和可追溯。书面记录及凭证应当及时填写，并做到字迹清晰，不得随意涂改，不得撕毁。更改记录的，应当注明理由、日

> **请你想一想**
> GSP 规定药品经营各环节都要建立相关记录，并做到真实、完整、准确。这些记录有什么作用？

期并签名，保持原有信息清晰可辨。记录及凭证应当至少保存 5 年。疫苗、特殊管理的药品的记录及凭证按相关规定保存。

5. 设施与设备　企业应当具有与其药品经营范围、经营规模相适应的经营场所和库房。

（1）库房基本设施设备要求　库房应当配备以下设施设备：药品与地面之间有效隔离的设备；避光、通风、防潮、防虫、防鼠等设备；有效调控温湿度及室内外空气交换的设备；自动监测、记录库房温湿度的设备；符合储存作业要求的照明设备；用于零货拣选、拼箱发货操作及复核的作业区域和设备；包装物料的存放场所；验收、发货、退货的专用场所；不合格药品专用存放场所；经营特殊管理的药品有符合国家规定的储存设施；经营中药材、中药饮片的，应当有专用的库房和养护工作场所，直接收购地产中药材的应当设置中药样品室（柜）。

（2）储存、运输冷藏、冷冻药品设施设备要求　储存、运输冷藏、冷冻药品的，应当配备以下设施设备：与其经营规模和品种相适应的冷库，储存疫苗的应当配备两个以上独立冷库；用于冷库温度自动监测、显示、记录、调控、报警的设备；冷库制冷设备的备用发电机组或者双回路供电系统；对有特殊低温要求的药品，应当配备符合其储存要求的设施设备；冷藏车及车载冷藏箱或者保温箱等设备。

6. 校准与验证　企业应当按照国家有关规定，对计量器具、温湿度监测设备等定期进行校准或者检定。企业应当对冷库、储运温湿度监测系统以及冷藏运输等设施设备进行使用前验证、定期验证及停用时间超过规定时限的验证。

7. 计算机系统　企业应当建立能够符合经营全过程管理及质量控制要求的计算机系统，实现药品可追溯。

各类数据的录入、修改、保存等操作应当符合授权范围、操作规程和管理制度的要求，保证数据原始、真实、准确、安全和可追溯。计算机系统运行中涉及企业经营和管理的数据应当采用安全、可靠的方式储存并按日备份，备份数据应当存放在安全

场所，记录类数据应当至少保存 5 年。疫苗、特殊管理的药品的记录及凭证按相关规定保存。

8. 采购 企业的采购活动应当符合以下要求：确定供货单位的合法资格；确定所购入药品的合法性；核实供货单位销售人员的合法资格；与供货单位签订质量保证协议。采购中涉及的首营企业、首营品种，采购部门应当填写相关申请表格，经过质量管理部门和企业质量负责人的审核批准。必要时应当组织实地考察，对供货单位质量管理体系进行评价。

（1）首营企业审核 首营企业是指采购药品时，与本企业首次发生供需关系的药品生产或者经营企业。

对首营企业的审核，应当查验加盖其公章原印章的以下资料，确认真实、有效：《药品生产许可证》或者《药品经营许可证》复印件；营业执照、税务登记、组织机构代码的证件复印件，及上一年度企业年度报告公示情况；《药品生产质量管理规范》认证证书或者《药品经营质量管理规范》认证证书复印件；相关印章、随货同行单（票）样式；开户户名、开户银行及账号。

（2）首营品种审核 首营品种是指本企业首次采购的药品。首次从药品生产企业、药品批发企业采购的药品均为首营品种。

采购首营品种应当审核药品的合法性，索取加盖供货单位公章原印章的药品生产或者进口批准证明文件复印件并予以审核，审核无误的方可采购。审核资料包括：《药品生产许可证》和营业执照复印件；药品生产批文（批准文号）复印件；药品质量标准复印件；包装、标签、说明书；药品所属剂型的 GMP 认证证书复印件；法定检验机构或本生产企业的检验报告书。以上资料应当归入药品质量档案。

（3）供货单位销售人员的合法资格审核 企业应当核实、留存供货单位销售人员以下资料：加盖供货单位公章原印章的销售人员身份证复印件；加盖供货单位公章原印章和法定代表人印章或者签名的授权书，授权书应当载明被授权人姓名、身份证号码，以及授权销售的品种、地域、期限；供货单位及供货品种相关资料。

（4）签订质量保证协议 企业与供货单位签订的质量保证协议至少包括以下内容：明确双方质量责任；供货单位应当提供符合规定的资料且对其真实性、有效性负责；供货单位应当按照国家规定开具发票；药品质量符合药品标准等有关要求；药品包装、标签、说明书符合有关规定；药品运输的质量保证及责任；质量保证协议的有效期限。

（5）采购发票及记录要求 采购药品时，企业应当向供货单位索取发票。发票上的购、销单位名称及金额、品名应当与付款流向及金额、品名一致，并与财务账目内容相对应。发票按有关规定保存。

采购药品应当建立采购记录。采购记录应当有药品的通用名称、剂型、规格、生产厂商、供货单位、数量、价格、购货日期等内容，采购中药材、中药饮片的还应当标明产地。

你知道吗

"两票制"

　　"两票制"是指药品生产企业到流通企业开一次发票，流通企业到医疗机构开一次发票。药品生产企业或科工贸一体化的集团型企业设立的仅销售本企业（集团）药品的全资或控股商业公司（全国仅限1家商业公司）、境外药品国内总代理（全国仅限1家国内总代理）可视同生产企业。药品流通集团型企业内部向全资（控股）子公司或全资（控股）子公司之间调拨药品可不视为一票，但最多允许开一次发票。药品生产、流通企业要按照公平、合法和诚实信用原则合理确定加价水平。鼓励公立医疗机构与药品生产企业直接结算药品货款、药品生产企业与流通企业结算配送费用。

　　9. 收货与验收　企业应当按照规定的程序和要求对到货药品逐批进行收货、验收，防止不合格药品入库。

　　（1）**收货要求**　药品到货时，收货人员应当核实运输方式是否符合要求，并对照随货同行单（票）和采购记录核对药品，做到票、账、货相符。冷藏、冷冻药品到货时，应当对其运输方式及运输过程的温度记录、运输时间等质量控制状况进行重点检查并记录。不符合温度要求的应当拒收。收货人员对符合收货要求的药品，应当按品种特性要求放于相应待验区域，或者设置状态标志，通知验收。冷藏、冷冻药品应当在冷库内待验。

　　（2）**验收要求**　药品验收应当包括以下程序：①审查书面凭证。验收药品应当按照药品批号查验同批号的检验报告书。供货单位为批发企业的，检验报告书应当加盖其质量管理专用章原印章。检验报告书的传递和保存可以采用电子数据形式，但应当保证其合法性和有效性。②抽样。企业应当按照验收规定，对每次到货药品进行逐批抽样验收，抽取的样品应当具有代表性。③验收检查。验收人员应当对抽样药品的外观、包装、标签、说明书以及相关的证明文件等逐一进行检查、核对；验收结束后，应当将抽取的完好样品放回原包装箱，加封并标示。特殊管理的药品应当按照相关规定在专库或者专区内验收。④填写验收记录。验收药品应当做好验收记录，包括药品的通用名称、剂型、规格、批准文号、批号、生产日期、有效期、生产厂商、供货单位、到货数量、到货日期、验收合格数量、验收结果等内容。验收人员应当在验收记录上签署姓名和验收日期。验收不合格的还应当注明不合格事项及处置措施。⑤入库。对验收合格的药品，应当由验收人员与仓储部门办理入库手续，由仓储部门建立库存记录。验收不合格的，不得入库，并由质量管理部门处理。

　　10. 储存与养护

　　（1）**药品储存**　企业应当根据药品的质量特性对药品进行合理储存，并符合以下要求。①分库储存：保管员应按药品的温湿度要求将药品存放于相应的库中。按包装标示的温度要求储存药品，包装上没有标示具体温度的，按照《中国药典》规定的贮藏要求进行储存；储存药品相对湿度为35%～75%。②分类储存：药品与非药品、外用药与其他药品分开存放，中药材和中药饮片分库存放；特殊管理的药品实行专库或专柜存放，双人双锁管理，专账记录，做到账物相符；拆除外包装的零货药品应当集中存放。③色标管理：在人工作业的库房储存药品，按质量状态实行色标管理，合格药品为绿色，不合格药品为红色，待确定药品为黄色。④搬运和堆垛要求：搬运和堆码药品应当严格按照外包装标示要求规范操作，堆码高度符合包装图示要求，避免损坏药品包装；药品按批号堆码，不同批号的药品不得混垛，垛间距不小于5厘米，与库房内墙、顶、温度调控设备及管道等设施间距不小于30厘米，与地面间距不小于10厘米。

（2）药品养护　养护人员应当根据库房条件、外部环境、药品质量特性等对药品进行养护，主要内容是：①指导和督促储存人员对药品进行合理储存与作业。②检查并改善储存条件、防护措施、卫生环境。③对库房温湿度进行有效监测、调控。④按照养护计划对库存药品的外观、包装等质量状况进行检查，并建立养护记录；对储存条件有特殊要求的或者有效期较短的品种应当进行重点养护。⑤发现有问题的药品应当及时在计算机系统中锁定和记录，并通知质量管理部门处理。⑥对中药材和中药饮片应当按其特性采取有效方法进行养护并记录，所采取的养护方法不得对药品造成污染。⑦定期汇总、分析养护信息。

企业应当采用计算机系统对库存药品的有效期进行自动跟踪和控制，采取近效期预警及超过有效期自动锁定等措施，防止过期药品销售。

11. 销售　企业应当将药品销售给合法的购货单位，并对购货单位的证明文件、采购人员及提货人员的身份证明进行核实，保证药品销售流向真实、合法。

企业销售药品，应当如实开具发票，做到票、账、货、款一致。并做好销售记录，销售记录应当包括药品的通用名称、规格、剂型、批号、有效期、生产厂商、购货单位、销售数量、单价、金额、销售日期等内容。

12. 出库　出库时应当对照销售记录进行复核。发现以下情况不得出库，并报告质量管理部门处理。

（1）药品包装出现破损、污染、封口不牢、衬垫不实、封条损坏等问题；

（2）包装内有异常响动或者液体渗漏；

（3）标签脱落、字迹模糊不清或者标识内容与实物不符；

（4）药品已超过有效期；

（5）其他异常情况的药品。

药品出库复核应当建立记录，包括购货单位、药品的通用名称、剂型、规格、数量、批号、有效期、生产厂商、出库日期、质量状况和复核人员等内容。药品出库时，应当附加盖企业药品出库专用章原印章的随货同行单（票）。

冷藏、冷冻药品的装箱、装车等项作业，应当由专人负责并符合以下要求。

（1）车载冷藏箱或者保温箱在使用前应当达到相应的温度要求；

（2）应当在冷藏环境下完成冷藏、冷冻药品的装箱、封箱工作；

（3）装车前应当检查冷藏车辆的启动、运行状态，达到规定温度后方可装车；

（4）启运时应当做好运输记录，内容包括运输工具和启运时间等。

13. 运输与配送　企业应当按照质量管理制度的要求，严格执行运输操作规程，并采取有效措施保证运输过程中的药品质量与安全。

企业应当根据药品的温度控制要求，在运输过程中采取必要的保温或者冷藏、冷冻措施。在冷藏、冷冻药品运输途中，应当实时监测并记录冷藏车、冷藏箱或者保温箱内的温度数据。

14. 售后管理　企业应当加强对退货的管理，保证退货环节药品的质量和安全，防止混入假冒药品。企业发现已售出药品有严重质量问题，应当立即通知购货单位停售、追回并做好记录，同时向药品监督管理部门报告。企业应当协助药品生产企业履行召回义务。

企业应当按照质量管理制度的要求，制定投诉管理操作规程，配备专职或者兼职人员负责售后投诉管理。企业质量管理部门应当配备专职或者兼职人员，按照国家有关规定承担药品不良反应监测和报告工作。

（三）药品零售的质量管理

1. 质量管理与职责　企业应当设立与其经营活动和质量管理相适应的组织机构或者岗位，明确规定其职责、权限及相互关系。企业应当具有与其经营范围和规模相适应的经营条件，包括组织机构、人员、设施设备、质量管理文件，并按照规定设置计算机系统。企业应当设置质量管理部门或者配备质量管理人员，履行规定职责。

2. 人员管理　企业法定代表人或者企业负责人应当具备执业药师资格。企业应当按照国家有关规定配备执业药师，负责处方审核，指导合理用药。

质量管理、验收、采购人员应当具有药学或者医学、生物、化学等相关专业学历或者具有药学专业技术职称。从事中药饮片质量管理、验收、采购人员应当具有中药学中专以上学历或者具有中药学专业初级以上专业技术职称。营业员应当具有高中以上文化程度或者符合省级药品监督管理部门规定的条件。中药饮片调剂人员应当具有中药学中专以上学历或者具备中药调剂员资格。

人员培训与健康检查的规定同药品批发企业。

3. 文件

（1）药品零售质量管理制度　药品零售质量管理制度应当包括药品采购、验收、陈列、销售等环节的管理，设置库房的还应当包括储存、养护的管理；供货单位和采购品种的审核；处方药销售的管理；药品拆零的管理；特殊管理的药品和国家有专门管理要求药品的管理等 18 项内容。

（2）药品零售岗位职责　企业应当明确企业负责人、质量管理、采购、验收、营业员以及处方审核、调配等岗位的职责，设置库房的还应当包括储存、养护等岗位职责。质量管理岗位、处方审核岗位的职责不得由其他岗位人员代为履行。

（3）药品零售操作规程　药品零售操作规程应当包括：药品采购、验收、销售；

处方审核、调配、核对；中药饮片处方审核、调配、核对；药品拆零销售；特殊管理的药品和国家有专门管理要求药品的销售；营业场所药品陈列及检查；营业场所冷藏药品的存放；计算机系统的操作和管理；设置库房的还应当包括储存和养护的操作规程。

（4）相关记录 企业应当建立药品采购、验收、销售、陈列检查、温湿度监测、不合格药品处理等相关记录，做到真实、完整、准确、有效和可追溯。

4. 设施与设备 企业的营业场所应当与其药品经营范围、经营规模相适应，并与药品储存、办公、生活辅助及其他区域分开。

营业场所应当有以下营业设备：货架和柜台；监测、调控温度的设备；经营中药饮片的，有存放饮片和处方调配的设备；经营冷藏药品的，有专用冷藏设备；经营第二类精神药品、毒性中药品种和罂粟壳的，有符合安全规定的专用存放设备；药品拆零销售所需的调配工具、包装用品。

企业设置库房的，应当有必要的设施设备。储存中药饮片应当设立专用库房。

5. 采购与验收 企业采购药品、收货、验收的要求同药品批发企业。验收合格的药品应当及时入库或者上架，验收不合格的，不得入库或者上架，并报告质量管理人员处理。

6. 陈列与储存 药品的陈列应当符合以下要求。 📱微课

（1）按剂型、用途以及储存要求分类陈列，并设置醒目标志，类别标签字迹清晰、放置准确。

（2）药品放置于货架（柜），摆放整齐有序，避免阳光直射。

（3）处方药、非处方药分区陈列，并有处方药、非处方药专用标识。

（4）处方药不得采用开架自选的方式陈列和销售。

（5）外用药与其他药品分开摆放。

（6）拆零销售的药品集中存放于拆零专柜或者专区。

（7）第二类精神药品、毒性中药品种和罂粟壳不得陈列。

（8）冷藏药品放置在冷藏设备中，按规定对温度进行监测和记录，并保证存放温度符合要求。

（9）中药饮片柜斗谱的书写应当正名正字；装斗前应当复核，防止错斗、串斗；应当定期清斗，防止饮片生虫、发霉、变质；不同批号的饮片装斗前应当清斗并记录。

（10）经营非药品应当设置专区，与药品区域明显隔离，并有醒目标志。

企业设置库房的，库房的药品储存与养护管理规定同药品批发企业。

7. 销售管理 企业应当在营业场所的显著位置悬挂《药品经营许可证》、营业执照、执业药师注册证等。营业人员应当佩戴有照片、姓名、岗位等内容的工作牌，是执业药师和药学技术人员的，工作牌还应当标明执业资格或者药学专业技术职称。在岗执业的执业药师应当挂牌明示。

销售药品应当符合以下要求。

（1）处方经执业药师审核后方可调配；对处方所列药品不得擅自更改或者代用，对有配伍禁忌或者超剂量的处方，应当拒绝调配，但经处方医师更正或者重新签字确认的，可以调配；调配处方后经过核对方可销售。

（2）处方审核、调配、核对人员应当在处方上签字或者盖章，并按照有关规定保存处方或者其复印件。

（3）销售近效期药品应当向顾客告知有效期。

（4）销售中药饮片做到计量准确，并告知煎服方法及注意事项；提供中药饮片代煎服务的，应当符合国家有关规定。

药品拆零销售应当符合以下要求。

（1）负责拆零销售的人员经过专门培训；

（2）拆零的工作台及工具保持清洁、卫生，防止交叉污染；

（3）做好拆零销售记录，内容包括拆零起始日期、药品的通用名称、规格、批号、生产厂商、有效期、销售数量、销售日期、分拆及复核人员等；

（4）拆零销售应当使用洁净、卫生的包装，包装上注明药品名称、规格、数量、用法、用量、批号、有效期以及药店名称等内容；

（5）提供药品说明书原件或者复印件；

（6）拆零销售期间，保留原包装和说明书。

8. 售后管理 除药品质量原因外，药品一经售出，不得退换。企业应当在营业场所公布药品监督管理部门的监督电话，设置顾客意见簿，及时处理顾客对药品质量的投诉。发现已售出药品有严重质量问题，应当及时采取措施追回药品并做好记录，同时向药品监督管理部门报告。

（四）附则

本规范为药品经营质量管理的基本要求。药品零售连锁企业总部的管理应当符合本规范药品批发企业相关规定，门店的管理应当符合本规范药品零售企业相关规定。

你知道吗

《药品经营质量管理规范》配套文件

《药品经营质量管理规范》第一百八十条规定，"本规范为药品经营质量管理的基本要求。对企业信息化管理、药品储运温湿度自动监测、药品验收管理、药品冷链物流管理、零售连锁管理等具体要求，由国家食品药品监督管理总局以附录方式另行制定"。因此，国家食品药品监督管理总局于 2013 年 10 月发布了冷藏、冷冻药品的储存与运输管理、药品经营企业计算机系统、温湿度自动监测、药品收货与验收和验证管理 5 个附录，作为 GSP 配套文件。2016 年 12 月，国家食品药品监督管理总局对 5 个附录又做了修改。药品 GSP 附录是药品 GSP 内容不可分割的部分，与药品 GSP 正文条款具有同等效力。

任务三 药品电子商务认知

实例分析

PPT

秦皇岛 5. 16 网络非法制售假药和医疗器械案

2018 年 5 月 16 日，秦皇岛市食品和市场监督管理局与市公安局联合执法，成功打掉了一个以互联网销售为主、涉及全国的制假售假团伙，查获假冒肉毒毒素、玻尿酸、水光针等美容用药品 19 个品种、59 个批次共 4300 余盒成品，8000 多瓶半成品，货值 52 万余元问题药品。还有美容类医疗器械 27 个品种、34 个规格、4000 余盒，货值 58 万余元的问题医疗器械。经查，犯罪嫌疑人违法经营额高达 1000 多万元。市局依法对犯罪嫌疑人刘某违法销售假冒药品和医疗器械进行立案查处，并依据规定将此案移交秦皇岛市公安局。

讨论　1. 该案例中的犯罪嫌疑人存在哪些违法行为？

　　　2. 国家对药品的互联网交易有哪些管理规定？

一、药品电子商务概述

药品电子商务是指药品生产企业、药品经营企业、医疗机构、药品信息服务提供商、保险公司、银行等医药商品交易活动的参与者，通过互联网络系统以电子数据信息交换的方式进行并完成的各类医药商品的交易和服务活动。

随着电子商务的发展及人们对互联网的认知和应用程度的不断提高，互联网药品交易势头发展迅猛。它具有广域性、互动性、成本低、收效快的特点，是未来药品经营的发展方向。但网络在为消费者提供便捷的同时，也要求企业必须加强药品购、销、存以及配送过程的质量管理，确保药品质量。

2000 年 6 月，国家药品监督管理局发布《药品电子商务试点监督管理办法》，提出了试点阶段对药品电子商务的主体资格审验和监督管理办法。2004 年 7 月实施了《互联网药品信息服务管理办法》，规范了互联网药品信息的发布，为互联网药品交易进行有序推进提供了一定的保障。2005 年 12 月 1 日实施了《互联网药品交易服务审批暂行规定》，加强对互联网药品交易行为的监督管理。2017 年 2 月，国务院办公厅发布的《关于进一步改革完善药品生产流通使用政策的若干意见》中指出，要推进"互联网 + 药品流通"。2017 年 11 月，国家食品药品监督管理总局局务会议《关于修改部分规章的决定》修正了《互联网药品信息服务管理办法》，至此，我国互联网药品销售迈入了一个新的发展时期。

二、互联网药品信息服务管理

（一）互联网药品信息服务的概念和分类

互联网药品信息服务，是指通过互联网向上网用户提供药品（含医疗器械）信息的服务活动。

互联网药品信息服务分为经营性和非经营性两类。经营性互联网药品信息服务是指通过互联网向上网用户有偿提供药品信息等服务的活动。非经营性互联网药品信息服务是指通过互联网向上网用户无偿提供公开的、共享性药品信息等服务的活动。

（二）互联网药品信息服务主体的资格

申请提供互联网药品信息服务，除应当符合《互联网信息服务管理办法》规定的要求外，还应当具备下列条件。

1. 互联网药品信息服务的提供者应当为依法设立的企事业单位或者其他组织；

2. 具有与开展互联网药品信息服务活动相适应的专业人员、设施及相关制度；

3. 有两名以上熟悉药品、医疗器械管理法律、法规和药品、医疗器械专业知识，或者依法经资格认定的药学、医疗器械技术人员。

（三）《互联网药品信息服务资格证书》的管理

1. 申请与审批　申请提供互联网药品信息服务，应当填写国家药品监督管理部门统一制发的《互联网药品信息服务申请表》，向网站主办单位所在地省、自治区、直辖市药品监督管理部门提出申请。提供互联网药品信息服务的申请应当以一个网站为基本单元。各省、自治区、直辖市药品监督管理部门对本辖区内申请提供互联网药品信息服务的互联网站进行审核，符合条件的核发《互联网药品信息服务资格证书》。同时报国家药品监督管理部门备案并发布公告。

《互联网药品信息服务资格证书》的格式由国家药品监督管理部门统一制定。提供互联网药品信息服务的网站，应当在其网站主页显著位置标注《互联网药品信息服务资格证书》的证书编号（图8-3）。

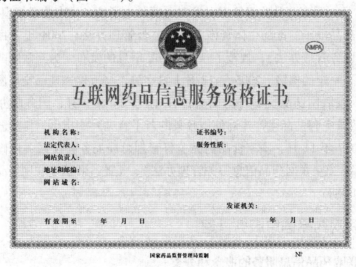

图8-3　《互联网药品信息服务资格证书》正本样式

2. 换发及变更　　《互联网药品信息服务资格证书》有效期为 5 年。有效期届满，需要继续提供互联网药品信息服务的，持证单位应当在有效期届满前 6 个月内，向原发证机关申请换发《互联网药品信息服务资格证书》。原发证机关进行审核后，认为符合条件的，予以换发新证；认为不符合条件的，发给不予换发新证的通知并说明理由，原《互联网药品信息服务资格证书》由原发证机关收回并公告注销。

互联网药品信息服务提供者变更下列事项之一的，应当向原发证机关申请办理变更手续，填写《互联网药品信息服务项目变更申请表》，同时提供下列相关证明文件。

（1）《互联网药品信息服务资格证书》中审核批准的项目（互联网药品信息服务提供者单位名称、网站名称、IP 地址等）；

（2）互联网药品信息服务提供者的基本项目（地址、法定代表人、企业负责人等）；

（3）网站提供互联网药品信息服务的基本情况（服务方式、服务项目等）。

省、自治区、直辖市药品监督管理部门自受理变更申请之日起 20 个工作日内作出是否同意变更的审核决定。同意变更的，将变更结果予以公告并报国家药品监督管理部门备案；不同意变更的，以书面形式通知申请人并说明理由。

（四）互联网药品信息服务监督管理

国家药品监督管理部门对全国提供互联网药品信息服务活动的网站实施监督管理。省、自治区、直辖市药品监督管理部门对本行政区域内提供互联网药品信息服务活动的网站实施监督管理。

提供互联网药品信息服务网站所登载的药品信息必须科学、准确，必须符合国家的法律、法规和国家有关药品、医疗器械管理的相关规定。不得发布麻醉药品、精神药品、医疗用毒性药品、放射性药品、戒毒药品和医疗机构制剂的产品信息。

提供互联网药品信息服务的网站发布的药品（含医疗器械）广告，必须经过药品监督管理部门审查批准。提供互联网药品信息服务的网站发布的药品（含医疗器械）广告要注明广告审查批准文号。

三、互联网药品交易服务管理

（一）互联网药品交易服务的概念和类型

互联网药品交易服务，是指通过互联网提供药品（包括医疗器械、直接接触药品的包装材料和容器）交易服务的电子商务活动。

互联网药品交易服务分为以下三类。

1. 为药品生产企业、药品经营企业和医疗机构之间的互联网药品交易提供的服务，即独立第三方医药电子虚拟市场型 B2B（business to business）交易。服务方式为第三方交易服务平台，只能作为药品生产企业、药品经营企业和医疗机构之间的平台服务商，不得向个人提供药品销售服务。

2. 为药品生产企业、药品批发企业通过自身网站与本企业成员之外的其他企业进行的互联网药品交易服务，即交易方自建医药电子虚拟市场型 B2B 交易。只能交易本企业生产或经营的药品。

3. 向个人消费者提供的互联网药品交易服务，即 B2C（business to customer）交易。只能销售自营非处方药。

本企业成员，是指企业集团成员或者提供互联网药品交易服务的药品生产企业、药品批发企业对其拥有全部股权或者控股权的企业法人。

（二）互联网药品交易服务的监督管理

为药品生产企业、药品经营企业和医疗机构之间的互联网药品交易提供服务的企业不得参与药品生产、经营；不得与行政机关、医疗机构和药品生产经营企业存在隶属关系、产权关系和其他经济利益关系。

提供互联网药品交易服务的企业必须严格审核参与互联网药品交易的药品生产企业、药品经营企业、医疗机构从事药品交易的资格及其交易药品的合法性。对首次上网交易的药品生产企业、药品经营企业、医疗机构以及药品，提供互联网药品交易服务的企业必须索取、审核交易各方的资格证明文件和药品批准证明文件并进行备案。

通过自身网站与本企业成员之外的其他企业进行互联网药品交易的药品生产企业和药品批发企业只能交易本企业生产或者本企业经营的药品，不得利用自身网站提供其他互联网药品交易服务。向个人消费者提供互联网药品交易服务的企业只能在网上销售本企业经营的非处方药，不得向其他企业或者医疗机构销售药品。零售单体药店不得开展网上售药业务。

在互联网上进行药品交易的药品生产企业、药品经营企业和医疗机构必须通过经药品监督管理部门和电信业务主管部门审核同意的互联网药品交易服务企业进行交易。参与互联网药品交易的医疗机构只能购买药品，不得上网销售药品。

通过互联网交易完成后，产品的配送应符合有关法律法规的规定。零售药店网上销售药品，应有完整的配送记录；配送记录至少应包括如下内容：发货时对产品状态和时间的确认记录，交货时消费者对产品外观和包装以及时间等内容的确认记录。配送记录应保存至产品有效期满后 1 年，但不得少于 3 年。

药品零售连锁企业一律不得在药品交易网站展示或向个人消费者销售含麻黄碱类复方制剂。疫苗、血液制品、麻醉药品、精神药品、医疗用毒性药品、放射性药品、药品类易制毒化学品等国家实行特殊管理的药品不得在网络上销售。

（三）互联网药品交易服务的备案管理

2005 年发布的《互联网药品交易服务审批暂行规定》中规定，国家药品监督管理部门对为药品生产企业、药品经营企业和医疗机构之间的互联网药品交易提供服务的企业进行审批。省、自治区、直辖市药品监督管理部门对本行政区域内通过自身网站与本企业成员之外的其他企业进行互联网药品交易的药品生产企业、药品批发企业和向个人消费者提供互联网药品交易服务的企业进行审批。

2017年1月21日，国务院发布《第三批取消中央指定地方实施行政许可事项的决定》［国发（2017）7号］，其中取消了互联网药品交易服务企业审批（第三方平台除外）行政许可事项。2017年9月22日，《国务院关于取消一批行政许可事项的决定》［国发（2017）46号］发布，决定取消互联网药品交易服务企业（第三方平台）审批的行政许可事项。2017年11月1日，国家食品药品监督管理总局发布《总局办公厅关于加强互联网药品医疗器械交易监管工作的通知》［食药监办（2017）144号］，就加强互联网药品医疗器械交易监管工作，做好相关事中事后监督管理措施的衔接工作，做出了明确规定。2019年修订的《药品管理法》规定："药品网络交易第三方平台提供者应当按照国务院药品监督管理部门的规定，向所在地省、自治区、直辖市人民政府药品监督管理部门备案。"

实训四　药品批发企业库房参观及药品验收储存养护管理体验

一、实训目的

1. 了解库房内设施与设备的基本配备，保障在库药品质量。

2. 体验GSP对药品批发企业的药品验收、储存与养护方面的基本要求，加深对GSP的理解。

二、实训原理

GSP对库房设施与设备的规定；对药品验收、储存、养护的规定。

三、实训方法

1. 准备工作　学生以5人左右为一组，选出组长；认真学习GSP对库房设施设备及药品验收、储存、养护各环节的基本要求；准备好身份证、实训证、笔记本、白色工作服、相机等相关证明与工具，在企业允许的情况下，必要时可以录音、照相等。

2. 库房参观　老师带领学生有序进入企业库房，着重参观库房的设施与设备、温湿度管理、药品的分库分类储存、色标管理、堆垛管理等情况。

3. 验收、储存、养护岗位体验　每组随机从库房中抽取5个品种（注意尽量涵盖不同剂型、特殊管理药品、需冷藏药品、中药材或中药饮片等），完成其验收、储存、养护环节的流程操作和相关记录的填写。

四、实训考核

各小组对药品验收、储存、养护环节的流程操作是否熟练、准确（占比50%）；药品验收、养护记录的填写是否真实、准确、完整（占比50%）。教师根据以上两项内容进行综合评价，给出最终实训成绩。

五、思考题

1. 为了保证在库药品的质量，库房应配备哪些设施与设备？
2. 药品是如何实施分库分类储存和色标管理的？
3. 药品验收、出库复核记录应包括哪些内容？如何做到规范填写？

实训五　零售药店药品陈列操作体验

一、实训目的

1. 体验 GSP 对零售药店药品陈列方面的基本要求，加深对 GSP 的理解；
2. 能按照 GSP 有关要求正确进行零售药店药品陈列。

二、实训原理

GSP 对零售企业药品陈列的要求。

三、实训器材

模拟药房、货架（或柜台），不同剂型、用途的药品包装盒。

四、实训方法

1. 准备工作　学生每 2 人一组进行分组；认真学习 GSP 对药品陈列的基本要求；清洁货架、柜台；领取实训材料（药品包装盒）。

2. 药品陈列操作　各小组根据领取的材料探讨陈列方案，力求美观实用；进行实操陈列；陈列完成情况拍照；清场，归还实训材料。

五、实训考核

各组学生对各自陈列情况进行互评（占 40%），教师进行评价总结（占 60%），最后得出总评分数。

目标检测

一、单项选择题

1. 从事药品零售活动，应当经所在地（　　）批准，取得药品经营许可证。

　　A. 国家药品监督管理部门　　　　　　B. 省级药品监督管理部门

　　C. 县级以上药品监督管理部门　　　　D. 省级市场监督管理部门

2.《药品经营质量管理规范》的英文缩写为（　　）

A. GMP　　　　　　B. GSP　　　　　　C. GLP　　　　　　D. GCP

3. （　　）是药品质量的主要责任人。

A. 企业法人　　　　　　　　　B. 企业负责人

C. 企业质量负责人　　　　　　D. 企业质量管理部门负责人

4. （　　）在企业内部对药品质量管理具有裁决权。

A. 企业法人　　　　　　　　　B. 企业负责人

C. 企业质量负责人　　　　　　D. 企业质量管理部门负责人

5. 《药品经营质量管理规范》规定，药品按批号堆码，与地面间距不小于（　　）

A. 5 厘米　　　　B. 10 厘米　　　　C. 20 厘米　　　　D. 30 厘米

6. 《药品经营质量管理规范》规定各库房的相对湿度应为（　　）

A. 2～10℃　　　B. 10～30℃　　　C. 45%～75%　　　D. 35%～75%

7. 储存药品应按质量状态实行色标管理，其中待验区为（　　）

A. 绿色　　　　B. 黄色　　　　C. 红色　　　　D. 黑色

8. 互联网药品交易的配送记录应保存（　　）

A. 有效期满后 1 年，但不得少于 3 年　　　B. 2 年

C. 3 年　　　　　　　　　　　　　　　　D. 5 年

9. 药品批发企业购进记录保存的时限应当是（　　）

A. 有效期满后 1 年，但不得少于 3 年　　　B. 2 年

C. 3 年　　　　　　　　　　　　　　　　D. 5 年

10. 根据《药品经营质量管理规范》，关于药品零售企业拆零销售管理的说法，错
误的是（　　）

A. 药品拆零销售应当使用洁净、卫生的包装

B. 质量管理人员方可负责药品拆零销售

C. 药品拆零销售应提供药品说明书原件或复印件

D. 药品拆零销售期间，应保留原包装和说明书

二、多项选择题

1. 下列不得零售的药品有（　　）

A. 罂粟壳　　　B. 地西泮　　　C. 司可巴比妥

D. 盐酸伪麻黄碱　　　　　E. 雄烯二醇

2. 下列（　　）事项需由省级药品监督管理部门审批。

A. 开办药品生产企业

B. 开办药品批发企业

C. 开办药品零售企业

D. 申领《互联网药品信息服务资格证书》

E. 新药注册

3. 下列（　　）岗位应当具有执业药师资格。

A. 药品批发企业的企业负责人　　　B. 药品零售企业的企业负责人

C. 企业质量负责人　　　　　　　　D. 企业质量管理部门负责人

  E. 处方审核人

 4. 下列（　　）岗位人员患有传染病或者其他可能污染药品的疾病的，不得从事直接接触药品的工作。

  A. 质量管理 B. 验收   C. 养护   D. 储存   E. 收款

 5. 质量管理体系文件包括（　　）

  A. 质量管理制度   B. 部门及岗位职责

  C. 操作规程   D. 档案、报告

  E. 记录和凭证

 6.《药品经营质量管理规范》对书面记录及凭证的要求有（　　）

  A. 应当及时填写

  B. 做到字迹清晰，不得随意涂改，不得撕毁

  C. 更改记录的，应当注明理由、日期并签名，保持原有信息清晰可辨

  D. 记录及凭证应当至少保存 5 年

  E. 疫苗、特殊管理的药品的记录及凭证按相关规定保存

 7. 对首营企业的审核，应当索取的资料有（　　）

  A.《药品生产许可证》或者《药品经营许可证》复印件

  B. 营业执照、税务登记、组织机构代码的证件复印件，及上一年度企业年度报告公示情况

  C.《药品生产质量管理规范》认证证书或者《药品经营质量管理规范》认证证书复印件

  D. 相关印章、随货同行单（票）样式

  E. 开户户名、开户银行及账号

 8.《药品经营质量管理规范》对零售企业陈列的要求有（　　）

  A. 药品与非药品应分开陈列 B. 内服药与外用药应分开陈列

  C. 处方药与非处方药应分开陈列 D. 危险品应专柜陈列

  E. 易串味药品与一般药品应分开陈列

 9. 下列（　　）不得开展网上售药活动。

  A. 药品批发企业   B. 药品零售连锁企业

  C. 零售单体药店   D. 医疗机构

  E. 个人

 10. 药品零售企业不得由其他岗位人员代为履行职责的岗位有（　　）

  A. 药品销售 B. 处方审核 C. 质量管理 D. 收银 E. 药品配送

书网融合……

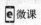
微课

划重点

自测题

PPT

▶▶ 项目九 医疗机构药事管理

学习目标

知识要求

1. **掌握** 调剂的定义、调剂的流程与步骤。
2. **熟悉** 处方的定义、内容、颜色、书写要求、权限等内容。
3. **了解** 医疗机构药品采购、储存与养护的方法。

能力要求

1. 能够按《处方管理办法》的要求对处方进行正确解读、审核和调配。
2. 学会运用医疗机构制剂配制质量管理规范等相关规定，合规地配制、使用医疗机构制剂。
3. 能正确分析、解决医疗机构在药品采购、储存与养护中遇到的常见问题，规范运营。

⌂实例分析

2016 年某医疗机构使用假药案

2016 年 5 月 4 日，某市食品药品监管局执法人员检查某营利性医疗机构时，发现给患者煎好的中药汤剂上贴有统一印制的名称标签，并在空白处盖有药品名称、批号的印章，其中标识"神经激活液 1 号"的中药汤剂 60 袋，标识"神经激活液 3 号"的中药汤剂 30 袋。在该单位现场还发现可调式日期章。执法人员怀疑存在非法添加行为，遂对该药进行检验，证实上述代煎汤剂中含有西药成分"金刚烷胺"。

经查，该医疗机构具有《企业法人营业执照》和《营利性医疗机构执业许可证》，但无配制医院制剂的资格和条件。该案系其聘用医生张某为追求疗效，私下非法加入西药成分。

讨论 1. 本案例中，你认为该医疗机构主要有哪些违法违规行为？
2. 对该医疗机构违法违规行为应如何处罚？

🔖 任务一 医疗机构药事管理认知

医疗机构药事管理是指以医院药学为基础，以临床药学为核心，促进临床科学、合理用药的药学技术服务和相关的药品管理工作。药学部门在医疗机构负责人领导下，负责本机构药事管理，按照《药品管理法》及相关法律、法规监督、管理本机构临床用药和各项药学服务。医院药学工作是医院诊疗活动的重要组成部分，在促进合理用药、保证患者用药安全、维护人民群众健康中发挥着重要作用。在医疗体系成熟的发达国家，医院药学与临床医学、护理学一样作为临床学科，被统称为医院医疗工程的"三驾马车"。作为药学服务的主体，药师则与医师、护士相互协作，一起为人民健康保驾护航，三者缺一不可。

随着医改的深入推进，国家卫生主管部门不断完善医院药学管理办法，使医院药学工作逐渐走向规范化、制度化、科学化，以适应新时代的形势和变化。《医疗机构药事管理规定》明确指出，医院药学包括药品管理、药学专业技术服务和药事管理工作，具体包括药品的采购、调剂、配制、处方审核、点评、临床药学、药品质量检测、不良反应报告、用药信息与药学咨询服务、药学临床研究、新药临床试验等内容。

一、医疗机构的概念及分类 微课

（一）医疗机构的概念

根据国务院发布的《医疗机构管理条例》的规定，医疗机构是指以救死扶伤、防病治病、为公民的健康服务为宗旨，符合法定条件经批准登记取得《医疗机构执业许可证》而从事疾病诊断、治疗活动的社会组织。

目前，我国医疗机构的主要类别包括医院、卫生院、疗养院、门诊部、诊所、卫生所（室）以及急救站、护理院等。本项目讨论的医疗机构主要是指医院。

（二）医疗机构分类管理制度

2000 年 2 月，国务院办公厅转发国务院体改办、卫生部等八个部门《关于城镇医药卫生体制改革的指导意见》，提出建立新的医疗机构分类管理制度，将医疗机构分为非营利性和营利性两类进行管理。国家根据医疗机构的性质、社会功能及其承担的任务，制定并实施不同的财税、价格政策。非营利性医疗机构在医疗服务体系中占主导地位，享受相应的税收优惠政策。政府举办的非营利性医疗机构由同级财政给予合理补助，并按扣除财政补助和药品差价收入后的成本制定医疗服务价格；其他营利性医疗机构不享受政府补助，医疗服务价格执行政府指导价。营利性医疗机构医疗服务价格放开，依法自主经营，照章纳税。

> **请你想一想**
> 我国营利性医疗机构在经营过程中有哪些不规范的地方？应该怎样加强监管？

（三）医院等级划分标准

医院等级划分标准是我国根据医院规模、科研方向、人才技术力量、医疗硬件设备等对医院资质的评定指标，全国统一，不分医院背景、所有性质等。按照《医院分级管理标准》，医院经过评审，确定为三级，每级再划分为甲、乙、丙三等，其中三级医院增设特等等级别，因此医院共分三级十等。

目前我国现行的医院等级划分标准如表 9 - 1 所示。

表 9 - 1 医院等级划分标准

医院分级	一级医院	二级医院	三级医院
分级等级	甲等、乙等和丙等	甲等、乙等和丙等	特等、甲等、乙等和丙等
评定机构	地（市）级评审委员会评定，由地（市）卫生健康主管部门审批	省级评审委员会评定，由省、自治区、直辖市卫生健康主管部门审批	特等由部级评审委员会评定，由国家卫生健康主管部门审批；甲等、乙等和丙等由省级评审委员会评定，由省、自治区、直辖市卫生健康主管部门审批
评定周期	每一评审周期为 3 年。医院应在评审周期结束前 18 个月提出申请，呈报资料。评审委员会接到申请后，在本评审周期结束前 3 个月完成评审		
定义	是直接为社区提供医疗、预防、康复、保健综合服务的基层医院，是初级卫生保健机构。其主要功能是直接对人群提供一级预防，在社区管理多发病、常见病、现症患者，并对疑难重症做好正确转诊，协助高层次医院搞好中间或院后服务，合理分流患者	是跨几个社区提供医疗卫生服务的地区性医院，是地区性医疗预防的技术中心。其主要功能是参与指导对高危人群的监测，接收一级转诊，对一级医院进行业务技术指导，并能进行一定程度的教学和科研	是跨地区、省、市以及向全国范围提供医疗卫生服务的医院，是具有全面医疗、教学、科研能力的医疗预防技术中心。其主要功能是提供专科（包括特殊专科）的医疗服务，解决危重疑难病症，接收二级转诊，对下级医院进行业务技术指导和培训人才；完成培养各种高级医疗专业人才的教学和承担省以上科研项目的任务；参与和指导一、二级预防工作
床位	住院床位总数 20 至 99 张	住院床位总数 100 至 499 张	住院床位总数 500 张以上
科室设置	至少设急诊室、内科、外科、妇（产）科、预防保健科	至少设有急诊科、内科、外科、妇产科、儿科、眼科、耳鼻喉科、口腔科、皮肤科、麻醉科、传染科、预防保健科，其中眼科、耳鼻喉科、口腔科可合并建科，皮肤科可并入内科或外科，附近已有传染病医院的，根据当地《医疗机构设置规划》可不设传染科	设急诊科、内科、外科、妇产科、儿科、中医科、耳鼻喉科、口腔科、眼科、皮肤科、麻醉科、康复科、预防保健科

二、医疗机构药事管理规定

（一）医疗机构药事管理与药事管理的主要内容

1. 医疗机构药事管理的定义　《医疗机构药事管理规定》第二条规定："医疗机构药事管理，是指医疗机构以患者为中心，以临床药学为基础，对临床用药全过程进行有效的组织实施与管理，促进临床科学、合理用药的药学技术服务和相关的药品管理工作"。医疗机构要根据临床工作需要，设立药事管理组织和药学部门。

2. 医疗机构药事管理的主要内容和模式转变　2017 年 7 月，《关于加强药事管理转变药学服务模式的通知》发布，推进药学服务从"以药品为中心"转变为"以病人为中心"，从"以保障药品供应为中心"转变为"在保障药品供应的基础上，以重点加强药学专业技术服务、参与临床用药为中心"。促进药学工作更加贴近临床，努力提供优质、安全、人性化的药学专业技术服务。

（二）医疗机构药事管理与药物治疗学委员会

医疗机构药事工作是医疗工作的重要组成部分。医疗机构应根据临床工作实际需要，设立药事管理组织和药学部门。2011 年，卫生部、国家中医药管理局、总后勤部卫生部颁布的《医疗机构药事管理规定》明确要求医疗机构要建立药事管理组织，即二级以上医院应当设立药事管理与药物治疗学委员会；其他医疗机构应当成立药事管理与药物治疗学组。

1. 药事管理与药物治疗学委员会的性质　药事管理与药物治疗学委员会（组）是医疗机构药品管理的监督机构，也是对医疗机构各项重要药事作出专门决定的专业技术组织，是促进临床合理用药、科学管理医疗机构药事工作的咨询、参谋机构，不是行政管理部门，主要任务是负责监督、指导本机构科学管理药品和合理用药。

2. 药事管理与药物治疗学委员会的组成　药事管理与药物治疗学委员会（组）的人员组成见表 9 – 2。

表 9 – 2　药事管理与药物治疗学委员会（组）人员组成

医疗机构	名称	组成
二级以上医院	药事管理与药物治疗学委员会	由具有高级技术职务任职资格的"药学、临床医学、护理和医院感染管理、医疗行政管理"等人员组成
其他医疗机构	药事管理与药物治疗学组	由"药学、医务、护理、医院感染、临床科室"等部门负责人和具有药师、医师以上专业技术职务任职资格人员组成

医疗机构负责人任药事管理与药物治疗学委员会（组）主任委员，药学和医务部门负责人任药事管理与药物治疗学委员会（组）副主任委员。

3. 药事管理与药物治疗学委员会的工作职责　药事管理与药物治疗学委员会（组）应当建立健全相应工作制度，日常工作由药学部门负责。《医疗机构药事管理规定》第 9 条规定了药事管理与药物治疗学委员会（组）的职责，有以下七个方面。

（1）贯彻执行医疗卫生及药事管理等有关法律、法规、规章。审核制定本机构药事管理和药学工作规章制度，并监督实施。

（2）制定本机构药品处方集和基本用药供应目录。

（3）推动药物治疗相关临床诊疗指南和药物临床应用指导原则的制定与实施，监测、评估本机构药物使用情况，提出干预和改进措施，指导临床合理用药。

（4）分析、评估用药风险和药品不良反应、药品损害事件，并提供咨询与指导。

（5）建立药品遴选制度，审核本机构临床科室申请的新购入药品、调整药品品种或者供应企业和申报医院制剂等事宜。

（6）监督、指导麻醉药品、精神药品、医疗用毒性药品及放射性药品的临床使用与规范化管理。

（7）对医务人员进行有关药事管理法律法规、规章制度和合理用药知识教育培训；

向公众宣传安全用药知识。

（三）医疗机构药学部门组织机构及人员管理

1. 医疗机构药学部门的设置 《医疗机构药事管理规定》明确指出医疗机构应根据本机构的功能、任务、规模设置相应的药学部门，配备和提供与药学部门工作任务相适应的专业技术人员、设备和设施。三级医院设置药学部，并可根据实际情况设置二级科室；二级医院设置药剂科；其他医疗机构设置药房。为统一起见，以下统称药剂科。

医疗机构药剂科根据规模一般设置有：药品供应室、调剂室、制剂室（灭菌制剂、普通制剂和中药制剂）、药库、药品检验、药学研究、临床药学室、药学信息室（科）和质量监控室等。目前，医疗机构实施"以患者为中心"的服务理念，设置药学部门时，要体现以患者为中心，保证预防、医疗、保健等中心任务的完成。

2. 医疗机构药学部门的性质 药学部门具体负责药品管理、药学专业技术服务和药事管理工作，开展以患者为中心，以合理用药为核心的临床药学工作，组织药师参与临床药物治疗，提供药学专业技术服务。我国医疗机构药学部门的名称有"药房""药局""药械科""药剂科""药学部"等，二级以上医院多称为药学部或药剂科。

医疗机构的药学部门与临床科室不同，药学部门关注的重点是药品质量、用药合理性和药品供应保障。专业技术性是药学部门最重要的性质，主要体现在要求医院药师能解释和调配处方，评价处方和处方中的药物，掌握配制制剂的技术，能承担药物治疗监护工作，能够回答患者、医师、护士有关处方中药品的各方面问题等。目前，药学部门还有频繁的经济活动，因而具有一定程度的综合性。

3. 人员要求 《医疗机构药事管理规定》第五条规定："依法取得相应资格的药学专业技术人员方可从事药学专业技术工作。"

（1）**药学专业技术人员配备比例** 医疗机构药学专业技术人员不得少于本机构卫生专业技术人员的8%。二级综合医院药剂科药学人员中具有高等医药院校临床药学专业或者药学专业全日制本科毕业以上学历的，应当不低于药学专业技术人员总数的20%，药学专业技术人员中具有副高级以上药学专业技术职务任职资格的应当不低于6%；三级综合医院药学部药学人员中具有高等医药院校临床药学专业或者药学专业全日制本科毕业以上学历的，应当不低于药学专业技术人员的30%，药学专业技术人员中具有副高级以上药学专业技术职务任职资格的，应当不低于13%，教学医院应当不低于15%。

（2）**药学部门负责人的要求** 二级以上医院药学部门负责人应当具有高等学校药学专业或者临床药学专业本科以上学历，及本专业高级技术职务任职资格；除诊所、卫生所、医务室、卫生保健所、卫生站以外的其他医疗机构药学部门负责人应当具有高等学校药学专业专科以上或者中等学校药学专业毕业学历，及药师以上专业技术职务任职资格。

医疗机构应当加强对药学专业技术人员的培养、考核和管理，制订培训计划，组织药学专业技术人员参加规范化培训和继续医学教育，将完成培训及取得继续医学教育学分情况，作为药学专业技术人员考核、晋升专业技术职务任职资格和专业岗位聘任的条件之一。

任务二　医疗机构调剂管理

一、处方管理

（一）处方的定义

《处方管理办法》（卫生部令第 53 号）第二条规定："本办法所称处方，是指由注册的执业医师和执业助理医师（以下简称医师）在诊疗活动中为患者开具的、由取得药学专业技术职务任职资格的药学专业技术人员（以下简称药师）审核、调配、核对，并作为患者用药凭证的医疗文书。处方包括医疗机构病区用药医嘱单。"

医院中涉及的处方主要有两类。法定处方主要指《中国药典》等国家药品标准收载的处方，具有法律约束力。医师处方指医师为患者诊断、治疗和预防用药所开具的处方。

（二）处方内容

按照原卫生部统一规定的处方标准，处方由前记、正文和后记三部分组成。

1. 前记　包括医疗机构名称、患者姓名、性别、年龄、门诊或住院病历号、科别或病区和床位号、临床诊断、开具日期等，可添加特殊要求的项目。麻醉药品和第一类精神药品处方还应当包括患者身份证明编号，代办人姓名、身份证明编号。

2. 正文　以 Rp 或 R（拉丁文 recipe "请取"的缩写）标示，分列药品名称、剂型、规格、数量、用法用量。此部分是处方的核心内容，直接关系到患者用药的安全有效。

3. 后记　医师签名或者加盖专用签章，药品金额以及审核、调配、核对、发药药师签名或者加盖专用签章。

（三）处方颜色

普通处方的印刷用纸为白色；急诊处方印刷用纸为淡黄色，右上角标注"急诊"；儿科处方印刷用纸为淡绿色，右上角标注"儿科"；麻醉药品和第一类精神药品处方印刷用纸为淡红色，右上角标注"麻、精一"；第二类精神药品处方印刷用纸为白色，右上角标注"精二"。

（四）处方书写

处方具有法律的意义，其书写必须符合以下规则：

1. 患者一般情况、临床诊断填写清晰、完整，并与病历记载相一致。

2. 每张处方限于一名患者的用药。

3. 字迹清楚，不得涂改；如需修改，应当在修改处签名并注明修改日期。

4. 药品名称应当使用规范的中文名称书写，没有中文名称的可以使用规范的英文名称书写；医疗机构或者医师、药师不得自行编制药品缩写名称或者使用代号；书写药品名称、剂量、规格、用法、用量要准确规范，药品用法可用规范的中文、英文、拉丁文或者缩写体书写，但不得使用"遵医嘱""自用"等含糊不清字句。

5. 患者年龄应当填写足年龄，新生儿、婴幼儿写日、月龄，必要时要注明体重。

6. 西药和中成药可以分别开具处方，也可以开具一张处方，中药饮片应当单独开具处方。

7. 开具西药、中成药处方，每一种药品应当另起一行，每张处方不得超过5种药品。

8. 中药饮片处方的书写，一般应当按照"君、臣、佐、使"的顺序排列；调剂、煎煮的特殊要求注明在药品右上方，并加括号，如布包、先煎、后下等；对饮片的产地、炮制有特殊要求的，应当在药品名称之前写明。

9. 药品用法用量应当按照药品说明书规定的常规用法用量使用，特殊情况需要超剂量使用时，应当注明原因并再次签名。

10. 除特殊情况外，应当注明临床诊断。

11. 开具处方后的空白处划一斜线以示处方完毕。

12. 处方医师的签名式样和专用签章应当与院内药学部门留样备查的式样相一致，不得任意改动，否则应当重新登记留样备案。

你知道吗

药品剂量单位

剂量应当使用法定剂量单位：重量以克（g）、毫克（mg）、微克（μg）、纳克（ng）为单位；容量以升（L）、毫升（ml）为单位；国际单位（IU）、单位（U）；中药饮片以克（g）为单位。片剂、丸剂、胶囊剂、颗粒剂分别以片、丸、粒、袋为单位；溶液剂以支、瓶为单位；软膏及乳膏剂以支、盒为单位；注射剂以支、瓶为单位，应当注明含量；中药饮片以剂为单位。

（五）处方权的获得

1. 经注册的执业医师在执业地点取得相应的处方权。经注册的执业助理医师在乡、民族乡、镇、村的医疗机构独立从事一般的执业活动，可以在注册的执业地点取得相应的处方权。经注册的执业助理医师在医疗机构开具的处方，应当经所在执业地点执业医师签名或加盖专用签章后方有效。试用期人员开具处方，应当经所在医疗机构有处方权的执业医师审核并签名或加盖专用签章后方有效。

医师应当在注册的医疗机构签名留样或者专用签章备案后，方可开具处方。

2. 医疗机构应当对本机构执业医师和药师进行麻醉药品和精神药品使用知识和规范化管理的培训。执业医师经考核合格后取得麻醉药品和第一类精神药品的处方权，药师经考核合格后取得麻醉药品和第一类精神药品调剂资格。医师取得麻醉药品和第一类精神药品处方权后，方可在本机构开具麻醉药品和第一类精神药品处方，但不得为自己开具该类药品处方。药师取得麻醉药品和第一类精神药品调剂资格后，方可在本机构调剂麻醉药品和第一类精神药品。

（六）处方开具

1. 药品名称 医师开具处方应当使用经药品监督管理部门批准并公布的药品通用名称、新活性化合物的专利药品名称和复方制剂药品名称；医师开具院内制剂处方时应当使用经省级卫生健康主管部门审核、药品监督管理部门批准的名称。

2. 处方限量 处方一般不得超过 7 日用量；急诊处方一般不得超过 3 日用量；对于某些慢性病、老年病或特殊情况，处方用量可适当延长，但医师应当注明理由。麻醉药品、精神药品、医疗用毒性药品、放射性药品的处方用量应当严格按照国家有关规定执行。

为门（急）诊一般患者开具的麻醉药品注射剂，每张处方为一次常用量；缓、控释制剂，每张处方不得超过 7 日常用量；其他剂型，每张处方不得超过 3 日常用量。第一类精神药品处方限量同麻醉药品；哌醋甲酯用于治疗儿童多动症时，每张处方不得超过 15 日常用量。第二类精神药品一般每张处方不得超过 7 日常用量；对于慢性病或某些特殊情况的患者，处方用量可以适当延长，医师应当注明理由。

为门（急）诊癌症疼痛患者和中、重度慢性疼痛患者开具的麻醉药品、第一类精神药品注射剂，每张处方不得超过 3 日常用量；缓控释制剂，每张处方不得超过 15 日常用量；其他剂型，每张处方不得超过 7 日常用量。

为住院患者开具的麻醉药品和第一类精神药品处方应当逐日开具，每张处方为 1 日常用量。

对于需要特别加强管制的麻醉药品，盐酸二氢埃托啡处方为一次常用量，仅限于二级以上医院内使用；盐酸哌替啶处方为一次常用量，仅限于医疗机构内使用。

3. 利用计算机开具、传递、调剂处方的要求 医师利用计算机开具、传递普通处方时，应当同时打印出纸质处方，其格式与手写处方一致；打印的纸质处方经签名或者加盖签章后有效。药师核发药品时，应当核对打印的纸质处方，无误后发放药品，并将打印的纸质处方与计算机传递处方同时收存备查。

4. 处方有效期 处方开具当日有效。特殊情况下需延长有效期的，由开具处方的医师注明有效期限，最长不得超过 3 天。

二、调剂管理

（一）调剂的定义

处方调剂俗称配药、配方、发药，又称调配处方，是医院药学的重要工作。它是从接受处方至给患者（或护士）发药并交代和答复询问的全过程，也是药师、医师、护士、患者（或其家属）等协同活动的过程。药师根据医师处方或科室请领单，按照配方制度，及时、准确地调配和分发药剂。调配处方必须严格按照处方调配操作规程，仔细审查处方，认真调配操作，严格监督检查，耐心讲解药物用法、用量和注意事项。

药品调剂工作是医院药学部门的常规业务之一，工作量占整个业务工作的50%~70%。调剂业务不仅是直接面对患者的服务窗口，也是联系病患与医护人员的重要桥梁，其最终目的是保障临床用药安全、有效。因此，调剂工作的管理对药品使用过程的质量保证、医疗质量的优劣有重要影响。

（二）调剂人员资格要求

医疗机构审核和调配处方的药剂人员必须是依法经资格认定的药学技术人员。取得药学专业技术职务任职资格的人员方可从事处方调剂工作。具有药师以上专业技术职务任职资格的人员负责处方审核、评估、核对、发药以及安全用药指导；药士从事处方调配工作。

对于麻醉药品和第一类精神药品的调剂，医疗机构应当对本机构药师进行麻醉药品和精神药品使用知识和规范化管理的培训，药师经考核合格后取得麻醉药品和第一类精神药品调剂资格，方可在本机构调剂麻醉药品和第一类精神药品。

（三）调剂的流程与步骤

1. 调剂工作的流程 药师应当凭医师处方调剂处方药品，非经医师处方不得调剂。药师应当按照操作规程调剂处方药品：认真审核处方，准确调配药品，正确书写药袋或粘贴标签，注明患者姓名和药品名称、用法、用量，包装；向患者交付药品时，按照药品说明书或者处方用法，进行用药交代与指导，包括每种药品的用法、用量、注意事项等。以门诊调剂为例，其具体流程如图9－1所示。

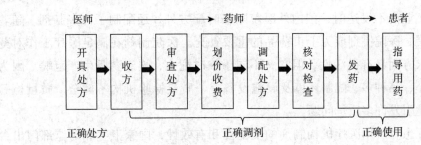

图9－1 处方调剂流程图

2. 调剂工作的步骤

（1）收处方 指从患者处接受处方或从医护人员处接受请领单、处方。

（2）审查处方 主要审查处方书写是否正确与合理。

（3）调配处方 指调配药剂或取出药品并包装、贴标签。

（4）复核处方 仔细查对所取的药品与处方药品是否一致，防止差错。

（5）发药并指导用药 发药时核对患者全名并进行安全用药指导，详细交代用药方法、注意事项等。

（四）处方审核

在处方调剂过程中，最关键的步骤就是药师对处方的核查。医疗机构的药剂人员调配处方，必须经过核对，对处方所列药品不得擅自更改或者代用。审核处方可分为形式上的审核和实质上的审核两部分。

1. 形式审核 药师应当认真逐项检查处方前记、正文和后记书写是否清晰、完整，并确认处方的合法性，对于不规范处方或者不能判定其合法性的处方，不得调剂。

2. 实质审核 除了形式审核外，药师还应当对处方用药适宜性进行审核：规定必须做皮试的药品，处方医师是否注明过敏试验及结果的判定；处方用药与临床诊断的相符性；剂量、用法的正确性；选用剂型与给药途径的合理性；是否有重复给药现象；是否有潜在临床意义的药物相互作用和配伍禁忌；其他用药不适宜情况。

药师经处方审核后，认为存在用药不适宜时，应当告知处方医师，请其确认或者重新开具处方。具体包括：对有配伍禁忌或者超剂量的处方，应当拒绝调配；必要时，经处方医师更正或者重新签字，方可调配。对有严重不合理用药或者用药错误，应当拒绝调剂，及时告知处方医师，并应当记录，按照有关规定报告。

3. "四查十对"原则 药师调剂处方时必须做到"四查十对"：查处方，对科别、姓名、年龄；查药品，对药名、剂型、规格、数量；查配伍禁忌，对药品性状、用法用量；查用药合理性，对临床诊断。

任务三 医疗机构制剂管理

当制药工业尚不发达时，国内外医院除临时配方外，还配制了许多制剂。随着制药工业的发展，医院制剂成为上市药品的重要补充。医院制剂在满足医疗工作对药品的多样化需求方面具有灵活性，但它又不同于临时配方，属于药品生产范畴。因为医院制剂批量小、品种多、配制环境及设施设备差、质量检验机构不健全、质量检验不严格等，由此引发许多质量问题。

为了保证患者所用医疗机构制剂的安全性和有效性，国家卫生和药监部门出台并实施一系列法规和规章。例如，2000年12月5日实施的《医疗机构制剂配制质量管理规范》（试行）、2005年6月1日实施的《医疗机构制剂配制监督管理办法》（试行）、2005年8月1日实施的《医疗机构制剂注册管理办法》（试行），这些法规和规章对医疗机构制剂的管理进行了明确的规定，医疗机构制剂管理逐步进入法制化轨道。

一、医疗机构制剂的含义

医疗机构制剂又称医院制剂，是指医疗机构根据本单位临床需要经批准而配制、自用的固定处方制剂。所谓"固定处方制剂"是指制剂处方固定不变，配制工艺成熟，并且可在临床上长期使用于某一病症的制剂。

二、医疗机构制剂的特点

1. 实行制剂许可证管理　医疗机构开办制剂室必须向省级药品监督管理部门提交申请，取得《医疗机构制剂许可证》后方可配制。

2. 实行制剂批准文号管理　医疗机构配制制剂，必须经所在地省级药品监督管理部门批准，并发给制剂批准文号后，方可进行配制。

3. 品种补缺　医疗机构配制的制剂只限于临床需要而市场上没有供应的品种，不准配置药品生产企业已有生产的品种。

4. 质量检验合格　医院制剂必须按规定进行质量检验，检验合格的，凭医生处方使用。

5. 自用为主原则　医疗机构配制的制剂必须坚持自用为主原则，只能在本医疗机构内凭医师处方使用。特殊情况下，经省级以上药品监督管理部门批准，在规定的期限内，可以在指定的医疗机构之间调剂使用，不得在市场销售或者变相销售。

6. 不得发布广告　医疗机构配制制剂不得发布广告。

三、医疗机构制剂管理要点

（一）医疗机构配制制剂的许可制度

《医疗机构制剂许可证》是医疗机构配制制剂的法定凭证。《药品管理法》规定："医疗机构配制制剂，应当经所在地省、自治区、直辖市人民政府药品监督管理部门批准，取得医疗机构制剂许可证。无医疗机构制剂许可证的，不得配制制剂。"

1.《医疗机构制剂许可证》的申请　医疗机构设立制剂室，应当向所在地省级药品监督管理部门提出申请并提交规定材料。

2.《医疗机构制剂许可证》验收标准　根据《药品管理法》《医疗机构制剂许可证》验收标准及《医疗机构制剂配制监督管理办法》（试行）等相关法律、法规的规定，医疗机构开办制剂室必须具有能够保证制剂质量的机构与人员、设施与设备、检验仪器、卫生条件和管理制度，符合《医疗机构制剂配制质量管理规范》（试行）的规定。

3.《医疗机构制剂许可证》的管理　《医疗机构制剂许可证》分正本和副本。正、副本具有同等法律效力，有效期为 5 年。许可证的格式由国家药品监督管理部门统一规定。《医疗机构制剂许可证》有效期届满需要继续配制制剂的，应当在有效期届满前 6 个月，向原发证机关申请换发《医疗机构制剂许可证》。

《医疗机构制剂许可证》应当载明证号、医疗机构名称、医疗机构类别、法定代表人、制剂室负责人、配制范围、注册地址、配制地址、发证机关、发证日期、有效期限等项目。其中由药品监督管理部门核准的许可事项为：制剂室负责人、配制地址、配制范围、有效期限。证号和配制范围按国家药品监督管理部门规定的编号方法和制剂类别填写。

《医疗机构制剂许可证》的具体样式如图 9 - 2 所示。

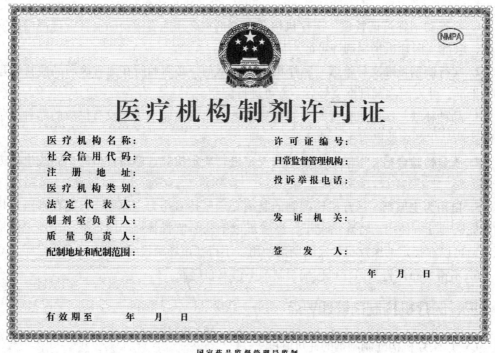

图 9 - 2　《医疗机构制剂许可证》样式

（二）医疗机构制剂注册管理

获得《医疗机构制剂许可证》的医疗机构，如果要进行某种制剂的配制，还必须报送有关资料和样品，经所在地省级药品监督管理部门批准，发给制剂批准文号后，方可配制。

1. 医疗机构制剂的申请人　应当是持有《医疗机构执业许可证》并取得《医疗机构制剂许可证》的医疗机构。

2. 禁止性规定　有下列情形之一的，不得作为医疗机构制剂申报：①市场上已有供应的品种；②含有未经国家药品监督管理部门批准的活性成分的品种；③除变态反应原外的生物制品；④中药注射剂；⑤中药、化学药组成的复方制剂；⑥麻醉药品、精神药品、医疗用毒性药品、放射性药品；⑦其他不符合国家有关规定的制剂。

3. 批准文号格式和有效期　医疗机构制剂的批准文号格式为：X 药制字 H（Z）+4 位年号 +4 位流水号。其中，X 为省、自治区、直辖市简称；H 为化学制剂；Z 为中药制剂。

医疗机构制剂批准文号的有效期为 3 年。有效期届满需要继续配制的，申请人应当在有效期届满前 3 个月按照原申请配制程序提出再注册申请，报送有关资料。

医疗机构配制的中药制剂品种，应当依法取得制剂批准文号。但是，仅应用传统工艺配制的中药制剂品种，向医疗机构所在地省、自治区、直辖市人民政府药品监督管理部门备案后即可配制，不需要取得制剂批准文号。

> **请你想一想**
>
> 我国为什么对医疗机构制剂实行注册管理？如果不实行注册管理会有哪些乱象和问题出现？

（三）医疗机构配制制剂的质量管理

为了加强医疗机构的制剂配制和质量管理，《医疗机构制剂配制质量管理规范（试行）》（局令第27号）是制剂配制和质量管理的基本准则，适用于制剂配制的全过程。该规范与《药品生产质量管理规范》的框架基本一致，大致分为硬件系统和软件系统两部分。

1. 机构与人员 制剂室和药检室的负责人应具有大专以上药学或相关专业学历，具有相应管理的实践经验，有对工作中出现的问题作出正确判断和处理的能力。制剂室和药检室的负责人不得互相兼任。从事制剂配制操作及药检人员，应经专业技术培训，具有基础理论知识和实际操作技能。凡有特殊要求的制剂配制操作和药检人员还应经相应的专业技术培训。

2. 使用管理 制剂配发必须有完整的记录或凭据。内容包括：领用部门、制剂名称、批号、规格、数量等。制剂在使用过程中出现质量问题时，制剂质量管理组织应及时进行处理，出现质量问题的制剂应立即收回，并填写收回记录。收回记录应包括：制剂名称、批号、规格、数量、收回部门、收回原因、处理意见及日期等。制剂使用过程中发现的不良反应，应按《药品不良反应报告和监测管理办法》的规定予以记录，填表上报。保留病历和有关检验、检查报告单等原始记录至少一年备查。

任务四 医疗机构药品管理

一、医疗机构药品的采购

医疗机构使用的药品，除了一小部分是自配制剂和接受捐赠的药品外，绝大部分都是从市场上购进的。采购合格的药品是医疗机构药品管理的首要环节，因此，医疗机构应当建立健全药品采购管理制度，在采购中加强计划性，确保进货渠道的合法性以及药品质量的可靠性，严格执行药品采购的相关规定。医疗机构临床使用药品的采购工作由药学部门承担。

（一）药品采购管理的有关规定

《药品管理法》《药品流通监督管理办法》《医疗机构药品监督管理办法（试行）》和《医疗机构药事管理规定》有关条款，对医疗机构采购药品均作了明确规定。

1. 医疗机构应当根据《国家基本药物目录》《处方管理办法》《国家处方集》等制订本机构《药品处方集》和《基本用药供应目录》，编制药品采购计划，按规定购入药品。

2. 医疗机构必须从具有药品生产、经营资格的企业购进药品；医疗机构使用的药品应当按照规定由专门部门统一采购，禁止医疗机构其他科室和医务人员自行采购。

3. 医疗机构购进药品，应当查验供货单位的《药品生产许可证》或者《药品经营许可证》和《营业执照》、所销售药品的批准证明文件等相关证明文件，并核实销售人员持有的授权书原件和身份证原件。医疗机构应当妥善保存首次购进药品加盖供货单位原印章的前述证明文件的复印件，保存期不得少于5年。

4. 医疗机构购进药品时应当索取、留存供货单位的合法票据，并建立购进记录，做到票、账、货相符。合法票据包括税票及详细清单，清单上必须载明供货单位名称、药品名称、生产厂商、批号、数量、价格等内容，票据保存期不得少于3年。

5. 医疗机构购进进口药品时，应当按照规定，索取、查验、保存供货企业有关证件、资料票据，例如加盖供货企业原印章的许可证和营业执照复印件，进口药品必须有符合规定的、加盖了供货单位质量检验机构原印章的《进口药品注册证》《进口药品检验报告书》复印件等。

6. 医疗机构应当按照经药品监督管理部门批准并公布的药品通用名称购进药品。同一通用名称药品的品种，注射剂型和口服剂型各不得超过2种，处方组成类同的复方制剂1~2种。因特殊诊疗需要使用其他剂型和剂量规格药品的情况除外。

（二）公立医院药品集中采购

医院用药具有品种多、规格全、周转快的特点，因此应适时购进质量合格、价格合理的药品。我国医疗机构药品的采购方式中最常用的是药品集中采购。2015年2月9日，国务院办公厅发布《关于完善公立医院药品集中采购工作的指导意见》（国办发〔2015〕7号），提出要"坚持以省（区、市）为单位的网上药品集中采购方向，实行一个平台、上下联动、公开透明、分类采购，采取招生产企业、招采合一、量价挂钩、双信封制、全程监控等措施，加强药品采购全过程综合监管，切实保障药品质量和供应。"

1. 合理确定采购范围和采购量　医院要按照不低于上年度药品实际使用量的80%制定采购计划，具体到通用名、剂型和规格，每种药品采购的剂型原则上不超过3种，每种剂型对应的规格原则上不超过2种。药品采购预算一般不高于医院业务支出的25%~30%。

2. 实行药品分类采购　医院使用的所有药品（不含中药饮片）均应通过省级药品集中采购平台采购。采购周期原则上一年一次。

（1）公开招标（双信封制公开采购）药品　对临床用量大、采购金额高、多家企业生产的基本药物和非专利药品。

（2）谈判采购药品　部分专利药品、独家生产药品；公开透明、多方参与价格谈判机制。

（3）直接挂网采购药品（医院直接采购）　包括妇儿专科非专利药品、急（抢）救药品、基础输液、临床用量小的药品和常用低价药品以及暂不列入招标采购的药品。

（4）国家定点生产的药品　对临床必需、用量小、市场供应短缺的药品，由国家招标定点生产、议价采购。

（5）仍按现行规定采购的药品　麻醉药品、精神药品、防治传染病和寄生虫病的免费用药、国家免疫规划疫苗、计划生育药品及中药饮片。

3. 改进药款结算方式　医院签订药品采购合同时应当明确采购品种、剂型、规格、价格、数量、配送批量和时限、结算方式和结算时间等内容。医院应将药品收支纳入预算管理，严格按照合同约定的时间支付货款，从交货验收合格到付款不得超过30天。

4. 完善药品配送管理　药品可由中标生产企业直接配送或委托有配送能力的药品经营企业配送到指定医院。药品生产企业委托的药品经营企业应在省级药品集中采购平台上备案，备案情况向社会公开。公立医院药品配送要兼顾基层供应，特别是向广大农村地区倾斜。

5. 加强药品购销合同管理　卫生健康、商务等部门要制定购销合同范本，督促购销双方依法签订合同并严格履行。药品生产、流通企业要履行社会责任，保证药品及时生产、配送。医疗机构等采购方要及时结算货款。

（三）医疗机构进货检查验收制度

《药品管理法》规定："医疗机构购进药品，应当建立并执行进货检查验收制度，验明药品合格证明和其他标识；不符合规定要求的，不得购进和使用。"

1. 选择合法购药渠道　医疗机构要选择具有《药品生产许可证》的生产企业或具有《药品经营许可证》的经营企业购进药品。

2. 验明药品合格证明　原料药和制剂产品必须要有批准文号和生产批号，应有产品合格证。

3. 验明药品其他标识　对药品的包装、说明书和外观性状进行检查，中药材和中药饮片应有包装并附有质量合格的标志，特殊管理药品和外用药品包装的标签或说明书上应有规定的标识和警示说明，处方药和非处方药的标签、说明书上应有相应的警示语或忠告语，非处方药的包装有国家规定的专有标识，进口药品要有中文包装和说明书等。

4. 销售人员资质的查验　对药品生产企业、药品批发企业派出的销售人员还应当提供加盖本企业原印章的授权书复印件。销售人员应当出示授权书及本人身份证原件，供药品采购方核实。

5. 索取、留存供货单位的合法票据及相关资料　从药品生产企业、药品批发企业采购药品时，供货企业应开具标明供货单位名称、药品名称、生产厂商、批号、数量、价格等内容的销售凭证。对留存的资料和销售凭证等，应当按规定保存至超过药品有效期1年，但不得少于3年。

6. 购进药品应当逐批验收，并建立真实、完整的药品验收记录　药品验收记录应当包括药品通用名称、生产厂商、规格、剂型、批号、生产日期、有效期、批准文号、供货单位、数量、价格、购进日期、验收日期、验收结论等内容。验收记录必须保存至超过药品有效期1年，但不得少于3年。

你知道吗

《关于在公立医疗机构药品采购中推行"两票制"的实施意见（试行）》

公立医疗机构在药品验收入库时，必须验明票、货、账三者一致方可入库、使用，不仅要向配送药品的流通企业索要、验证发票，还应当要求流通企业出具加盖印章的由生产企业提供的进货发票复印件，两张发票的药品流通企业名称、药品批号等相关内容互相印证，且作为公立医疗机构支付药品货款凭证，纳入财务档案管理。每个药品品种的进货发票复印件至少提供一次。鼓励有条件的地区使用电子发票，通过信息化手段验证"两票制"。

二、医疗机构药品的储存

医疗机构对药品的储存与养护进行科学的管理，是药品质量管理过程中不可缺少的重要环节，更是保持优良药品内在质量的必然要求。

《药品管理法》《医疗机构药事管理规定》和《医疗机构药品监督管理办法（试行）》规定："医疗机构必须制定和执行药品保管制度，采取必要的控温、防潮、避光、通风、防火、防虫、防鼠、防污染等措施，保证药品质量。定期对库存药品进行养护与质量检查。药品库的仓储条件和管理应当符合药品质量管理规定。"

1. 药品保管养护制度　医疗机构设置的药房，应当具有与所使用药品相适应的场所、设备、仓储设施和卫生环境，配备相应的药学技术人员，并设立药品质量管理机构或者配备质量管理人员，建立药品保管制度。定期对库存药品进行养护与质量检查，并采取必要的冷藏、防冻、控温、防潮、避光、通风、防火、防虫、防鼠、防污染等措施，保证药品质量。

医疗机构应当建立药品效期管理制度。药品发放应当遵循"近效期先出"的原则。

2. 药品分类储存　医疗机构应当有专用的场所和设施、设备储存药品。药品的存放应当符合药品说明书标明的条件。

医疗机构储存药品，应当按照药品属性和类别分库、分区、分垛存放，并实行色标管理。药品与非药品分开存放；化学药品、生物制品、中药材、中药饮片、中成药应当分别储存，分类定位存放；过期、变质、被污染等药品应当放置在不合格库

（区）；易燃、易爆、强腐蚀性等危险性药品应当另设仓库单独储存，并设置必要的安全设施，制订相关的工作制度和应急预案。

3. 特殊药品储存 麻醉药品、精神药品、医疗用毒性药品、放射性药品等特殊管理的药品，应当专库或专柜存放。

4. 药品养护人员 医疗机构应当配备药品养护人员，定期对储存药品进行检查和养护，监测和记录储存区域的温湿度，维护储存设施设备，并建立相应的养护档案。

你知道吗

药品养护措施

依据药品质量标准中"贮藏"项下规定的条件，并结合当地气候及药库所处环境等因素而具体实施。①对易受光线影响而变质的药品，应采取合适的、有效的避光措施，如库房采取避光设计、储存室门窗悬挂深色门（窗）帘或者将药品存放在柜、箱内；②对易受湿度影响而变质的药品，应相应控制药库相对湿度，一般保持在35% ~ 75%之间；③对易受温度影响而变质的药品，应分库（柜、箱）控制温度，冷库（柜、箱）2 ~ 10℃，阴凉库（柜、箱）< 20℃，常温库（柜、箱）0 ~ 30℃；④采取必要的防虫、防鼠及防霉措施；⑤采取必要的防火、防爆及通风措施。

三、医疗机构药物临床应用

（一）合理用药的概念

世界卫生组织1985年在内罗毕召开的合理用药专家会议上，把合理用药定义为：合理用药要求患者接受的药物适合他们的临床需要，药物剂量符合他们的个体需要，疗程足够，药价对患者及其社区最为低廉。随着药学学科的发展，国际药学界的专家赋予合理用药更科学、完整的定义：以当代药物和疾病的系统知识和理论为基础，安全、有效、经济、适当地使用药品。安全、有效强调以最小的治疗风险获得尽可能大的治疗效益；经济强调以尽可能低的治疗成本取得尽可能好的治疗效果，合理使用有限的卫生资源，减轻患者及社会的经济负担；适当是将适当的药物，以适当的剂量，在适当的时间，经适当的给药途径，给适当的患者，使用适当的疗程，达到适当的治疗目标。

（二）我国抗生素合理使用的管理

原卫生部发布的《抗菌药物临床应用管理办法》于2012年8月1日开始施行。抗菌药物临床应用应当遵循安全、有效、经济的原则。抗菌药物临床应用实行分级管理。

根据安全性、疗效、细菌耐药性、价格等因素，将抗菌药物分为三级：非限制使用级、限制使用级与特殊使用级。具体划分标准如下所示。

1. 非限制使用级抗菌药物是指经长期临床应用证明安全、有效，对细菌耐药性影响较小，价格相对较低的抗菌药物。

2. 限制使用级抗菌药物是指经长期临床应用证明安全、有效，对细菌耐药性影响较大，或者价格相对较高的抗菌药物。

3. 特殊使用级抗菌药物是指具有以下情形之一的抗菌药物。

（1）具有明显或者严重不良反应，不宜随意使用的抗菌药物。

（2）需要严格控制使用，避免细菌过快产生耐药的抗菌药物。

（3）疗效、安全性方面的临床资料较少的抗菌药物。

（4）价格昂贵的抗菌药物。

该办法进一步明确医疗机构主要负责人是本机构抗菌药物临床应用管理的第一责任人，明确对抗菌药物实施分级管理，强化处方点评制度，对医务人员抗菌药物处方资格进行限定，加大监督管理力

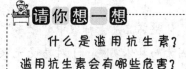
请你想一想
什么是滥用抗生素？
滥用抗生素会有哪些危害？

度。对于门诊、住院患者抗菌药物的使用率和重要患者抗生素的使用率还要有一个明确的指标要求。对于特殊病例确实需要使用医院所确定的品种和剂型以外的抗菌药物，经过相应审批程序，可以临时性、一次性购入药品。

目标检测

一、单项选择题

1. 制定本机构药品处方集和基本用药供应目录的是（　　）

A. 药物治疗委员会的职责

B. 医疗机构制剂室的职责

C. 医疗机构药师的职责

D. 药事管理及药物治疗学委员会（组）的职责

2. 医疗机构购进药品，逐批查验，并建立真实完整的记录，执行的制度是（　　）

A. 进货验收制度　　　　　　　　B. 效期管理制度

C. 采购管理制度　　　　　　　　D. 保管、养护管理制度

3. 根据《处方管理办法》，符合处方书写规则的是（　　）

A. 医疗机构可以编制统一的药品缩写名称

B. 药品用法、用量不能使用英文、拉丁文书写

C. 药品用法可使用"遵医嘱"

D. 每张处方限于一名患者的用药

4. 儿科处方印刷用纸的颜色为（　　）

A. 白色　　　　　　　　　　　　B. 淡绿色

C. 淡黄色　　　　　　　　　　　D. 淡红色

5. 第二类精神药品每张处方一般不得超过（ ）

　　A. 15 日常用量　　　　　　　　　B. 3 日用量

　　C. 1 次常用量　　　　　　　　　　D. 7 日常用量

6. 根据《中华人民共和国药品管理法》，医疗机构配制的制剂应当是（ ）

　　A. 本单位科研需要的品种

　　B. 本单位临床需要的品种

　　C. 本单位临床需要而市场上没有供应的品种

　　D. 市场供不应求的品种

7. 《医疗机构制剂注册管理办法（试行）》规定，医疗机构制剂批准文号有效期为（ ）

　　A. 5 年，届满前 3 个月申请再注册　　B. 5 年，届满前 6 个月申请再注册

　　C. 3 年，届满前 3 个月申请再注册　　D. 3 年，届满前 6 个月申请再注册

8. 医疗机构配制制剂批准文号的核发是由（ ）

　　A. 所在地省级卫生健康主管部门　　B. 所在地市级卫生健康主管部门

　　C. 所在地省级药品监督管理部门　　D. 所在地市级药品监督管理部门

9. 下列医疗机构制剂批准文号正确的是（ ）

　　A. 国药制字 H20020005　　　　　B. 国药准字 H20020005

　　C. 京药准字 Z2005000　　　　　　D. 京药制字 H20030005

10. 对常用低价药可采取（ ）

　　A. 建立公开透明、多方参与的价格谈判机制

　　B. 定点生产、议价采购

　　C. 实行集中挂网，由医院直接采购

　　D. 实行最高出厂价格和最高零售价格管理

二、多项选择题

1. 按照《医院分级管理标准》，医院的等级包括（ ）

　　A. 一级　　　　　B. 二级　　　　　C. 三级

　　D. 四级　　　　　E. 五级

2. 调剂工作的步骤包括（ ）

　　A. 收处方　　　　B. 审查处方　　　C. 调配处方

　　D. 复核处方　　　　　　　　　　　　E. 发药并指导用药

3. 有下列哪些情形的，不得作为医疗机构制剂申报（ ）

　　A. 市场上已有供应的品种

　　B. 含有未经国家药品监督管理部门批准的活性成分的品种

　　C. 中药注射剂

　　D. 中药、化学药组成的复方制剂

　　E. 麻醉药品、精神药品、医疗用毒性药品、放射性药品

4. 下列哪些特殊管理的药品，应当专库或专柜存放（　　）

　　A. 麻醉药品　　　　B. 精神药品　　　　C. 医疗用毒性药品

　　D. 放射性药品　　　　　　　　　　E. 抗感染药品

5. 世界卫生组织把合理用药定义为：合理用药要求患者接受的药物（　　）

　　A. 适合他们的临床需要　　　　B. 药物剂量符合他们的个体需要

　　C. 疗程足够　　　　　　　　　D. 药价对患者及其社区最为低廉

　　E. 药效最突出

书网融合……

 微课　　　　　 划重点　　　　　 自测题

项目十 **特殊药品管理**

学习目标

知识要求

1. **掌握** 麻醉药品、精神药品生产、经营、使用的管理要点；医疗用毒性药品的生产、经营、使用的管理规定；药品类易制毒化学品、含兴奋剂药品、含麻黄碱类复方制剂的管理规定。

2. **熟悉** 我国生产和使用的麻醉药品、精神药品、医疗用毒性药品的品种；药品类易制毒化学品的概念和分类；兴奋剂的概念、分类和目录。

3. **了解** 放射性药品的管理规定。

能力要求

1. 能根据特殊管理药品的有关法规要求，正确开展特殊管理药品的生产、经营、使用等环节相关的岗位操作。

2. 能正确辨识常用特殊管理药品的种类及使用特点。

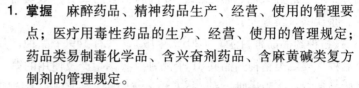 任务一 麻醉药品和精神药品的管理

PPT

为加强麻醉药品和精神药品的管理，保证麻醉药品和精神药品的合法、安全、合理使用，防止流入非法渠道，根据《药品管理法》和其他有关法律的规定，国务院于2005年8月颁布了《麻醉药品和精神药品管理条例》（以下简称《条例》），2013年及2016年《国务院关于修改部分行政法规的决定》对其中个别条款做了修改。

一、麻醉药品和精神药品的概念及品种范围

（一）麻醉药品和精神药品的概念

1. 麻醉药品的定义 麻醉药品是指连续使用后易产生身体依赖性、能成瘾的药品。《条例》所称麻醉药品是指列入麻醉药品目录的药品和其他物质。

2. 精神药品的定义 精神药品是指直接作用于中枢神经系统，产生兴奋或抑制作用，连续使用可产生依赖性的药品。《条例》所称精神药品，是指列入精神药品目录的药品和其他物质。

（二）麻醉药品和精神药品的品种范围

《条例》第三条规定："麻醉药品和精神药品目录由国务院药品监督管理部门会同

国务院公安部门、国务院卫生主管部门制定、调整并公布。"

《麻醉药品品种目录》（2013 年版），共有 121 个品种，其中我国生产和使用的品种包括其可能存在的盐、单方制剂、异构体、酯及醚有 22 个品种，具体品种有：可卡因、罂粟浓缩物、二氢埃托啡、地芬诺酯、芬太尼、氢可酮、氢吗啡酮、美沙酮、吗啡（包括吗啡阿托品注射液）、阿片（包括复方樟脑酊、阿桔片）、羟考酮、哌替啶、瑞芬太尼、舒芬太尼、蒂巴因、可待因、右丙氧芬、双氢可待因、乙基吗啡、福尔可定、布桂嗪、罂粟壳。

《精神药品品种目录》（2013 年版），共有 149 个品种，其中第一类精神药品共 68 个品种，第二类精神药品共 81 个品种。我国生产及使用的第一类精神药品有 7 个品种，具体品种有：丁丙诺啡、γ-羟丁酸、氯胺酮、马吲哚、哌醋甲酯、司可巴比妥、三唑仑。我国生产及使用的第二类精神药品有 27 个品种，具体有：异戊巴比妥、格鲁米特、喷他佐辛、戊巴比妥、阿普唑仑、巴比妥、氯硝西泮、地西泮、艾司唑仑、氟西泮、劳拉西泮、甲丙氨酯、咪达唑仑、硝西泮、奥沙西泮、匹莫林、苯巴比妥、唑吡坦、丁丙诺啡透皮贴剂、布托啡诺及其注射剂、咖啡因、安钠咖、地佐辛及其注射剂、麦角胺咖啡因片、氨酚氢可酮片、曲马多、扎来普隆。另外，含可待因复方口服液体制剂（包括口服溶液剂、糖浆剂）、含羟考酮复方制剂、丁丙诺啡与纳洛酮的复方口服固体制剂、瑞马唑仑等也被列入第二类精神药品管理。

（三）麻醉药品和精神药品的专用标志

根据《药品管理法》及相关规定，麻醉药品和精神药品的标签必须印有国务院药品监督管理部门规定的标志，麻醉药品和精神药品专用标志样式如图 10-1、10-2 所示。

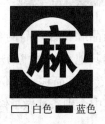

□白色 ■蓝色

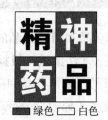

■绿色 □白色

图 10-1　麻醉药品专用标志　　　　图 10-2　精神药品专用标志

二、麻醉药品和精神药品的监督管理

《条例》共九章八十九条，对麻醉药品和精神药品的监管、种植、实验研究和生产、经营、使用、储存、运输、审批程序和监督管理、法律责任等均作了明确规定。

<u>你知道吗</u>

《条例》规定，国家对麻醉药品和药用原植物以及麻醉药品和精神药品实行管制。除条例另有规定外，任何单位、个人不得进行麻醉药品药用原植物的种植以及麻醉药品和精神药品的实验研究、生产、经营、使用、储存、运输等活动。

（一）麻醉药品和精神药品的管理部门及职责

国务院药品监督管理部门负责全国麻醉药品和精神药品的监督管理工作，各级药品监督管理部门负责本行政区域内麻醉药品和精神药品的监督管理工作。公安部门负责对造成麻醉药品药用原植物、麻醉药品和精神药品流入非法渠道的行为进行查处。国务院其他有关主管部门在各自的职责范围内负责与麻醉药品和精神药品有关的管理工作。

（二）麻醉药品和精神药品的生产管理

国家对麻醉药品和精神药品实行定点生产制度。麻醉药品、第一类精神药品生产以及第二类精神药品原料药生产的企业，经所在地省级药品监督管理部门初步审查，由国务院药品监督管理部门批准；从事第二类精神药品制剂生产的企业，经所在地省级药品监督管理部门批准。

定点生产企业应当严格按照麻醉药品和精神药品年度生产计划安排生产，并依照规定向所在地省级药品监督管理部门报告生产情况。经批准定点生产的麻醉药品、精神药品不得委托加工。定点生产企业生产的麻醉药品和精神药品销售给具有麻醉药品和精神药品经营资格的企业。麻醉药品和精神药品定点生产企业销售麻醉药品和精神药品不得使用现金交易。

（三）麻醉药品和精神药品的经营管理

1. 实行定点经营　国家对麻醉药品、精神药品实行定点经营制度，未经批准的任何单位和个人不得从事麻醉药品和精神药品经营活动。麻醉药品和精神药品需根据需求总量确定定点批发企业布局。药品经营企业不得经营麻醉药品原料药和第一类精神药品原料药。

2. 定点经营企业必备条件　麻醉药品和精神药品定点批发企业除应当具备《药品管理法》规定的药品经营企业的开办条件外，还应当具备：①有符合《条例》规定的麻醉药品和精神药品储存条件；②有通过网络实施企业安全管理和向药品监督管理部门报告经营信息的能力；③单位及其工作人员 2 年内没有违反有关禁毒的法律、行政法规规定的行为；④符合国家药品监督管理部门公布的定点批发企业布局。

3. 定点经营资格审批　跨省、自治区、直辖市从事麻醉药品、第一类精神药品批发业务的药品经营企业（简称全国性批发企业），应当经国务院药品监督管理部门批准；在本省、自治区、直辖市行政区域内从事麻醉药品、第一类精神药品批发业务的药品经营企业（简称区域性批发企业），应当经所在地省级药品监督管理部门批准。专门从事第二类精神药品批发业务的药品经营企业，应当经所在地省级药品监督管理部门批准。从事麻醉药品和第一类精神药品批发业务的全国性批发企业、区域性批发企业，可以从事第二类精神药品批发业务。经所在地设区的市级药品监督管理部门批准，实行统一进货、统一配送、统一管理的药品零售连锁企业可以从事第二类精神药品零售业务。各级药品监督管理部门应当及时将批准的全国性批发企业、区域性批发企业、专门从事第二类精神药品批发的企业和从事第二类精神药品零售的连锁企业的名单在网上公布。

4. 麻醉药品和精神药品购销规定

（1）购销渠道管理 全国性批发企业，应当从定点生产企业购进麻醉药品和第一类精神药品；区域性批发企业从定点生产企业购进麻醉药品和第一精神药品制剂，须经所在地省级药品监督管理部门批准。第二类精神药品需按规定从定点生产企业和具有资格的定点批发企业购进。麻醉药品和第一类精神药品的销售，须经医疗机构所在地省级药品监督管理部门批准。

（2）销售配送要求 企业销售的麻醉药品和精神药品，不得自行提货，须将药品送至医疗机构；药品零售连锁企业对其所属的经营第二类精神药品的门店，应当严格执行统一进货、统一配送和统一管理。药品零售企业门店所零售的第二类精神药品，应当由本企业直接配送，不得委托配送。

（3）其他管理规定 企业、单位之间购销麻醉药品和精神药品一律禁止使用现金进行交易；全国性批发企业、区域性批发企业在销售麻醉药品和第一类精神药品时，应当建立购买方销售档案；全国性批发企业、区域性批发企业向其他企业、单位销售麻醉药品和精神药品时，应当核实企业或单位资质文件、采购人员身份证明，核实无误后方可销售。

5. 麻醉药品和精神药品零售规定 麻醉药品和第一类精神药品不得零售。第二类精神药品零售企业应当凭执业医师出具的处方，按规定剂量销售，并将处方保存 2 年备查。第二类精神药品一般每张处方不得超过 7 日常用量，禁止超剂量或者无处方销售第二类精神药品；不得向未成年人销售第二类精神药品。罂粟壳必须凭盖有乡镇卫生院以上医疗机构公章的医生处方配方使用，不准生用，严禁单味零售，处方保存 3 年备查。

（四）麻醉药品和精神药品使用管理

1. 麻醉药品和精神药品的采购管理 药品生产企业采购麻醉药品和精神药品为原料生产普通药品的，应需按规定向省级药品监督管理部门送报计划，获得批准后向定点生产企业或定点批发企业购买；药品生产企业、科研、教学单位采购用于生产、实验和教学所需麻醉药品和精神药品，需按规定向药品监督管理部门送报计划，获得批准后向定点生产或定点批发企业购买。

2. 印鉴卡管理 医疗机构需要使用麻醉药品和第一类精神药品的，经所在地设区的市级卫生主管部门批准，取得《麻醉药品、第一类精神药品购用

> **请你想一想**
>
> 某药品批发企业拟在所在地省内从事麻醉药品和第一类精神药品的批发业务。那么该企业应具备哪些条件？经过哪些部门的批准方可在省内进行麻醉药品和第一类精神药品的批发业务？该企业可以经营第二类精神药品吗？

印鉴卡》（以下简称《印鉴卡》），凭《印鉴卡》从省级行政区域内的定点批发企业购买。《印鉴卡》有效期为 3 年。《印鉴卡》有效期满前 3 个月，医疗机构向市级卫生主管部门重新提出申请。

3. 处方资格及处方管理　医疗机构应当对本单位执业医师进行有关麻醉药品使用知识的培训、考核，经考核合格的，授予麻醉药品和第一类精神药品处方资格，其各单位报送所在地设区的市级卫生主管部门，并抄送同级药品监督管理部门。执业医师取得麻醉药品和第一类精神药品的处方资格后，方可在本医疗机构开具麻醉药品和第一类精神药品处方，但不得为自己开具该种处方。执业医师应当使用专用处方开具麻醉药品和精神药品，单张处方的最大用量应当符合国务院卫生主管部门的规定。医疗机构应当对麻醉药品和精神药品处方进行专册登记，加强管理，麻醉药品处方至少保存 3 年，精神药品处方至少保存 2 年。

（五）麻醉药品和精神药品储存与运输管理

1. 储存管理　①药用原植物种植企业、定点生产企业、全国性批发企业和区域性批发企业以及国家设立的麻醉药品和第一类精神药品储存单位，要设置储存麻醉药品的专库；②定点生产企业要将麻醉药品、精神药品原料药和制剂分别存放；③使用单位要设立专库和专柜，要实行双人双锁管理；④生产企业、经营企业、国家设立的储存单位和使用单位，应当配备专人负责管理工作，并建立储存麻醉药品、第一类精神药品的专用账册，专用账册的保存期限应当自药物有效期期满之日起不少于 5 年；⑤麻醉药品和第一类精神药品入库实行双人核查验收，出库双人复核，做到账物相符。

2. 运输管理　运输、邮寄麻醉药品和第一类精神药品要按规定向所在地设区的市级药品监督管理部门申请领取证明，第二类精神药品无需办理运输证明。在运输过程中必须按规定采取安全保障措施，防止在运输过程中被盗、被抢、丢失。通过铁路运输麻醉药品和第一类精神药品必须采用封闭式车辆，有专人押运，中途不应停车过夜。水路运输麻醉药品和第一类精神药品时应有专人押运。

（六）违反麻醉药品和精神药品管理规定的法律责任

1. 定点生产企业、定点经营企业、第二类精神药品零售企业、医疗机构违反麻醉药品和精神药品管理规定的，应承担的法律责任如表 10 - 1 所示。

表 10 - 1　关于生产企业、经营企业、医疗机构的法律责任

	法律责任	违法行为
定点生产企业	定点生产企业违反管理规定，有下列行为之一的，由药品监督管理部门责令限期改正，给予警告，并没收违法所得和违法销售的药品；逾期不改正的，责令停产，并处 5 万元以上 10 万元以下的罚款；情节严重的，取消其种植资格或定点生产资格	①未按年度生产计划安排生产的；②未按规定向药品监督管理部门报告生产情况的；③未按规定储存麻醉药品和精神药品，或未按规定建立、保存专用账册的；④未按规定销售麻醉药品和精神药品的；⑤未按规定销毁麻醉药品和精神药品的

续表

法律责任	违法行为
定点批发企业 定点批发企业违反管理规定，有下列行为之一的，由药品监督管理部门责令限期改正，给予警告，并没收违法所得和违法销售的药品；逾期不改正的，责令停业，并处违法销售货品货值金额两倍以上五倍以下的罚款；情节严重的，取消其定点批发资格	①未按规定购进麻醉药品和第一类精神药品的；②未保证供药责任区域内药品的供应的；③未对医疗机构履行送货义务的；④未按规定报告药品进货、销售、库存数量以及流向的；⑤未按规定储存麻醉药品和精神药品，或未建立、保存专用账册的；⑥未按规定销毁麻醉药品和精神药品的；⑦区域性批发企业之间违反规定调剂药品，或者因特殊情况调剂药品后未依照规定备案的
第二类精神药品零售企业 第二类精神药品零售企业违反管理规定，有下列行为之一的，由药品监督管理部门责令限期改正，给予警告，并没收违法所得和违法销售的药品；逾期不改正的，责令停业，并处五千元以上两万元以下的罚款；情节严重的，取消其第二类精神药品零售资格	违反规定储存、销售或销毁第二类精神药品的
医疗机构 取得印鉴卡的医疗机构违反规定，有下列情形之一，由设区的市级卫生主管部门责令限期改正，给予警告；逾期不改正的，处五千元以上一万元以下罚款，情节严重的，吊销其印鉴卡并处分主管人员和责任人员	①未按规定购买、储存麻醉药品和第一类精神药品的；②未按规定保存麻醉药品和精神药品专用处方或未依规定进行处方专册登记的；③未按规定报告麻醉药品和精神药品的进货、库存、使用数量；④紧急借用麻醉药品和第一类精神药品后未备案的；⑤未按规定销毁麻醉药品和精神药品的

2. 处方的调配人、核对人的法律责任 违反规定，未对麻醉药品和第一类精神药品处方进行核对，造成严重后果的，由原发证部门吊销其执业证书。

3. 执业医师的法律责任 违规开具处方的，依情节处以取消麻醉药品处方权、警告、暂停执业、吊销执业证书；构成犯罪的，依法追究刑事责任。

4. 药品监督管理部门和卫生主管部门的法律责任 有下列情形之一的，由其上级行政机关或者监察机关责令改正；情节严重的，对直接负责的主管人员和其他责任人员依法给予行政处分；构成犯罪的，依法追究刑事责任：①对不符合条件的申请人准予行政许可或超越法定职权作出准予行政许可决定的；②未到场监督销毁过期、损坏的麻醉药品、精神药品的；③未依法履行监督检查职责，应当发现而未发现违法行为、发现违法行为不及时查处，或未依照规定的程序实施监督检查的；④违反规定的其他失职、渎职行为。

PPT

任务二　医疗用毒性药品的管理

一、医疗用毒性药品的概念及品种范围

（一）医疗用毒性药品的概念

医疗用毒性药品（简称毒性药品）是指毒性剧烈，治疗剂量与中毒剂量相近，使用不当会致人中毒或死亡的药品。

（二）医疗用毒性药品的品种范围

毒性药品的管理品种，由国务院卫生主管部门会同国务院药品监督管理部门规定。根据我国《医疗用毒性药品管理办法》的规定，医疗用毒性药品可分为中药和西药两大类，其中毒性中药品种共 27 种，毒性西药品种共 13 种。具体品种如下。

毒性中药品种：砒石（红砒、白砒）、砒霜、水银、生马钱子、生川乌、生草乌、生白附子、生附子、生半夏、生南星、生巴豆、斑蝥、青娘虫、红娘虫、生甘遂、生狼毒、生藤黄、生千金子、生天仙子、闹羊花、雪上一枝蒿、白降丹、蟾酥、洋金花、红粉、轻粉、雄黄。

毒性西药品种：去乙酰毛花苷丙、阿托品、洋地黄毒苷、氢溴酸后马托品、三氧化二砷、毛果芸香碱、升汞、水杨酸毒扁豆碱、亚砷酸钾、氢溴酸东莨菪碱、士的宁、亚砷酸注射液、A 型肉毒毒素及其制剂。

（三）毒性药品专有标志

根据《药品管理法》，特殊管理药品的包装和标签必须印有规定的标志。国务院药品监督管理部门规定的医疗用毒性药品的标志样式，如图 10 - 3 所示。

■黑色 □白色

图 10 - 3　医疗用毒性药品专用标志

二、医疗用毒性药品的监督管理

根据《医疗用毒性药品管理办法》《关于切实加强医疗用毒性药品监督管理的通知》的相关规定，将对毒性药品的生产、经营、储存和使用的具体规定总结如下。

（一）医疗用毒性药品的生产、经营、储存管理

1. 生产、经营资格管理

（1）毒性药品的生产由药品监督管理部门指定的药品生产企业承担，未取得毒性药品生产许可的企业，不得生产毒性药品。

（2）毒性药品的收购和经营由药品监督管理部门指定的药品经营企业承担，其他任何单位或者个人均不得从事毒性药品的收购、经营业务。

2. 生产、经营要求

（1）毒性药品年度生产、收购、供应和配制计划，由省级药品监督管理部门根据

医疗需要制定。药品生产企业不得擅自改变生产计划，所生产的医疗用毒性药品应全部销售给指定的药品经营企业，不得自行销售。

（2）药品生产企业必须由医药专业人员负责生产、配制和质量检验，并建立严格的管理制度，严防与其他药品混杂。每次配料，必须经2人以上复核无误，并详细记录每次生产所用原料和成品数，经手人要签字备查。所有工具、容器要处理干净，以防污染其他药品。标示量要准确无误，包装容器上必须印有毒药标志。

（3）生产医疗用毒性药品及其制剂，必须严格执行生产工艺操作规程，在本单位药品质量管理人员的监督下准确投料，并建立完整的生产记录，保存5年备查。

（4）加工炮制毒性中药，必须按照国家药品标准或省级药品监督管理部门制定的炮制规范的规定进行。药材符合药用要求，方可供应、配方和用于中成药生产。零售药店供应和调配毒性药品，凭盖有医生所在的医疗单位公章的正式处方，每次处方剂量不得超过二日极量。

3. 储存与运输要求 收购、经营、加工、使用毒性药品的单位必须建立健全保管、验收、领发、核对等制度，严防收假、发错，严禁与其他药品混杂，做到专用库房或专柜。专库或专柜加锁并由专人保管，做到双人双锁管理，专账记录。毒性药品的包装容器上必须印有毒药标志，在运输过程中，应当采取有效措施，防止发生事故。

> **请你想一想**
>
> 医疗用毒性药品与麻醉药品在生产、经营方面有哪些异同点？

4. A型肉毒毒素的管理

（1）药品生产企业应制定A型肉毒毒素制剂年度生产计划，严格按照年度生产计划和药品GMP要求进行生产。

（2）注射用A型肉毒毒素的经营企业是指定的具有医疗用毒性药品收购经营资质的药品批发企业，未经指定的药品经营企业不得购销注射用A型肉毒毒素。生产经营企业不得向未取得《医疗机构执业许可证》的单位销售注射用A型肉毒毒素，药品零售企业不得经营注射用A型肉毒毒素。

（3）注射用A型肉毒毒素生产（进口）企业和指定经营企业必须进行严格的资格审核，建立客户档案，建立注射用A型肉毒毒素购进、销售台账，并保存至超过有效期2年备查。

（4）注射用A型肉毒毒素生产（进口）企业应当及时将指定经营企业情况报所在地省级药品监督管理部门备案。

（二）毒性药品的使用管理

1. 使用和调配要求 配方用药由有关药品零售企业、医疗机构负责供应，其他任何单位或者个人均不得从事毒性药品的配方业务。医疗机构供应和调配毒性药品，凭执业医师签名的正式处方；指定药品经营企业供应和调配毒性药品，凭盖有医师所在的医疗机构公章的正式处方。每次处方剂量不得超过2日极量。调配处方时必须认真负责，计量准确，按医嘱注明要求，并由配方人员及具有药师以上技术职称的复核人员签名盖章后方可发出。对处方未注明"生用"的毒性中药，应当用炮制品。如发现处方有疑问，须经原处方医生重新审定后再行调配。处方一次有效，保存 2 年备查。

2. 科研和教学使用要求 单位所需的医疗用毒性药品，必须持本单位的证明信，经单位所在地县以上药品监督管理部门批准后，供应部门方能销售。

3. A 型肉毒毒素的使用规定 A 型肉毒毒素制剂应登记造册、专人管理，按规定储存，做到账物相符。医师应当根据诊疗指南和规范、药品说明书中的适应证、药理作用、用法、用量等开具处方，每次处方剂量不得超过二日用量，处方按规定保存。

（三）违反毒性药品管理规定的法律责任

对违反毒性药品管理办法规定，擅自生产、收购、经营毒性药品的单位或者个人，应没收其全部毒性药品，并给予警告或按非法所得的五至十倍罚款。情节严重、致人伤残或死亡，构成犯罪的，依法追究其刑事责任。

任务三 放射性药品的管理

PPT

为加强放射性药品的管理，国务院发布了《放射性药品管理办法》，对放射性药品的研究、生产、经营、运输等作了具体规定。

一、放射性药品的概念及品种范围

（一）放射性药品的概念

放射性药品是指用于临床诊断或者治疗的放射性核素制剂或者其标记药物。它与其他特殊管理药品的不同之处在于其分子内或制剂内含有放射性核素，能放射出具有穿透性的射线，当射线穿过人体时，可对人体组织发生电离作用，容易损害人体健康；因此，国家将其纳入特殊管理的药品范围。

（二）放射性药品的品种范围

《中华人民共和国药典》2020 年版收载的放射性品种有 30 种，具体见表 10 - 2。

表 10 - 2 放射性药品品种

序号	品种	序号	品种
1	来昔决南钐 [Sm] 注射液	16	氯化锶 [Sr] 注射液
2	氙 [Xe] 注射液	17	碘 [I] 密封籽源
3	邻碘 [I] 马尿酸钠注射液	18	碘 [I] 化钠口服溶液
4	注射用亚锡亚甲基二磷酸盐	19	诊断用碘 [I] 化钠胶囊

续表

序号	品种	序号	品种
5	注射用亚锡依替菲宁	20	锝［Tc］双半胱乙酯注射液
6	注射用亚锡喷替酸	21	锝［Tc］双半胱氯酸注射液
7	注射用亚锡植酸钠	22	锝［Tc］甲氧异腈注射液
8	注射用亚锡焦磷酸钠	23	锝［Tc］亚甲基二膦酸盐注射液
9	注射用亚锡聚合蛋白	24	锝［Tc］依替菲宁注射液
10	枸橼酸镓［Ga］注射液	25	锝［Tc］植酸盐注射液
11	氟［F］脱氧葡糖注射液	26	锝［Tc］喷替酸盐注射液
12	胶体磷［P］酸铬注射液	27	锝［Tc］焦磷酸盐注射液
13	高锝［Tc］酸钠注射液	28	锝［Tc］聚合白蛋白注射液
14	铬［Cr］酸钠注射液	29	磷［P］酸钠盐口服溶液
15	氯化亚铊［T1］注射液	30	磷［P］酸钠盐注射液

二、放射性药品的监督管理

（一）放射性新药的研制和审批管理

研制单位研制的放射性新药，在进行临床试验或者验证前，须经国务院药品监督管理部门审批同意后，方可进行临床研究。临床研究结束后，须经国务院药品监督管理部门审核批准，并征求国务院国防科技工业主管部门的意见后，发给新药证书。

你知道吗

放射性新药的研制内容

放射性新药的研制内容包括工艺路线、质量标准、临床前药理及临床研究。研制单位在制订新药工艺路线的同时，必须研究该药的理化性能、纯度及检验方法、药理、毒理、动物药代动力学、放射性比活度、剂量、剂型、稳定性等。

放射性新药投入生产，需由生产单位或者取得放射性药品生产许可证的研制单位，凭新药证书（副本）向国家药品监督管理部门提出生产该药的申请，并提供样品，由国家药品监督管理部门审核发给批准文号。

（二）放射性药品的生产、经营管理

1. 开办放射性药品生产、经营企业的条件　开办放射性药品生产、经营企业，必须具备《药品管理法》规定的条件，符合国家有关放射性同位素安全和防护的规定与标准，并履行环境影响评价文件的审批手续，取得《放射性药品生产企业许可证》《放射性药品经营企业许可证》。无许可证的生产、经营企业，一律不得生产、经营放射性药品。

2. 开办放射性药品生产、经营企业的审批程序　拟开办放射性药品生产、经营企业，应报所在地省级药品监督管理部门初审之后报国家药品监督管理部门，并经国务

院国防科技工业主管部门审查同意，国家药品监督管理部门审核批准后，由所在地省级药品监督管理部门发给《放射性药品生产企业许可证》《放射性药品经营企业许可证》。许可证的有效期为 5 年，期满前 6 个月，放射性药品生产、经营企业应分别向发证部门申请换发新证。

3. 放射性药品生产、经营 国家根据需要，对放射性药品的生产企业实行合理布局。

放射性药品生产企业生产已有国家标准的放射性药品，必须经国家药品监督管理部门征求国务院国防科技工业主管部门意见后审核批准，并发给批准文号。凡是改变已批准的生产工艺路线和药品标准的，生产企业必须按原报批程序提出补充申请经国家药品监督管理部门批准后生产。

放射性药品生产、经营企业，必须配备与生产、经营放射性药品相适应的专业技术人员，具有安全、防护和废气、废物、废水处理等设施，并建立严格的质量管理制度。必须建立质量检验机构，严格实行生产全过程的质量控制和检验。产品出厂前，须经质量检验。符合国家药品标准的产品方可出厂，不符合标准的产品一律不准出厂。

经批准的含有短半衰期放射性核素的药品，可以边检验边出厂，但发现质量不符合国家药品标准时，该药品的生产企业应当立即停止生产、销售，并立即通知使用单位停止使用，同时报告国家药品监督管理部门、卫生主管部门和国防科技工业主管部门。

（三）放射性药品的使用管理

医疗机构使用放射性药品必须符合国家放射性同位素卫生防护管理的有关规定，须经所在地的省级公安、环保、卫生和药品监督管理部门批准，取得相应等级的《放射性药品使用许可证》。许可证有效期为 5 年。

持有《放射性药品使用许可证》的医疗机构，必须负责对使用的放射性药品进行临床质量检验、收集药品不良反应等项工作，并定期向所在地药品监督管理部门报告。

医疗机构设置核医学科室（同位素室），必须配备与其医疗任务相适应的并经核医学技术培训的技术人员。非核医学专业技术人员未经培训，不得从事放射性药品使用工作。

放射性药品使用后的废物（包括患者排出物），必须按国家有关规定妥善处置。

（四）放射性药品的进出口管理

进出口放射性药品，应当按照国家有关对外贸易、放射性同位素安全和防护的规定，办理进出口手续。

进口的放射性药品品种，必须符合我国的药品标准或者其他药用要求。进口放射性药品，必须经国家药品监督管理部门指定的药品检验机构抽验检验，检验合格的，方准进口。经批准的短半衰期放射性核素药品，在保证安全使用的情况下，可以采取边进口检验、边投入使用的方法。进口检验机构发现药品质量不符合要求时，应当立即通知使用单位停止使用，并报告国家药品监督管理部门、卫生主管部门和国防科技工业主管部门。

（五）放射性药品的包装、运输管理

放射性药品的包装必须安全实用，符合放射性药品质量要求，具有与放射性剂量相适应的防护装置；包装必须分内包装和外包装两部分，外包装必须贴有商标、标签、说明书和放射性药品标志（图 10-4），内包装必须贴有标签。标签必须注明药品品名、放射性比活度、装量。

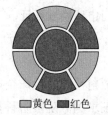

■黄色 ■红色

图 10-4　放射性药品标志

放射性药品说明书除注明前述内容外，还须注明生产单位、批准文号、批号、主要成分、出厂日期、放射性核素半衰期、适应证、用法、用量、禁忌证、有效期和注意事项等。

放射性药品的运输，按国家运输、邮政等部门制定的有关规定执行。严禁任何单位和个人随身携带放射性药品乘坐公共交通运输工具。

（六）法律责任

对违反《放射性药品管理办法》规定的单位或者个人，由县级以上药品监督管理、卫生主管部门按照《药品管理法》和有关法规的规定处罚。

任务四　其他实行特殊管理的药品

PPT

实例分析

王阿姨来到药店买新康泰克，药店营业员说："带身份证了吗？买康泰克要登记身份证。"但是王阿姨没有带身份证，该营业员继续说："新康泰克属于含麻黄碱类的复方制剂，没有身份证，不能卖"。王阿姨来到另外一家药店，要求购买新康泰克，该药店营业员则要求王阿姨填写一下身份证号，就把药卖给她了。

讨论　请分析这两家药店营业员的行为是否得当，为什么？

一、药品类易制毒化学品的管理

为了加强药品类易制毒化学品的管理，防止流入非法渠道，维护社会安定，我国制定了《药品类易制毒化学品管理办法》。该办法共八章五十条，包括总则、生产、经营许可、购买许可、购销管理、安全管理、监督管理、法律责任、附则，适用于药品类易制毒化学品的生产、经营、购买以及监督管理。

（一）易制毒化学品的概念和分类

1. 易制毒化学品的概念　是指国家规定管制的可用于非法制造麻醉药品和精神药

品的前体、原料和化学配剂等物质，流入非法渠道又可用于制造毒品。药品类易制毒化学品是指《易制毒化学品管理条例》中所确定的麦角酸、麻黄素等物质。小包装麻黄素是指国家药品监督管理部门指定生产的供教学、科研和医疗机构配制制剂使用的特定包装的麻黄素原料药。

易制毒化学品本身并不是毒品，但其具有双重性。易制毒化学品既是一般医药、化工的工业原料，又是生产、制造或合成毒品必不可少的化学品。国家对这些物品的生产、运输、销售等制定了相应的管理办法，实行严格管制。

2. 易制毒化学品的品种分类 根据《易制毒化学品管理条例》，分为三类。第一类是可以用于制毒的主要原料，第二类、第三类是可以用于制毒的化学配剂。药品类易制毒化学品属于第一类易制毒化学品。易制毒化学品分类和品种是由国务院批准调整，涉及药品类易制毒化学品的，是由国家药品监督管理部门负责及时调整并予以公布。目前，药品类易制毒化学品分为两类，即：麦角酸、麦角胺、麦角新碱和麻黄素类物质（包括麻黄素、伪麻黄素、消旋麻黄素、去甲麻黄素、甲基麻黄素、麻黄浸膏、麻黄浸膏粉等）。

（二）药品类易制毒化学品管理的规定

1. 药品类易制毒化学品的管理部门 国家药品监督管理部门主管全国药品类易制毒化学品生产、经营、购买等方面的监督管理工作。县级以上地方药品监督管理部门负责本行政区域内的药品类易制毒化学品生产、经营、购买等方面的监督管理工作。

2. 药品类易制毒化学品管理的规定 国家对药品类易制毒化学品实行定点生产、定点经营，对药品类易制毒化学品实行购买许可制度。

（1）生产、经营许可 《药品类易制毒化学品管理办法》规定了药品类易制毒化学品生产、经营、购买许可的范围、条件、程序、资料要求和审批时限；明确了药品类易制毒化学品原料药、单方制剂和小包装麻黄碱的购销渠道；规范了生产、经营企业和有关使用单位药品类易制毒化学品安全管理的制度、条件要求。它对于药品类易制毒化学品的源头控制，规范生产经营程序，保证合法使用和防止流入非法渠道起到了很大的作用。

（2）购买许可 购买药品类易制毒化学品的，应当办理《药品类易制毒化学品购用证明》（以下简称《购用证明》）。《购用证明》由国家药品监督管理部门统一印制，有效期3个月。购买药品类易制毒化学品时必须使用《购用证明》原件，而且只能在有效期内一次使用。《购用证明》不得转借、转让。

（3）购销管理 ①药品生产企业、药品经营企业、外贸出口企业、教学科研单位凭《购用证明》购买；药品类易制毒化学品生产企业应当将药品类易制毒化学品原料药销售给已取得《购用证明》的药品生产企业、药品经营企业和外贸出口企业；药品类易制毒化学品经营企业应当将药品类易制毒化学品原料药销售给本省、自治区、直辖市行政区域内取得《购用证明》的单位；药品类易制毒化学品经营企业之间不得购销药品类易制毒化学品原料药。②教学科研单位只能凭《购用证明》从麻醉药品经营企业和药品类易制毒化学品经营企业购买药品类易制毒化学品。③药品类易制毒化学品生产企业应当将药品类易制毒化学品单方制剂和小包装麻黄素销售给麻醉药品全国性批发企业；麻醉药品全国性批发企业、区域性批发企业应当按照《麻醉药品和精神药品管理条例》第三章规定的渠道销售药品类易制毒化学品单方制剂和小包装麻黄素；麻醉药品区域性批发企业之间不得购销药品类易制毒化学品单方制剂和小包装麻黄素。④药品类易制毒化学品禁止使用现金或者实物进行交易。⑤药品类易制毒化学品生产企业、经营企业销售药品类易制毒化学品，应当建立购买方档案。⑥药品类易制毒化学品生产企业、经营企业销售药品类易制毒化学品时，应当核查采购人员身份证明和相关购买许可证明，经核查无误后方可销售，并保存核查记录。

（4）安全管理　药品类易制毒化学品生产企业、经营企业、使用药品类易制毒化学品的药品生产企业和教学科研单位，应当按规定配备相应仓储安全管理设施，制定相应的安全管理制度；建立药品类易制毒化学品专用账册，账册保存期限应当自药品类易制毒化学品有效期满之日起不少于 2 年；存放药品类易制毒化学品的专库或专柜实行双人双锁管理，药品类易制毒化学品入库应当双人验收，出库应当双人复核，做到账物相符。

二、兴奋剂的管理 🅮微课

（一）兴奋剂的概念

兴奋剂在英语中称为"dope"，原义为"供赛马使用的一种鸦片麻醉混合剂"。当时由于运动员为提高体育竞赛成绩服用的药品大多属于兴奋剂一类的药品，尽管以后被禁止的其他类型药品并不都具有兴奋性（如利尿剂），甚至有的还具有抑制性（如β‐受体阻断剂），但国际上仍习惯沿用兴奋剂的称谓，泛指兴奋剂目录所列的禁用物质。

（二）兴奋剂的分类和目录

1. 兴奋剂的分类　目前兴奋剂的种类已经达到七大类。包括：刺激剂、麻醉止痛剂、合成类固醇类、利尿药、β‐受体阻断剂、内源性肽类激素和血液兴奋剂等。

2. 我国兴奋剂目录　兴奋剂目录由国务院体育主管部门会同国务院药品监督管理部门、国务院卫生主管部门、国务院商务主管部门和海关总署制定，每年调整并公布。《2020 年兴奋剂目录》共收载药品品种 349 个，其中蛋白同化制剂品种 87 个，肽类激素品种 65 个，麻醉药品品种 14 个，刺激剂（含精神药品）品种 75 个，药品类易制毒化学品品种 3 个，医疗用毒性药品品种 1 个，其他品种（利尿药、β‐受体阻断剂等）104 个，并包括上述可能存在的盐和光学异构体；原料药及单方制剂；蛋白同化制剂品种包括其可能存在的盐、酯、醚及光学异构体等。

你知道吗

兴奋剂的危害

兴奋剂的危害主要体现在四个方面：①危害运动员的身心健康，许多危害甚至是终生的；②使用兴奋剂违背了公平竞争的体育精神，属于欺骗行为；③竞技体育的科学训练有其自身规律，但滥用药品会严重破坏竞技体育训练的基本原则；④使用兴奋剂的行为，有悖于道德标准，是严重损害国家荣誉，损害本国人民根本利益的行为。

（三）含兴奋剂药品的管理

1. 兴奋剂的管理层次 根据《反兴奋剂条例》的规定，我国对含兴奋剂药品的管理体现为三个层次，即：实施特殊管理、实施严格管理、实施处方管理。

2. 含兴奋剂药品标签和说明书的管理 《反兴奋剂条例》规定，药品中含有兴奋剂目录所列禁用物质的，生产企业应当在包装标识或者产品说明书上注明"运动员慎用"字样。

3. 蛋白同化制剂、肽类激素的经营管理 依法取得《药品经营许可证》的药品批发企业，具备一定条件并经所在地省级药品监督管理部门批准后方可经营蛋白同化制剂、肽类激素。经营蛋白同化制剂、肽类激素时，必须严格按规定渠道销售。验收、检查、保管、销售和出入库登记记录应当保存至药品有效期2年后备查。实行专库或专柜储存，专人负责管理。药品零售企业不得销售除胰岛素以外的蛋白同化制剂、肽类激素。国家对蛋白同化制剂、肽类激素实行进出口准许证管理，其中药品《进口准许证》有效期1年，药品《出口准许证》有效期3个月。

4. 蛋白同化制剂、肽类激素的销售及使用管理

（1）蛋白同化制剂、肽类激素的销售管理 药品批发企业可以将蛋白同化制剂、肽类激素销售给医疗机构、具有同类资质的生产企业、具有蛋白同化制剂、肽类激素经营资质的药品批发企业。药品零售企业必须凭处方销售胰岛素以及其他按规定可以销售的含兴奋剂药品。

（2）蛋白同化制剂、肽类激素的使用管理 医疗机构只能凭依法享有处方权的执业医师开具的处方向患者提供蛋白同化制剂、肽类激素，处方应当保存2年。

三、含特殊管理药品复方制剂的管理

（一）含特殊药品复方制剂的品种范围

部分列入特殊管理药品的复方制剂品种范围见表10-3。

表 10 - 3　部分含特殊药品复方制剂的品种范围

序号	类别	品种
1	口服固体制剂 （每剂量单位：含可待因 ≤ 15mg 的复方制剂；含双氢可待因 ≤10mg 的复方制剂；含羟考酮 ≤5mg 的复方制剂）	阿司待因片 阿司可咖胶囊 阿司匹林可待因片 氨酚待因片、氨酚待因片（Ⅱ） 氨酚双氢可待因片 复方磷酸可待因片 可待因桔梗片 氯酚待因片 洛芬待因片、洛芬待因缓释片 萘普待因片 愈创罂粟待因片
2	含可待因复方口服液体制剂 （列入第二类精神药品管理）	复方磷酸可待因溶液、复方磷酸可待因溶液（Ⅱ）、复方磷酸可待因口服溶液、复方磷酸可待因口服溶液（Ⅱ）、复方磷酸可待因糖浆 可愈糖浆 愈酚待因口服溶液 愈酚伪麻待因口服溶液
3	复方地芬诺酯片	
4	含甘草类复方口服制剂	复方甘草片、复方甘草口服溶液
5	含麻黄碱类复方制剂	
6	其他含麻醉药品口服复方制剂	复方福尔可定口服溶液、复方福尔可定糖浆 复方枇杷喷托维林颗粒 尿通卡克乃其片
7	含曲马多口服复方制剂	复方曲马多片 氨酚曲马多片 氨酚曲马多胶囊

（二）含特殊药品复方制剂的经营管理

具有《药品经营许可证》的企业均可经营含特殊药品复方制剂。药品生产企业和药品批发企业可以将含特殊药品复方制剂销售给药品批发企业、药品零售企业和医疗机构。

1. 合法资质审核　药品批发企业购销含特殊药品复方制剂时应对供货单位和购货单位的资质进行严格审核，确认其合法性后，方可进行含特殊药品复方制剂购销活动。

2. 药品购销管理　药品批发企业从药品生产企业直接购进的复方甘草片、复方地芬诺酯片等含特殊药品复方制剂，可以将此类药品销售给其他批发企业、零售企业和医疗机构；如果从药品批发企业购进的，只能销售给本省（区、市）的药品零售企业和医疗机构。

药品批发企业购进含特殊药品复方制剂时，应向供货单位索要符合规定的销售票据。销售票据、资金流和物流必须一致。

药品批发企业销售含特殊药品复方制剂时，必须按规定开具销售票据提供给购货单位。销售票据、资金流和物流必须一致。

3. 药品出库复核与配送管理 药品批发企业销售含特殊药品复方制剂时，应当严格执行出库复核制度，认真核对实物与销售出库单是否相符，并确保将药品送达购买方《药品经营许可证》所载明的仓库地址、药品零售企业注册地址，或者医疗机构的药库。

药品批发企业销售出库的含特殊药品复方制剂送达购买方后，购买方应查验货物，查验无误后收货人应在销售方随货同行单的回执联上签字。销售方应查验返回的随货同行单回执联记载内容有无异常，并保存备查。

4. 药品零售管理 因为含特殊药品复方制剂不是特殊管理药品，所以公众在零售药店是可以购买到的。但是根据国家药品监督管理部门的相关规定，部分含特殊药品复方制剂零售有一定的管理限制。

药品零售企业销售含特殊药品复方制剂时，处方药应当严格执行处方药与非处方药分类管理有关规定，复方甘草片、复方地芬诺酯片列入必须凭处方销售的处方药管理，严格凭医师开具的处方销售；除处方药外，非处方药一次销售不得超过 5 个最小包装（含麻黄碱复方制剂另有规定除外）。

销售含可待因复方口服液体制剂时，必须凭医疗机构使用精神药品专用处方开具的处方销售，单方处方量不得超过 7 日常用量。复方甘草片、复方地芬诺酯片应设置专柜由专人管理、专册登记。

药品零售企业销售含特殊药品复方制剂时，如发现超过正常医疗需求，大量、多次购买上述药品的，应当立即向当地药品监督管理部门报告。

（三）含麻黄碱类复方制剂的管理

1. 生产管理 含麻黄碱类复方制剂不得委托生产。境内企业不得接受境外厂商委托生产含麻黄碱类复方制剂。

2. 经营行为管理 具有蛋白同化制剂、肽类激素定点批发资质的药品经营企业，方可从事含麻黄碱类复方制剂的批发业务。严格审核含麻黄碱类复方制剂购买方资质，核实购买方资质证明材料、采购人员身份证明等情况，核实记录保存至药品有效期后 1 年备查。除个人合法购买外，禁止使用现金进行含麻黄碱类复方制剂交易。

3. 销售管理

（1）**按处方药管理** 将单位剂量麻黄碱类药物含量大于 30mg（不含 30mg）的含麻黄碱类复方制剂，列入必须凭处方销售的处方药管理。

（2）**单剂含量限制** 含麻黄碱类复方制剂每个最小包装规格麻黄碱类药物含量：口服固体制剂不得超过 720mg，口服液体制剂不得超过 800mg。

（3）**药品零售管理** 药品零售企业销售含麻黄碱类复方制剂，应当查验购买者的身份证，并对其姓名和身份证号码予以登记。一次销售不得超过 2 个最小包装。药品零售企业不得开架销售含麻黄碱类复方制剂，应设置专柜由专人管理、专册登记。药品零售企业发现超过正常医疗需求，大量、多次购买含麻黄碱类复方制剂的，应当立即向当地药品监督管理部门和公安机关报告。

（4）销售渠道管理　含麻黄碱类复方制剂的生产企业应当切实加强销售管理，严格管控产品销售渠道，确保所生产的药品在药用渠道流通。含麻黄碱类复方制剂（含非处方药品种）一律不得通过互联网向个人消费者销售。

4. 广告管理　按处方药管理的含麻黄碱类复方制剂，只能在医学、药学专业刊物上发布广告。

目标检测

一、单项选择题

1. 麻醉药品是指（　　　）
   A. 连续使用后易产生身体依赖性、能成瘾的药品
   B. 连续使用后易产生依赖性并能成瘾的药品
   C. 使用后易产生依赖性并能成瘾的药品
   D. 连续使用后易产生身体依赖性的药品

2. 麻醉药品和精神药品的目录由（　　　）
   A. 国家药品监督管理部门制定和调整
   B. 国家卫生健康委员会制定和调整
   C. 公安部制定和调整
   D. 国务院药品监督管理部门会同国务院公安部门、国务院卫生主管部门鉴定、调整

3. 我国生产和使用的第一类精神药品是（　　　）
   A. γ – 羟丁酸　　　　　　　　　　B. 布桂嗪
   C. 地西泮　　　　　　　　　　　　D. 镇痛新

4. 药品零售连锁企业经批准可以销售（　　　）
   A. 麻醉药品　　　　　　　　　　　B. 第一类精神药品
   C. 疫苗　　　　　　　　　　　　　D. 第二类精神药品

5. 国家麻醉药品和精神药品的生产（　　　）
   A. 实行品种保护　　　　　　　　　B. 实行自主生产
   C. 实行定点生产　　　　　　　　　D. 实行按需生产

6. 毒性药品的生产由药品监督管理部门指定，须取得（　　　）
   A. GMP　　　　　　　　　　　　　B. 药品生产许可证
   C. 毒性药品生产许可证　　　　　　D. 特殊药品生产许可证

7. 关于注射用 A 型肉毒毒素管理的说法，叙述正确的是（　　　）
   A. 经营注射用 A 型肉毒毒素的应是具有医疗用毒性药品经营资质的药品批发企业

B. 只有药品零售连锁企业才能经营注射用 A 型肉毒毒素，非连锁药品零售企业不得经营

C. 注射用 A 型肉毒毒素只能销售至已取得《医疗机构执业许可证》的医疗美容机构

D. 调配注射用 A 型肉毒毒素的处方应保存 3 年备查

8. 放射性药品的内包装必须贴有（　　　）

　　A. 商标　　　　　　　　　　　　B. 放射性标志

　　C. 说明书　　　　　　　　　　　D. 标签

9. 伪麻黄素属于（　　　）

　　A 麻醉药品　　　　　　　　　　B. 医疗用毒性药品

　　C. 精神药品　　　　　　　　　　D. 药品类易制毒化学品

10. 关于兴奋剂药品管理的说法，叙述正确的是（　　　）

　　A. 药品经营企业不得经营含兴奋剂药品

　　B. 医疗机构调配蛋白同化制剂和肽类激素，处方应当保存 3 年备查

　　C. 药品中含有兴奋剂目录所列禁用物质的，生产企业应当在包装标识或者产品说明书上注明"运动员禁用"字样

　　D. 严禁药品零售企业销售胰岛素以外的蛋白同化制剂或其他肽类激素

11. 含可待因复方口服液体制剂销售的单张处方量，不得超过（　　　）常用量。

　　A. 31 日　　　　　B. 2 日　　　　　　C. 5 日　　　　　　D. 7 日

12. 药品零售企业销售含麻黄碱类复方制剂，一次销售不得超过（　　　）

　　A. 1 个最小包装　　　　　　　　B. 2 个最小包装

　　C. 3 个最小包装　　　　　　　　D. 4 个最小包装

二、多项选择题

1. 根据《麻醉药品和精神药品管理条例》，关于麻醉药品和精神药品定点批发企业应具备条件的说法，正确的是（　　　）

　　A. 有符合《条例》规定的麻醉药品和精神药品储存条件

　　B. 有通过网络实施企业安全管理和向药品监督管理部门报告经营信息的能力

　　C. 单位及其工作人员 2 年内没有违反有关禁毒的法律、行政法规规定的行为

　　D. 符合国家药品监督管理部门公布的定点批发企业布局

　　E. 单位及其工作人员 3 年内没有违反有关禁毒的法律、行政法规规定的行为

2. 下面关于麻醉药品和精神药品购销规定的内容，叙述正确的是（　　　）

　　A. 区域性批发企业可以自行从定点生产企业购进麻醉药品和第一精神药品制剂

　　B. 全国性批发企业，应当从定点生产企业购进麻醉药品和第一类精神药品

　　C. 第二类精神药品需按规定从定点生产企业和具有资格的定点批发企业购进

　　D. 第二类精神药品可以自行从定点生产企业和具有资格的定点批发企业购进

  E. 麻醉药品和第一类精神药品的销售，须经医疗机构所在地省级药品监督管理部门批准

3. 根据《麻醉药品和精神药品管理条例》，关于罂粟壳叙述正确的是（　　）

  A. 可以单味零售

  B. 炮制后配方使用

  C. 处方保存 3 年

  D. 凭盖有乡镇卫生院以上医疗机构公章的医生处方配方使用

  E. 凭医院处方配方使用

4. 根据《麻醉药品和精神药品管理条例》，关于第二类精神药品零售企业销售第二类精神药品，叙述正确的是（　　）

  A. 可以向未成年人销售

  B. 禁止无处方销售

  C. 凭执业医师出具的处方，按规定剂量销售

  D. 禁止超剂量销售

  E. 将处方保存 2 年备查

5. 关于毒性药品的储存，叙述正确的是（　　）

  A. 专用库房或专柜储存　　　　　　　B. 专库或专柜加锁

  C. 双人双锁管理　　　　　　　　　　D. 由专人保管

  E. 专账记录

6. 关于毒性药品的收购、经营、加工、使用，叙述正确的是（　　）

  A. 必须建立健全保管、验收、领发、核对等制度

  B. 严防收假、发错，严禁与其他药品混杂

  C. 做到专用库房或专柜

  D. 专库或专柜加锁并由专人保管，做到双人双锁管理，专账记录

  E. 毒性药品的包装容器上必须印有毒药标志，在运输过程中，应当采取有效措施，防止发生事故

7. 放射性药品的外包装必须贴有（　　）

  A. 商标　　　　　B. 标签　　　　　　C. 说明书

  D. 生产日期　　　E. 有效期

8. 关于药品类易制毒化学品，叙述正确的是（　　）

  A. 药品类易制毒化学品可以使用现金或者实物进行交易

  B. 药品类易制毒化学品生产企业应当将药品类易制毒化学品单方制剂和小包装麻黄素销售给麻醉药品全国性批发企业

  C. 国家对药品类易制毒化学品实行定点生产、定点经营，对药品类易制毒化学品实行购买许可制度

  D. 药品生产企业、药品经营企业、外贸出口企业、教学科研单位凭《购用证

明》购买

E. 药品类易制毒化学品生产企业、经营企业销售药品类易制毒化学品时，应当核查采购人员身份证明和相关购买许可证明

9. 含特殊药品复方制剂的是（　　）

A. 含可待因的复方口服液体制剂　　　B. 复方地芬诺酯片

C. 复方甘草片　　　D. 含麻黄碱类的复方制剂

E. 麦角酸

10. 关于复方甘草片、复方地芬诺酯片的购销，叙述正确的是（　　）

A. 药品批发企业从药品生产企业直接购进

B. 必须凭处方销售的处方药管理

C. 应设置专柜由专人管理、专册登记

D. 可以销售给其他批发企业、零售企业和医疗机构

E. 如果从药品批发企业购进的，只能销售给本省（区、市）的药品零售企业和医疗机构

书网融合……

　　微课　　　　　　划重点　　　　　　自测题

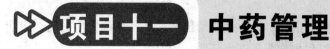

项目十一 中药管理

学习目标

知识要求

1. **掌握** 中药材生产质量管理；野生药材资源保护管理规定；中药品种保护的范围、等级划分。

2. **熟悉** 中药的概念及其分类；中药材专业市场管理；中药饮片、中药配方颗粒的管理规定；中药保护品种的保护措施。

3. **了解** 《中华人民共和国中医药法》的主要内容；进口药材管理规定。

能力要求

1. 能区分国家重点保护野生药材的级别、具体品种及中药品种保护等级。

2. 能依法合规生产、经营、使用中药材和中药饮片。

🔖 实例分析

关木通事件

关木通事件，或称龙胆泻肝丸事件，也称马兜铃酸肾病事件。关木通是一味常用中药，具有清热利湿功用，曾是临床广泛使用的中成药龙胆泻肝丸的主要药味。但关木通含有马兜铃酸，对肾脏有较强的毒性，可以损害肾小管功能，导致肾功能衰竭。2003 年 4 月 1 日，国家药品监督管理局印发《关于取消关木通药用标准的通知》，决定取消关木通的药用标准，龙胆泻肝丸等"关木通制剂"必须凭医师处方购买；责令该类制剂的生产企业用木通科木通替换关木通。2005 年版《中国药典》已不再收载关木通、广防己、青木香三个品种（均含马兜铃酸）。

讨论 1. 为什么国家药品监督管理局取消了关木通的药用标准，《中国药典》也不再收载？

2. 该案例反映出我国对中药的管理存在什么问题？应该如何加强监管？

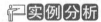 **任务一 中药及《中华人民共和国中医药法》认知**

中药是中华民族的传统药物，是中华民族几千年临床医疗实践的结晶，具有成分多样、疗效确切、毒性较低等特点。长期以来，党和政府一直非常关注和重视中医药工作，通过制定法律法规和一系列的方针政策，保护和促进中医药事业的发展。《药品管理法》第四条规定："国家发展现代药和传统药，充分发挥其在预防、医疗和保健中

的作用"。党的二十大报告也提出，促进中医药传承创新发展，这为加强中药管理、发展中医药提供了法律保证。

一、中药的定义及分类 🄴微课

中药是以中医药学理论体系的术语表述药物性能、功效和使用规律，并在中医药理论指导下应用的药物。中药具有独特的理论体系和形式，充分反映了我国历史、文化、自然资源等方面的特点，它是中医药理论体系中的重要组成部分，除遵循中医药理论外，还有着独特的理论内涵和实践基础。

中药材、中药饮片和中成药，被称为中药的"三大支柱"。

中药材是指药用植物、动物、矿物的药用部分在采收后经产地初加工形成的原料药材。

中药饮片简称"饮片"，是指在中医药理论指导下，根据辨证施治和调剂、制剂的需要，对中药材进行特殊加工炮制后的成品。

中成药简称"成药"，是根据疗效确切、应用范围广泛的处方、验方或秘方，具备一定质量规格，批量生产供应的药物。在"成药"生产中，为有别于西药，故称之为"中成药"。

民族药是指我国某些地区少数民族经长期医疗实践的积累并用少数民族文字记载的药品，如藏药、蒙药、苗药、白族药、彝族药、维吾尔族药等，在使用上有一定的地域性。各民族医药是中华民族传统医药的组成部分，应不断发掘、整理、总结，充分发挥其保护各族人民健康的作用。

二、《中华人民共和国中医药法》简介

《中华人民共和国中医药法》（以下简称《中医药法》）是第一部全面、系统体现中医药特点的综合性法律，于 2016 年 12 月 25 日由十二届全国人大常委会第二十五次会议通过，并于 2017 年 7 月 1 日起正式实施，将党和国家关于发展中医药的方针政策用法律形式固定下来，对于中医药行业发展具有里程碑意义。

（一）立法背景

1949 年中华人民共和国成立以后，改革开放以来，党中央国务院高度重视中医药工作，制定了一系列政策措施推动中医药事业发展。2003 年，国务院制定了《中华人民共和国中医药条例》，对促进和规范中医药事业发展发挥了重要作用。但是，随着经济社会的快速发展，中医药事业发展面临一些新的问题和挑战，为了在法律制度上解决这些问题，《中共中央国务院关于深化医药卫生体制改革的意见》和《国务院关于扶持和促进中医药事业发展的若干意见》明确要求加快中医药立法工作。为了落实党中央、国务院有关文件的精神，解决当前存在的突出问题，需要在现行《中华人民共和国中医药条例》的基础上制定《中医药法》，依法保障中医药事业的发展，促进健康中国建设。

（二）重大意义

《中医药法》以保护、扶持、发展中医药为宗旨，着眼继承和弘扬中医药，强化政策支持与保障，坚持规范与扶持并重，注重体制机制和制度创新，在很大程度上解决了制约中医药发展的重点、难点问题，有利于促进中医药的继承和发展，有利于建设中国特色医药卫生制度、推进健康中国建设，有利于充分发挥中医药在经济社会中的重要作用，有利于保持我国作为传统医药大国在世界传统医药发展中的领先地位。

（三）主要内容

《中医药法》共分九章六十三条，主要内容整理如下。

1. 明确了中医药事业的重要地位和发展方针　《中医药法》规定中医药事业是我国医药卫生事业的重要组成部分，国家大力发展中医药事业，实行中西医并重的方针。发展中医药事业应当遵循中医药发展规律，坚持继承和创新相结合，保持和发挥中医药特色和优势。国家鼓励中医、西医相互学习，相互补充，协调发展，发挥各自优势，促进中西医结合。

2. 建立符合中医药特点的管理制度　中医药是反映中华民族对生命、健康和疾病的认识，具有悠久历史传统和独特理论及技术方法的医药学体系。正因为中医药具有鲜明的特色，所以需要建立符合中医药特点的管理制度。《中医药法》在中医诊所、中医医师准入、中药管理等多个方面对现有的管理制度进行了改革创新，规定了适应中医药发展规律，符合中医药特点的管理制度。

（1）中医诊所由许可管理改为备案管理。

（2）以师承方式学习中医和经多年实践、医术确有专长的人员，经实践技能和效果考核合格即可取得中医医师资格。

（3）允许医疗机构根据临床需要，凭处方炮制市场上没有供应的中药饮片，或者对中药饮片进行再加工。对医疗机构仅应用传统工艺配制的中药制剂品种和委托配制中药制剂，由现行的许可管理改为备案管理。同时，明确生产符合国家规定条件的来源于古代经典名方的中药复方制剂，在申请药品批准文号时，可以仅提供非临床安全性研究资料等。

3. 加大对中医药事业的扶持力度　我国中医药事业发展取得了显著成果，但是与人民群众的中医药服务需求相比，中医药资源总量仍然不足，中医药服务能力仍然薄弱。为此，《中医药法》明确了以下几点要求。

（1）县级以上政府应当将中医药事业纳入国民经济和社会发展规划，建立健全中医药管理体系，将中医药事业发展经费纳入财政预算，为中医药事业发展提供政策支持和条件保障，统筹推进中医药事业发展；

（2）将中医医疗机构建设纳入医疗机构设置规划，举办规模适宜的中医医疗机构，扶持有中医药特色和优势的医疗机构发展；

（3）合理确定中医医疗服务的收费项目和标准，将符合条件的中医医疗机构、中医药项目分别纳入医保定点机构范围和医保支付范围；

（4）发展中医药教育，加强中医药科学研究，促进中医药传承与文化传播；

（5）国家采取措施，加大对少数民族医药传承创新、应用发展和人才培养的扶持力度。

4. 坚持扶持与规范并重，加强对中医药的监管　针对中医药行业中存在的服务不规范、中药材质量下滑等问题，《中医药法》作了有针对性的规定。

（1）明确开展中医药服务应当符合中医药服务基本要求，加强对中医医疗广告管理。

（2）明确国家制定中药材种植养殖、采集、贮存和初加工的技术规范、标准，加强对中药材生产流通全过程的质量监督管理，保障中药材质量安全。加强中药材质量监测，建立中药材流通追溯体系和进货查验记录制度。鼓励发展中药材规范化种植养殖，严格管理农业投入品的使用，禁止在中医药种植过程中使用剧毒、高毒农药等。

5. 加大对中医药违法行为的处罚力度　针对中医诊所和中医医师非法执业、医疗机构违法炮制中药饮片、违法配制中药制剂、违法发布中医医疗广告等违法行为规定了明确的法律责任，特别是对在中药材种植过程中使用剧毒、高毒农药的违法行为，明确了严厉的处罚：除依照有关法律、法规规定给予处罚外，情节严重的，可以对直接负责的主管人员和其他直接责任人员处五日以上十五日以下拘留，以加大对危害中药材质量安全行为的惩处力度，保证人民群众用药安全。

任务二　中药材管理

实例分析

央视曝光中药材市场掺假

2018 年 5 月 9 日，央视《新闻直播间》曝光"掺假"中药材问题。全国最大的中药材集散地安徽亳州，中药材掺假售假，价格参差不齐。为降低成本，"覆盆子"掺入山莓、树莓，"元胡"竟用山药替代。记者报道，中药材以假乱真，绝非市场个案，涉及连翘、板蓝根等多种药材以及多家知名药企。

讨论　1. 央视的曝光暴露出我国的中药材管理存在哪些问题？

　　　2. 为加强对中药材的管理，国家采取了哪些监管措施？

中药材是中医药的重要组成部分。加强中药材管理、保障中药材质量安全，对于维护公众健康、促进中药材产业持续健康发展、推动中医药事业繁荣壮大，具有重要意义。

一、中药材生产质量管理

中药材生产作为中药产业发展的基础部分，直接制约着中药其他产业的发展。中药材是中药饮片和成药生产的原料，中药材生产关系到中药材的供应、质量和临床疗效。因此，搞好中药材生产和质量是中药产业发展的关键。

（一）中药材种植养殖管理

1. 中药材资源的保护和利用 各地要高度重视中药材资源的保护、利用和可持续发展，加强中药材野生资源的采集和抚育管理，采集使用国家保护品种，要严格按规定履行审批手续。严禁非法贩卖野生动物和非法采挖野生中药材资源。

2. 中药材规范化种植、养殖 各地要在全国中药材资源普查的基础上结合本地中药材资源分布、自然环境条件、传统种植养殖历史和道地药材特性，加强中药材种植养殖的科学管理，按品种逐一制定并严格实施种植养殖和采集技术规范，统一建立种子种苗繁育基地，合理使用农药和化肥，按年限、季节和药用部位采收中药材，提高中药材种植养殖的科学化、规范化水平。禁止在非适宜区种植养殖中药材，严禁使用高毒、剧毒农药，严禁滥用农药、抗生素、化肥，特别是动物激素类物质、植物生长调节剂和除草剂。

3. 加强中药材质量控制 加快技术、信息和供应保障服务体系建设，完善中药材质量控制标准以及农药、重金属等有害物质限量控制标准；加强检验检测，防止不合格的中药材流入市场。鼓励和引导中药饮片、中成药生产企业逐步使用可追溯的中药材为原料，在传统主产区建立中药材种植养殖和生产加工基地，保证中药材质量稳定。

（二）中药材产地初加工管理

产地初加工是指在中药材产地对中药材进行洁净、除去非药用部位、干燥等处理，是防止霉变虫蛀、便于储存运输、保障中药材质量的重要手段。各地要结合地产中药材的特点，加强对中药材产地初加工的管理，逐步实现初加工规范化、集中化、产业化。

1. 地道药材应按传统方法进行加工。如有改动，应提供充分试验数据，不得影响药材质量。要对地产中药材逐品种制定产地初加工规范，统一质量控制标准，改进加工工艺，提高中药材产地初加工水平，避免粗制滥造导致中药材有效成分流失、质量下降。严禁滥用硫磺熏蒸等方法，二氧化硫等物质残留必须符合国家规定。严厉打击产地初加工过程中掺杂使假、染色增重、污染霉变、非法提取等违法违规行为。

2. 野生或半野生药用动植物的采集应坚持"最大持续产量"原则。确定适宜的采收时间和方法，有计划地进行野生抚育、轮采与封育，以利生物的繁衍与资源的更新。根据产品质量及植物单位面积产量或动物养殖数量，并参考传统采收经验等因素确定适宜的采收时间，包括采收期、采收年限，以及采收方法。

3. 对药用部分采收后的要求。药用部分采收后，经过拣选、清洗、切制或修整等适宜的加工，需干燥的应采用适宜的方法和技术迅速干燥，并控制温度和湿度，使中药材不受污染，有效成分不被破坏。鲜用药材可采用冷藏、砂藏、罐贮、生物保鲜等适宜的保鲜方法，尽可能不使用保鲜剂和防腐剂。如必须使用时，应符合国家对食品添加剂的有关规定。采收及初加工过程中应尽可能排除非药用部分及异物，特别是杂草及有毒物质，剔除破损、腐烂变质的部分。

（三）中药材自种自采自用的管理规定

自种自采自用中草药是指乡村中医药技术人员自己种植、采收、使用，不需特殊加工炮制的植物中草药。《中共中央、国务院关于进一步加强农村卫生工作的决定》提出了在规范农村中医药管理和服务的基础上，允许乡村中医药技术人员自种自采自用中草药的要求。

为了加强乡村中医药技术人员自种自采自用中草药的管理，规范其服务行为，切实减轻农民医药负担，保障农民用药安全有效，2006 年 7 月 31 日，卫生部、国家中医药管理局发布《关于加强乡村中医药技术人员自种自采自用中草药管理的通知》。通知要求自种自采自用中草药的人员应同时具备以下条件：①熟悉中草药知识和栽培技术，具有中草药辨识能力；②熟练掌握中医基本理论、技能和自种自采中草药的性味功用、临床疗效、用法用量、配伍禁忌、毒副反应、注意事项等。

乡村中医药技术人员不得自种自采自用以下中草药：①国家规定需特殊管理的医疗用毒性中草药；②国家规定需特殊管理的麻醉药品原植物；③国家规定需特殊管理的濒稀野生植物药材。根据当地实际工作需要，乡村中医药技术人员自种自采自用的中草药，只限于其所在的村医疗机构内使用，不得上市流通，不得加工成中药制剂。自种自采自用的中草药应当保证药材质量，不得使用变质、被污染等影响人体安全、药效的药材。对有毒副反应的中草药，乡村中医药技术人员应严格掌握其用法用量，并熟悉其中毒的预防和救治。发现可能与用药有关的毒副反应，应按规定及时向当地主管部门报告。乡村民族医药技术人员自种自采自用民族草药的管理参照上述条款执行。

你知道吗

中药材 GAP

中药材 GAP 全称为《中药材生产质量管理规范》（Good Agricultural Practice），是中药材生产和质量管理的基本准则，适用于中药材生产企业生产中药材（含植物药及动物药）的全过程。制定 GAP 的目的是规范中药材生产，保证中药材质量，促进中药标准化、现代化。GAP 自 2002 年 6 月 1 日起施行，共十章五十七条，对中药材的栽培、养殖、采收、加工、包装、运输与贮藏等质量管理做出了明确的规定。2018 年 7 月 23 日，国家市场监督管理总局官网发布关于公开征求《中药材生产质量管理规范（征求意见稿）》意见的通知，修订后的正式文件还没有发布。

二、中药材专业市场管理

《药品管理法》第六十条规定："城乡集市贸易市场可以出售中药材，国务院另有规定的除外。"凡自采自种自销中药材的个人可以进入城乡集贸市场经营中药材，并可免持《药品经营许可证》。除此之外，其他单位和个人进入城乡集贸市场经营中药材，均应取得《药品经营许可证》，方可从事经营中药材业务。进入集贸市场的自采自种自销中药材，必须是国家允许的品种。

（一）进入中药材专业市场经营中药材应具备的条件

1. 具有与所经营中药材规模相适应的药学技术人员，或有经县级以上药品监督管理部门认定的，熟悉并能鉴别所经营中药材药性的人员，经营者必须了解国家有关法规、中药材商品规格标准和质量标准。

2. 申请在中药材专业市场固定门店从事中药材批发业务的企业和个体工商户，须经中药材专业市场所在地省、自治区、直辖市药品监督管理部门审查批准并发给《药品经营许可证》，准予进入中药材专业市场固定门店从事中药材批发业务。

3. 申请在中药材专业市场租用摊位从事自产中药材业务的经营者，必须经所在地中药材专业市场管理机构审查批准后，方可经营中药材。

（二）中药材专业市场管理的措施

1. 禁止开办非法中药材市场　除现有 17 个中药材专业市场外，各地一律不得开办新的中药材专业市场。

2. 明确市场管理责任　中药材专业市场所在地人民政府要按照"谁开办，谁管理"的原则，承担起管理责任，明确市场开办主体及其责任。

3. 逐步建立公司化经营模式　中药材专业市场要建立健全交易管理部门和质量管理机构，完善市场交易和质量管理的规章制度，逐步建立起公司化的中药材经营模式。

4. 提高市场电子、信息、物流水平　要构建中药材电子交易平台和市场信息平台，建设中药材流通追溯系统，配备使用具有药品现代物流水平的仓储设施设备，提高中药材仓储、养护技术水平，切实保障中药材质量。

你知道吗

我国中药材专业市场

我国目前经批准开设的中药材专业市场共 17 个，分别是：安徽亳州中药材市场、河北安国中药材市场、河南禹州中药材市场、江西樟树中药材市场、重庆解放路中药材市场、山东鄄城县舜王城药材市场、广州清平中药材市场、哈尔滨三棵树中药材市场、广西玉林中药材市场、湖北省蕲州中药材专业市场、湖南岳阳花板桥中药材市场、湖南省邵东县药材专业市场、广东省普宁中药材专业市场、昆明菊花园中药材专业市场、成都市荷花池药材专业市场、西安万寿路中药材专业市场、兰州市黄河中药材专业市场。

（三）中药材专业市场禁止进场交易的品种

1. 需要经过炮制加工的中药饮片；

2. 中成药；

3. 化学原料药及其制剂、抗生素、生化药品、放射性药品、血清疫苗、血液制品、诊断用药和有关医疗器械；

4. 罂粟壳、27 种毒性中药材；

5. 国家重点保护的 42 种野生动植物药材品种；

6. 国家法律、法规明令禁止上市的其他药品。

三、进口药材管理

2005 年 11 月，国家食品药品监督管理局发布了《进口药材管理办法（试行）》，自 2006 年 2 月 1 日起施行；2019 年 5 月，国家市场监督管理总局发布《进口药材管理办法》，自 2020 年 1 月 1 日起施行，《进口药材管理办法（试行）》同时废止。

《进口药材管理办法》共七章三十五条，对进口药材申请、审批、备案、口岸检验以及监督管理做了相应规定。

1. 管理职责 国家药品监督管理局主管全国进口药材监督管理工作。国家药品监督管理局委托省、自治区、直辖市药品监督管理部门（以下简称省级药品监督管理部门）实施首次进口药材审批，并对委托实施首次进口药材审批的行为进行监督指导。省级药品监督管理部门依法对进口药材进行监督管理，并在委托范围内以国家药品监督管理局的名义实施首次进口药材审批。允许药品进口的口岸或者允许药材进口的边境口岸所在地负责药品监督管理的部门（以下简称口岸药品监督管理部门）负责进口药材的备案，组织口岸检验并进行监督管理。

2. 药材进口单位资质 药材进口单位是指办理首次进口药材审批的申请人或者办理进口药材备案的单位。药材进口单位，应当是中国境内的中成药上市许可持有人、中药生产企业，以及具有中药材或者中药饮片经营范围的药品经营企业。

3. 首次进口药材审批 首次进口药材，是指非同一国家（地区）、非同一申请人、非同一药材基原的进口药材。首次进口药材，申请人应当向所在地省级药品监督管理部门申报，其所在地省级药品检验机构承担样品检验工作。符合要求的，发给一次性进口药材批件。进口药材批件编号格式为：（省、自治区、直辖市简称）药材进字 +4 位年号 +4 位顺序号。

4. 进口药材备案 对于首次进口药材，申请人应当在取得进口药材批件后 1 年内，从进口药材批件注明的到货口岸组织药材进口。首次和非首次进口药材，进口单位均应向口岸药品监督管理部门办理进口药材备案，领取进口药品通关单。

5. 口岸检验 药材应当从国务院批准的允许药品进口的口岸或者允许药材进口的边境口岸进口。进口单位在办理进口药材备案时，可选择相应的口岸药品检验机构。口岸药品检验机构将在规定的时间内与进口单位商定现场抽样时间，进行现场抽样，完成检验工作后出具进口药材检验报告书。经口岸检验合格的进口药材方可销售使用。

6. 监督管理　中成药上市许可持有人、中药生产企业和药品经营企业采购进口药材时，应当查验口岸药品检验机构出具的进口药材检验报告书复印件和注明"已抽样"并加盖公章的进口药品通关单复印件，严格执行药品追溯管理的有关规定。

进口药材的包装必须适合进口药材的质量要求，方便储存、运输以及进口检验。在每件包装上，必须注明药材中文名称、批件编号（非首次进口药材除外）、产地、唛头号、进口单位名称、出口商名称、到货口岸、重量以及加工包装日期等。

进口的药材应当符合国家药品标准。《中国药典》现行版未收载的品种，应当执行进口药材标准；《中国药典》现行版、进口药材标准均未收载的品种，应当执行其他的国家药品标准。少数民族地区进口当地习用的少数民族药药材，尚无国家药品标准的，应当符合相应的省、自治区药材标准。

目前我国进口药材主要品种有龙眼、西洋参、鹿茸、西红花、乳香、没药、血竭、番红花、人参、甘草等。

四、野生药材资源保护管理

近年来，我国药用野生资源破坏极其严重，多种野生中药资源急剧减少，大量物种濒于枯竭。其中，冬虫夏草、川贝母、川黄连、麻黄等野生资源破坏严重，人参、三七、杜仲、天麻的野生个体已很难发现。野生中药材的乱采滥挖，导致了大面积植被被毁、生态环境日趋恶化。因此，加强对野生药材资源的保护和管理刻不容缓。

《药品管理法》第四条规定："国家保护野生药材资源和中药品种，鼓励培育道地中药材。"为保护和合理利用野生药材资源，适应人民医疗保健事业的需要，1987 年 10 月 30 日国务院发布了《野生药材资源保护管理条例》，明确了对野生药材资源保护的原则、物种三级分类管理、采收、经营及违反条例应承担的责任等具体规定。

（一）国家对野生药材资源管理的原则

国家对野生药材资源实行保护、采猎相结合的原则，并创造条件开展人工种养。

（二）野生药材物种的分级

国家重点保护的野生药材物种分为以下三级。

一级保护野生药材物种，系指濒临灭绝状态的稀有珍贵野生药材物种。国家重点保护的野生药材物种名录中收载了 4 种，包括 4 种野生药材，具体品种有虎骨、豹骨、羚羊角、梅花鹿茸。

二级保护野生药材物种，系指分布区域缩小、资源处于衰竭状态的重要野生药材物种。国家重点保护的野生药材物种名录中收载了 27 种，包括 17 种野生药材，具体品种有鹿茸（马鹿茸）、麝香（3 个品种）、熊胆（2 个品种）、穿山甲、蟾酥（2 个品种）、蛤蟆油、金钱白花蛇、乌梢蛇、蕲蛇、蛤蚧、甘草（3 个品种）、黄连（3 个品种）、人参、杜仲、厚朴（2个品种）、黄柏（2个品种）、血竭。

三级保护野生药材物种，系指资源严重减少的主要常用野生药材物种。国家重点保护的野生药材物种名录中收载了45种，包括21种野生药材，具体品种有川贝母（4个品种）、伊贝母（2个品种）、刺五加、黄芩、天冬、猪苓、龙胆（4个品种）、防风、远志（2个品种）、胡黄连、肉苁蓉、秦艽（4个品种）、细辛（3个品种）、紫草（2个品种）、五味子（2个品种）、蔓荆子（2个品种）、诃子（2个品种）、山茱萸、石斛（5个品种）、阿魏（2个品种）、连翘、羌活（2个品种）。

（三）野生药材资源保护管理的具体办法

1. 对一级保护野生药材物种的管理　禁止采猎一级保护野生药材物种。一级保护野生药材物种属于自然淘汰的，其药用部分由各级药材公司负责经营管理，但不得出口。

2. 对二、三级保护野生药材物种的管理　采猎、收购二、三级保护野生药材物种的，必须按照批准的计划执行。采猎二、三级保护野生药材物种的，必须持有采药证，不得在禁止采猎区、禁止采猎期进行采猎，不得使用禁用工具进行采猎。

二、三级保护野生药材物种属于国家计划管理的品种，由中国药材公司统一经营管理；其余品种由产地县药材公司或其委托单位按照计划收购。二、三级保护野生药材物种的药用部分，除国家另有规定外，实行限量出口。

> **请你想一想**
> 国家为什么要对野生药材资源实行保护制度？国家重点保护的野生药材物种如何进行分级管理？

（四）法律责任

1. 对擅自采收野生药材物种者的处罚　违反采猎、收购野生药材物种规定的单位或个人，由当地县以上药品监督管理部门会同同级有关部门没收其非法采猎的野生药材及使用工具，并处以罚款。

2. 对擅自进入野生药材资源保护区者的处罚　进入野生药材资源保护区从事科研、教学、旅游等活动者，必须经该保护区管理部门批准。进入设在国家或地方自然保护区范围内野生药材资源保护区的，还须征得该自然保护区主管部门的同意。对于违反规定者，当地县以上药品监督管理部门和自然保护区主管部门有权制止；造成损失的，必须承担赔偿责任。

3. 对擅自经营野生药材物种者的处罚　对违反收购、经营、出口管理规定者，市场监督管理部门或有关部门没收其野生药材和全部违法所得，并处以罚款。

4. 对保护野生药材资源管理部门工作人员的处罚　保护野生药材资源管理部门工作人员徇私舞弊的，由所在单位或上级管理部门给予行政处分；造成野生药材资源损失的，须承担赔偿责任。

5. 对破坏野生药材资源情节严重者的处罚　情节严重构成犯罪者，由司法机关依法追究刑事责任。

<u>你知道吗</u>

按照传统既是食品又是中药材物质目录（110 种）

2002 年 2 月，卫生部发布既是食品又是中药材物质名单，共 87 种：丁香、八角茴香、刀豆、小茴香、小蓟、山药、山楂、马齿苋、乌梢蛇、乌梅、木瓜、火麻仁、代代花、玉竹、甘草、白芷、白果、白扁豆、白扁豆花、龙眼肉（桂圆）、决明子、百合、肉豆蔻、肉桂、余甘子、佛手、杏仁（甜、苦）、沙棘、牡蛎、芡实、花椒、赤小豆、阿胶、鸡内金、麦芽、昆布、枣（大枣、酸枣、黑枣）、罗汉果、郁李仁、金银花、青果、鱼腥草、姜（生姜、干姜）、枳椇子、枸杞子、栀子、砂仁、胖大海、茯苓、香橼、香薷、桃仁、桑叶、桑椹、桔红、桔梗、益智仁、荷叶、莱菔子、莲子、高良姜、淡竹叶、淡豆豉、菊花、菊苣、黄芥子、黄精、紫苏、紫苏籽、葛根、黑芝麻、黑胡椒、槐米、槐花、蒲公英、蜂蜜、榧子、酸枣仁、鲜白茅根、鲜芦根、蝮蛇、橘皮、薄荷、薏苡仁、薤白、覆盆子、藿香。

2014 年新增 14 种：人参、山银花、芫荽、玫瑰花、松花粉、粉葛、布渣叶、夏枯草、当归、山奈、西红花、草果、姜黄、荜茇。

2018 年新增 9 种：党参、肉苁蓉、铁皮石斛、西洋参、黄芪、灵芝、天麻、山茱萸、杜仲叶。

任务三　中药饮片管理

实例分析

成都武侯区查处中药饮片违法案

2020 年 1 月，成都市武侯区市场监督管理局执法人员配合市局执法人员对武侯区某大药房有限公司进行现场检查，发现当事人店内人参片、当归头、制鳖甲等 10 个品类来源不明的中药饮片，无法提供供应商资质及随货同行票据。上述中药饮片均为散装，用塑料袋包装，包装上无标签标识内容。当事人共销售上述 10 种中药饮片累计金额 3441.54 元，现场检查发现的上述中药饮片货值金额为 15397.3 元，故违法所得为 3441.54 元，货值金额共计 18838.84 元。

讨论　1. 当事人存在哪些违法行为？

　　　　2. 国家对中药饮片的包装有何规定？

中药饮片的生产是以中医理论为指导的我国特有的制药技术。中药饮片既可根据中药处方直接调配煎汤（剂）服用，又可作为中成药生产的原料供制药企业使用，其质量好坏直接影响中医临床疗效，直接关系到公众用药安全和中药现代化的进程。

一、中药饮片生产经营管理

1. 中药饮片质量标准　《药品管理法》第四十四条规定："中药饮片应当按照国

家药品标准炮制；国家药品标准没有规定的，应当按照省、自治区、直辖市人民政府药品监督管理部门制定的炮制规范炮制。省、自治区、直辖市人民政府药品监督管理部门制定的炮制规范应当报国务院药品监督管理部门备案。不符合国家药品标准或者不按照省、自治区、直辖市人民政府药品监督管理部门制定的炮制规范炮制的，不得出厂、销售。"

中药饮片炮制是中药生产的特色工艺，具有地域差异性。中药饮片质量标准包括《中国药典》《全国中药材炮制规范》和地方中药材炮制规范。

2. 中药饮片审批管理的规定　《药品管理法》第二十四条规定："在中国境内上市的药品，应当经国务院药品监督管理部门批准，取得药品注册证书；但是，未实施审批管理的中药材和中药饮片除外。实施审批管理的中药材、中药饮片品种目录由国务院药品监督管理部门会同国务院中医药主管部门制定。"

3. 中药饮片包装规定　生产中药饮片，应选用与药品性质相适应及符合药品质量要求的包装材料和容器。严禁选用与药品性质不相适应和对药品质量可能产生影响的包装材料。中药饮片的包装必须印有或者贴有标签。中药饮片的标签注明品名、规格、产地、生产企业、产品批号、生产日期，实施批准文号管理的中药饮片还必须注明批准文号。发运中药材应当有包装。在每件包装上，应当注明品名、产地、日期、供货单位，并附有质量合格的标志。对不符合上述要求的中药饮片，一律不准销售。

4. 加强中药饮片生产经营管理　中药饮片生产经营必须依法取得许可证照，按照法律法规及有关规定组织开展生产经营活动。严禁未取得合法资质的企业和个人从事中药饮片生产、中药提取。各地要坚决取缔无证生产经营中药饮片的非法窝点，严厉打击私切滥制等非法加工、变相生产中药饮片的行为。要加强对药品生产经营企业的管理，严厉打击药品生产经营企业出租出借许可证照、将中药饮片生产转包给非法窝点或药农、购买非法中药饮片改换包装出售等违法行为。鼓励和引导中药饮片、中成药生产企业逐步使用可追溯的中药材为原料，在传统主产区建立中药材种植养殖和生产加工基地，保证中药材质量稳定。严禁生产企业外购中药饮片半成品或成品进行分包装或改换包装标签等行为。严禁经营企业从事饮片分包装、改换标签等活动；严禁从中药材市场或其他不具备饮片生产经营资质的单位或个人采购中药饮片。

> **请你想一想**
> 药农可以将自己加工的中药饮片直接卖给零售药店吗？药农应该如何依法出售自己的中药饮片？

二、中药配方颗粒的管理规定

中药配方颗粒是由单味中药饮片经水提、浓缩、干燥、制粒而成，在中医临床配方后，供患者冲服使用。中药配方颗粒是对传统中药饮片的补充。

为加强中药配方颗粒的监督管理，确保人民用药安全有效，2001年7月国家药品监督管理局发布了《中药配方颗粒管理暂行规定》，明确中药配方颗粒将从2001年12

月1日起纳入中药饮片管理范畴，实行批准文号管理。在未启动实施批准文号管理前仍属科学研究阶段，该阶段采取选择试点企业研究、生产，试点临床医院使用。试点生产企业、品种、临床医院的选择将在全国范围内进行。试点结束后，中药配方颗粒的申报及生产管理将另行规定。

2013年6月，国家食品药品监督管理总局办公厅发布《关于严格中药饮片炮制规范及中药配方颗粒试点研究管理等有关事宜的通知》，严格中药饮片炮制规范和中药配方颗粒试点研究管理。指出中药配方颗粒仍处于科研试点研究，国家药品监管部门将会同相关部门推进中药配方颗粒试点研究工作，发现问题，总结经验，适时出台相关规定。此前，各省级药品监督管理部门不得以任何名义自行批准中药配方颗粒生产。

为加强对中药配方颗粒的管理，引导产业健康发展，更好满足中医临床需求，2015年12月，国家食品药品监督管理总局发布了《中药配方颗粒管理办法（征求意见稿）》，向社会公开征求意见。2019年11月，国家药品监督管理局发布了《中药配方颗粒质量控制与标准制定技术要求（征求意见稿）》，向社会公开征求意见。目前正式文件还没有发布。

任务四　中药品种保护管理

实例分析

国家药监部门提前终止江西两家企业中药品种保护

2007年3月5日，国家食品药品监督管理局发布《关于提前终止有关中药品种保护的通知》，决定提前终止江西天施康中药股份有限公司、江西天佑药业有限公司两家企业"复方杏香兔耳风颗粒"的中药品种保护。原因是上述两家企业在申请"复方杏香兔耳风颗粒"延长保护期中，临床试验资料存在造假行为。国家局要求江西省食品药品监督管理局收回该品种《中药保护品种证书》，并上交国家中药品种保护审评委员会办公室销毁；废止上述两家企业该品种《国家中药品种保护审批件》；对上述两家企业的造假行为按相关规定予以查处，并报国家局。

讨论　1. 根据《中药品种保护条例》，中药保护品种是如何进行等级划分的？

　　2. 国家对中药保护品种的保护期限有何规定？

《药品管理法》明确规定国家实行中药品种保护制度。为了提高中药品种的质量，保护中药生产企业的合法权益，促进中药事业的发展，1992年10月国务院发布了《中药品种保护条例》，自1993年1月1日起施行，并于2018年9月对部分条款做了修改。国家市场监督管理总局负责全国中药品种保护的监督管理工作。

一、中药保护品种的范围及等级划分

（一）中药保护品种的范围

《中药品种保护条例》适用于中国境内生产制造的中药品种，包括中成药、天然药物的提取物及其制剂和中药人工制成品。申请专利的中药品种，依照专利法的规定办理，不适用本条例。

受保护的中药品种，必须是列入国家药品标准的品种。经国务院药品监督管理部门认定，列为省、自治区、直辖市药品标准的品种，也可以申请保护。

（二）中药保护品种的等级划分

《中药品种保护条例》规定，国家鼓励研制开发临床有效的中药品种，对质量稳定、疗效确切的中药品种实行分级保护制度。

受保护的中药品种分为一、二级。

1. 申请中药一级保护品种应具备的条件　符合下列条件之一的中药品种，可以申请一级保护：①对特定疾病有特殊疗效的；②相当于国家一级保护野生药材物种的人工制成品；③用于预防和治疗特殊疾病的。

对特定疾病有特殊疗效，是指对某一疾病在治疗效果上能取得重大突破性进展。例如，对常见病、多发病等疾病有特殊疗效；对既往无有效治疗方法的疾病能取得明显疗效；或者对改善重大疑难疾病、危急重症或罕见疾病的终点结局（病死率、致残率等）取得重大进展。

相当于国家一级保护野生药材物种的人工制成品，是指列为国家一级保护物种药材的人工制成品；或目前虽属于二级保护物种，但其野生资源已处于濒危状态物种药材的人工制成品。

用于预防和治疗特殊疾病中的特殊疾病，是指严重危害人民群众身体健康和正常社会生活经济秩序的重大疑难疾病、危急重症、烈性传染病和罕见病。如恶性肿瘤、终末期肾病、脑卒中、急性心肌梗死、艾滋病、传染性非典型肺炎、人禽流感、苯酮尿症、地中海贫血等疾病。用于预防和治疗重大疑难疾病、危急重症、烈性传染病的中药品种，其疗效应明显优于现有治疗方法。

2. 申请中药二级保护品种应具备的条件　符合下列条件之一的中药品种，可以申请二级保护：①符合上述一级保护的品种或者已经解除一级保护的品种；②对特定疾病有显著疗效的；③从天然药物中提取的有效物质及特殊制剂。

对特定疾病有显著疗效，是指能突出中医辨证用药理法特色，具有显著临床应用优势，或对主治的疾病、证候或症状的疗效优于同类品种。

从天然药物中提取的有效物质及特殊制剂，是指从中药、天然药物中提取的有效成分、有效部位制成的制剂，且具有临床应用优势。

二、中药保护品种的保护措施

（一）中药一级保护品种的保护措施

1. 该品种的处方组成、工艺制法在保护期内由获得《中药保护品种证书》的生产企业和有关的药品监督管理部门、单位和个人负责保密，不得公开。负有保密责任的有关部门、企业和单位应按照国家有关规定，建立必要的保密制度。

2. 向国外转让中药一级保护品种的处方组成、工艺制法，应当按照国家有关保密的规定办理。

3. 中药一级保护品种的保护期限分别为 30 年、20 年、10 年。因特殊情况需要延长保护期的，由生产企业在该品种保护期满前 6 个月，依照中药品种保护的申请办理程序申报。由国家药品监督管理部门确定延长的保护期限，不得超过第一次批准的保护期限。

（二）中药二级保护品种的保护措施

中药二级保护品种的保护期限为 7 年。中药二级保护品种在保护期满后可以延长保护期限，时间为 7 年，由生产企业在该品种保护期满前 6 个月，依据条例规定的程序申报。

（三）其他规定

1. 申请办理中药品种保护的程序　中药生产企业对其生产的符合规定的中药品种，可以向所在地省级药品监督管理部门提出申请，经初审签署意见后，报国务院药品监督管理部门。国务院药品监督管理部门委托国家中药品种保护审评委员会负责对申请保护的中药品种进行审评并作出审评结论。批准保护的中药品种，由国务院药品监督管理部门发给《中药保护品种证书》。

2. 保护期内的生产规定　被批准保护的中药品种在保护期内仅限于已获得《中药保护品种证书》的企业生产。但是，对临床用药紧缺的中药保护品种，经国务院药品监督管理部门批准并发给批准文号后可进行仿制。仿制企业应当付给持有《中药保护品种证书》并转让该中药品种的处方组成、工艺制法的企业合理的使用费，其数额由双方商定；双方不能达成协议的，由国务院药品监督管理部门裁决。

对已批准保护的中药品种，如果在批准前是由多家企业生产的，其中未申请《中药保护品种证书》的企业应当自公告发布之日起六个月内向国务院药品监督管理部门申报，并依照规定提供有关资料，由指定药品检验机构对该申报品种进行同品种的质量检验。对达到国家药品标准的，补发《中药保护品种证书》；对未达到国家药品标准的，依照药品管理的法律、行政法规的规定撤销该中药品种的批准文号。

生产中药保护品种的企业应当根据省、自治区、直辖市人民政府药品监督管理部门提出的要求，改进生产条件，提高品种质量。

中药保护品种在保护期内向国外申请注册的，须经国务院药品监督管理部门批准。

目标检测

一、单项选择题

1. 国家重点保护的野生药材物种分为（ ）级

    A. 一　　　　　　　B. 二　　　　　　　C. 三　　　　　　　D. 四

2. 下列属于二级保护野生药材物种的是（ ）

    A. 杜仲　　　　　　B. 川贝母　　　　　C. 梅花鹿茸　　　　D. 罂粟壳

3. 中药饮片生产企业必须取得（ ）

    A.《医疗机构制剂许可证》　　　　B.《药品生产许可证》

    C.《药品经营许可证》　　　　　　D.《进口药品注册证》

4. 中药饮片的标签上无须注明的内容是（ ）

    A. 品名、规格　　　　　　　　　B. 产地、生产企业

    C. 产品批号、生产日期　　　　　D. 功能主治

5. 不适用《中药品种保护条例》的中药品种是（ ）

    A. 中成药　　　　　　　　　　　B. 天然药物的提取物及其制剂

    C. 中药人工制成品　　　　　　　D. 申请专利的中药品种

6. 中药二级保护品种的保护期限为（ ）年

    A. 30　　　　　　　B. 20　　　　　　　C. 10　　　　　　　D. 7

7. 下列不属于濒临灭绝状态的稀有珍贵野生药材物种的是（ ）

    A. 马鹿茸　　　　　B. 豹骨　　　　　　C. 羚羊角　　　　　D. 虎骨

8. 下列品种可以在中药材专业市场进行交易的是（ ）

    A. 阿司匹林片　　　B. 罂粟壳　　　　　C. 柴胡　　　　　　D. 生半夏

9. 下列符合一级保护品种条件的是（ ）

    A. 已经解除一级保护的品种

    B. 对特定疾病有特殊疗效的

    C. 从天然药物中提取的有效物质及特殊制剂

    D. 对特定疾病有显著疗效的

10. 首次进口药材，应当经（ ）批准，发给一次性进口药材批件。

    A. 国家药品监督管理部门　　　　B. 省级药品监督管理部门

    C. 市级药品监督管理部门　　　　D. 县级药品监督管理部门

二、多项选择题

1. 中药的"三大支柱"是（ ）

    A. 中药材　　　　　B. 中药饮片　　　　C. 中成药

    D. 生化药品　　　　E. 疫苗

2. 对于《中医药法》，下列说法正确的是（　　）
   A. 国家采取中西医并重的方针
   B. 中医诊所由许可管理改为备案管理
   C. 医疗机构根据临床需要，可以凭处方炮制市场上没有供应的中药饮片，或者对中药饮片进行再加工
   D. 禁止在中医药种植过程中使用剧毒、高毒农药
   E. 县级以上政府应当将中医药事业纳入国民经济和社会发展规划

3. 关于野生药材资源保护管理，下列说法正确的是（　　）
   A. 国家对野生药材资源实行保护、采猎相结合的原则
   B. 国家重点保护的野生药材物种分为三级管理
   C. 禁止采猎一级保护野生药材物种
   D. 一级保护野生药材物种属于自然淘汰的，其药用部分由各级药材公司负责经营管理，但不得出口
   E. 二、三级保护野生药材物种的药用部分，除国家另有规定外，实行限量出口

4. 依据《中药保护品种条例》，申请二级保护的条件是（　　）
   A. 符合一级保护的品种或者已经解除一级保护的品种
   B. 对特定疾病有特殊疗效的
   C. 对特定疾病有显著疗效的
   D. 从天然药物中提取的有效物质及特殊制剂
   E. 相当于国家一级保护野生药材物种的人工制成品

5. 中药一级保护品种的保护期限分别为（　　）
   A. 30 年　　　　　B. 20 年　　　　　　　C. 15 年
   D. 10 年　　　　　E. 7 年

书网融合……

微课　　　　　　　划重点　　　　　　　自测题

项目十二 医疗器械管理

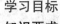

学习目标

知识要求

1. **掌握** 医疗器械基本知识和重点医疗器械的管理。
2. **熟悉** 医疗器械的备案、注册、生产、经营及使用监督管理的有关知识。
3. **了解** 《医疗器械质量管理规范》的有关内容。

能力要求

1. 能够按照风险大小对医疗器械正确分类；能对医疗器械不良事件进行正确的监测和上报。
2. 学会运用《医疗器械质量管理规范》相关规定，合规地生产、经营医疗器械产品。
3. 能正确分析、解决医疗器械在生产、经营中遇到的常见问题，依法依规生产经营。

实例分析

江苏新冠肺炎疫情期间的"假医用口罩"案

2020年1月底，江苏射阳县辛某某利用其自营的日用品贸易公司（具备销售一、二类医疗器械资质），通过微信从非正规渠道购买了一批"一次性使用医用口罩"。到货后，辛某某以每只0.6元左右价格进行销售，累计向多家药店等销售口罩17.5万只，总金额达102960元。后经群众举报和法定机构检验，该批口罩系假劣冒牌产品，细菌过滤性能不符合有关标准。2月4日，辛某某被当地警方抓获归案。

由于一次性使用医用口罩属于医用器材，辛某某的行为符合销售不符合标准的医用器材罪构成要件。此外他还触犯了销售伪劣产品罪、销售假冒注册商标的商品罪。按照"择一重罪处罚"原则，最终司法机关按照销售不符合标准的医用器材罪对其定罪处罚。3月8日，射阳县法院通过网络对该案进行了公开开庭审理，最终以"销售不符合标准的医用器材罪"判处辛某某有期徒刑两年，并处罚金人民币十万元。

讨论 1. 为什么司法机关最终按照销售不符合标准的医用器材罪对其定罪处罚？

2. "择一重罪处罚"与"数罪并罚"有何异同？

任务一 医疗器械认知

医疗器械和药品一样，是用于人类疾病预防、诊断、治疗、监护的特殊产品，其产品质量直接关系到使用者身体健康和生命安全，对其安全性、有效性必须加以控制。

医疗器械作为近代科学技术的产品，被广泛应用于疾病的治疗、保健和康复过程，成为现代医学领域不可或缺的重要手段，并在现代医疗服务中占有越来越重要的地位，将来也一定会为我国大健康产业做出越来越重要的贡献。

医疗器械行业发展迅速，医疗器械产品具有数量大、品种多、涉及门类广、学科多、跨领域的特征，它将现代计算机技术、精密机械技术、激光技术、放射技术、核技术、磁技术、检测传感技术、化学检测技术、生物医学技术和信息技术结合在一起，是现代高新技术的结晶。因此，国家通过制定专门的法律法规，加大对医疗器械的监管力度，使医疗器械的生产、经营和使用等越来越规范化，从而保障了公众的身体健康和生命安全。

目前，随着人工智能、物联网等技术的日趋成熟，在医用机器人、大型医疗设备、应急救援医疗设备、生物三维打印技术和可穿戴医疗设备等方面都取得了巨大飞跃，未来医疗器械是朝着移动化、智能化方向发展，未来智慧医疗发展潜力巨大。

你知道吗

我国医疗器械行业产业概况

近几年，我国医疗器械行业得到了迅猛发展。2019 年，中国医疗器械行业市场规模超过了 6200 亿元，已成为全球第二大医疗器械市场。我国医疗器械企业主要集中在珠三角、长三角以及京津冀环渤海三个地区。截至 2020 年 7 月，全国共有医疗器械生产企业（许可）13824 家，医疗器械生产企业（备案）12771 家，医疗器械生产企业共约 2.66 万家，其中以广东、江苏、山东、浙江和北京为典型省市，拥有的医疗器械生产企业数量分别为 4547 家、3292 家、2558 家、2448 家和 1189 家。我国的医疗器械产品（注册）文号有 77277 个，医疗器械产品（备案）文号有 8471 个，共约 16.2 万个文号。在发达国家中，医疗器械产业和药品产业的规模比例基本在 1∶1 左右，而我国医疗器械产业规模仅为药品产业规模的 1/4 ~ 1/3，产业发展潜力巨大。目前中国医疗器械行业已经具有了许多加快发展的有利条件，未来 10 年将是中国医疗器械行业快速发展的"黄金时期"。

一、医疗器械的概念

医疗器械，是指直接或者间接用于人体的仪器、设备、器具、体外诊断试剂及校准物、材料以及其他类似或者相关的物品，包括所需要的计算机软件；其效用主要通过物理等方式获得，不是通过药理学、免疫学或者代谢的方式获得，或者虽然有这些方式参与但是只起辅助作用。其目的是：①疾病的诊断、预防、监护、治疗或者缓解；②损伤的诊断、监护、治疗、缓解或者功能补偿；③生理结构或者生理过程的检验、替代、调节或者支持；④生命的支持或者维持；⑤妊娠控制；⑥通过对来自人体的样本进行检查，为医疗或者诊断目的提供信息。

二、医疗器械的分类管理 ☕ 微课

依据不同的分类方法，医疗器械可以有不同的分类。如，依据产品结构特征的不同，医疗器械可以分为无源医疗器械和有源医疗器械；依据是否接触人体，医疗器械可分为接触人体器械和非接触人体器械，等等。为了规范医疗器械分类，2015 年国家食品药品监督管理总局颁布了《医疗器械分类规则》，通过医疗器械的结构特征、使用形式、使用状态、是否接触人体等因素，对医疗器械进行综合分类判定。

2016 年，国家食品药品监督管理总局对《医疗器械分类目录》（2002 年制定，当时将医疗器械分为 43 个大类，每个大类又包括若干小类）进行修订。2017 年 9 月发布了新修订的《医疗器械分类目录》，自 2018 年 8 月 1 日起实施。新《医疗器械分类目录》将医疗器械分为 22 个子目录，子目录又由一级产品类别、二级产品类别、产品描述、预期用途、品名举例和管理类别组成，其框架和内容较原《医疗器械分类目录》有较大调整，这对医疗器械的注册、生产、经营、使用等各环节都将产生较大影响。

为加强对医疗器械的监督管理，强化风险管理，《医疗器械监督管理条例》第四条规定："国家对医疗器械按照风险程度实行分类管理"，即对不同风险的医疗器械产品采取宽严有别的监督管理措施。按照风险程度由低到高，医疗器械管理类别依次为第一类、第二类和第三类。具体介绍如下。

第一类是风险程度低，实行常规管理可以保证其安全、有效的医疗器械。常见的有：基础外科用的刀、钳、镊、夹等，听诊器、负压罐、医用降温贴、医用棉球棉签、纱布绷带、创可贴、医用放大镜、检查手套、病人推床等风险较低的医疗器械产品。

第二类是具有中度风险，需要严格控制管理以保证其安全、有效的医疗器械。常见的有：血压计、体温计、血糖仪、针灸针、医用口罩、医用手套、医用防护服、助听器、避孕套、肠道插管、真空采血管、内窥镜、心电图机、B 超、胃镜、生化分析仪、病人监护仪、高压蒸汽灭菌器等有一定风险的医疗器械产品。

第三类是具有较高风险，需要采取特别措施严格控制管理以保证其安全、有效的医疗器械。常见的有：一次性无菌注射器、一次性使用输液器、血管支架、骨钉、骨板、心脏起搏器、人工食道、心脏除颤器、CT、核磁共振、加压氧舱等风险较高的医疗器械产品。

三、国家重点监管的医疗器械目录

为加强医疗器械生产监管，2002 年国家公布了《国家重点监管医疗器械目录》，2009 年、2014 年又先后对其进行了修订。修订内容包括以下几项。

1. 一次性使用输血、输液、注射用医疗器械。一次性使用无菌注射器（含自毁式、胰岛素注射、高压造影用）；一次性使用无菌注射针（含牙科、注射笔用）；一次性使用输液器（含精密、避光、压力输液等各型式）；一次性使用静脉输液针；一次性使用静脉留置针；一次性使用真空采血器；一次性使用输血器；一次性使用塑料血袋；一次性使用麻醉穿刺包。

2. 植入材料和人工器官类医疗器械。普通骨科植入物（含金属、无机、聚合物等材料的板、钉、针、棒、丝、填充、修复材料等）；脊柱内固定器材；人工关节；人工晶体；血管支架（含动静脉及颅内等中枢及外周血管用支架）；心脏缺损修补/封堵器械；人工心脏瓣膜；血管吻合器械（含血管吻合器、动脉瘤夹）；组织填充材料（含乳房、整形及眼科填充等）。

3. 同种异体医疗器械。

4. 动物源医疗器械。

5. 计划生育用医疗器械。宫内节育器；避孕套（含天然胶乳橡胶和人工合成材料）。

6. 体外循环及血液处理医疗器械。人工心肺设备辅助装置（含接触血液的管路、滤器等）；血液净化用器具（含接触血液的管路、过滤/透析/吸附器械）；透析粉、透析液；氧合器；人工心肺设备；血液净化用设备。

7. 循环系统介入医疗器械。血管内造影导管；球囊扩张导管；中心静脉导管；外周血管套管；动静脉介入导丝、鞘管；血管内封堵器械（含封堵器、栓塞栓子、微球）。

8. 高风险体外诊断试剂。人间传染高致病性病原微生物（第三、四类危害）检测相关的试剂；与血型、组织配型相关的试剂。

9. 其他。角膜接触镜（含角膜塑形镜）；医用可吸收缝线；婴儿保育设备（含各类培养箱、抢救台）；麻醉机/麻醉呼吸机；生命支持用呼吸机；除颤仪；心脏起搏器；医用防护口罩、医用防护服；一次性使用非电驱动式输注泵；电驱动式输注泵。

需要注意的是，对于一次性使用的医疗器械，不得重复使用。对使用过的，应当按照国家有关规定销毁并记录。

任务二　医疗器械的监督管理

实例分析

湖南省长沙市"4·23"特大非法制售假避孕套案

2014年4月23日，长沙市食品药品监管局与当地公安机关联合行动，对湖南新大利科技有限公司涉嫌非法制售天然乳胶橡胶避孕套一案进行了查处。8个生产、仓储窝点被查封，现场查获避孕套半成品（成品）近3500万只，企业法人陈某新被抓捕归案。

经查，湖南新大利科技有限公司于2013年5月成立，注册经营范围为电子玩具生产、组装和销售。该公司在未取得《医疗器械生产许可证》的情况下，非法委托广东汇通乳胶制品有限公司等为其生产避孕套半成品（成品），自己再非法印制说明书和标签，包装销往全国。经查，广东汇通乳胶制品有限公司等共为该涉案企业提供避孕套成品（半成品）近2亿只，涉案货值金额高达2.3亿元。此外，该公司还存在随意标注生产日期等问题。由于这些非法产品销售几乎涉及全国（除西藏、港、澳、台），该案被国家食品药品监督管理总局列为全国医疗器械"五整治"头号督办案件。

　　讨论　1. 此案中的天然乳胶橡胶避孕套属于第几类医疗器械?

　　　　　2. 该案应如何定性和处罚?

一、我国医疗器械监管的法规体系

　　在医疗器械监管法规体系建设方面,我国已形成了由行政法规、行政规章、规范性文件等构成的层级清晰、互为补充的法规体系。

　　1. 行政法规　医疗器械监管行政法规是指国务院颁布的《医疗器械监督管理条例》,这是我国医疗器械监督管理法规体系的核心,它对医疗器械监督管理各方面的问题作出了基本规定,其内容涉及医疗器械的研制、生产、经营、使用活动及其监督管理等全过程。

　　根据《国务院 2019 年立法工作计划》,《医疗器械监督管理条例》将于近期再次全面修订,由国家市场监管总局和国家药品监督管理局起草修正案草案,目前在征求意见阶段。

　　2. 行政规章　围绕着《医疗器械监督管理条例》的贯彻实施,国家药品监督管理局及相关部门先后制定了相应的配套规章,主要包括《医疗器械注册管理办法》《医疗器械生产监督管理办法》《医疗器械经营监督管理办法》《医疗器械使用质量监督管理办法》《医疗器械临床试验质量管理规范》《医疗器械分类规则》《医疗器械通用名称命名规则》《医疗器械说明书和标签管理规定》《医疗器械召回管理办法》《医疗器械不良事件监测和再评价管理办法》《医疗器械广告审查办法》等,这些行政规章对医疗器械的研制、分类、临床试验、注册、生产、经营、使用、广告宣传、不良事件监测和再评价等方面作出了具体规定,构成了医疗器械监管法规体系的主体。

　　3. 规范性文件　医疗器械监管规范性文件是指行政法规及规章外,医疗器械监管部门在法定职权内依法制定的针对医疗器械的公告、通告、通知等。这类法规文件数量多、内容丰富、形式多样,是对医疗器械监管行政法规和行政规章的重要补充,比如:《关于深化审评审批制度改革鼓励药品医疗器械创新的意见》《关于发布第一类医疗器械产品目录的通告》《医疗器械生产企业分类分级监督管理规定》《国家重点监管医疗器械目录》《医疗器械标准规划(2018—2020 年)》《关于贯彻落实"证照分离"改革措施进一步推进医疗器械审评审批制度改革的通知》《关于印发医疗器械检验工作规范的通知》《关于印发 2018 年严厉打击违法违规经营使用医疗器械专项整治工作方案的通知》《关于扩大医疗器械注册人制度试点工作的通知》等。

　　医疗器械行政法规、行政规章、规范性文件构成了医疗器械监督管理的法规体系,其中行政法规是核心,行政规章是主体,规范性文件是重要补充。

　　目前我国现行的医疗器械主要法规文件如表 12 – 1 所示。

表 12 - 1　现行的医疗器械监管主要法规文件

序号	名称	颁布形式	施行时间	备注
1	医疗器械监督管理条例	国务院令第 650 号	2014 年 6 月 1 日	2017 年部分条款修改
2	医疗器械注册管理办法	国家食品药品监督管理总局令第 4 号	2014 年 10 月 1 日	
3	体外诊断试剂注册管理办法	国家食品药品监督管理总局令第 5 号	2014 年 10 月 1 日	
4	医疗器械说明书和标签管理规定	国家食品药品监督管理总局令第 6 号	2014 年 10 月 1 日	
5	医疗器械分类规则	国家食品药品监督管理总局令第 15 号	2016 年 1 月 1 日	
6	医疗器械使用质量监督管理办法	国家食品药品监督管理总局令第 18 号	2016 年 2 月 1 日	
7	医疗器械通用名称命名规则	国家食品药品监督管理总局令第 19 号	2016 年 4 月 1 日	
8	医疗器械临床试验质量管理规范	国家食品药品监督管理总局令第 25 号	2016 年 6 月 1 日	
9	医疗器械召回管理办法	国家食品药品监督管理总局令第 29 号	2017 年 5 月 1 日	
10	医疗器械标准管理办法	国家食品药品监督管理总局令第 33 号	2017 年 7 月 1 日	
11	医疗器械生产监督管理办法	国家食品药品监督管理总局令第 7 号	2014 年 10 月 1 日	2017 年 11 月 7 日修正
12	医疗器械经营监督管理办法	国家食品药品监督管理总局令第 8 号	2014 年 10 月 1 日	2017 年 11 月 7 日修正
13	医疗器械网络销售监督管理办法	国家食品药品监督管理总局令第 38 号	2018 年 3 月 1 日	
14	医疗器械不良事件监测和再评价管理办法	国家市场监督管理总局令第 1 号	2019 年 1 月 1 日	

二、《医疗器械监督管理条例》简介

2000 年 4 月，国务院颁布实施了《医疗器械监督管理条例》（国务院令第 276 号）（以下简称《条例》），标志着我国医疗器械监督管理走上依法监管新阶段。2014 年国家对《条例》做了修订（国务院令第 650 号），2017 年又对《条例》部分条款进行了修改（国务院令第 680 号）。

现行的《医疗器械监督管理条例》共八章八十条。包括：总则，医疗器械产品注册与备案，医疗器械生产，医疗器械经营与使用，不良事件的处理与医疗器械的召回，监督检查，法律责任，附则。

（一）总则

1. 立法目的、适用范围与监督管理机构。为保证医疗器械的安全、有效，保障人体健康和生命安全，《条例》规定了在中华人民共和国境内凡从事医疗器械的研制、生产、经营、使用活动及其监督管理的，都应当遵守《条例》。国家药品监督管理部门负责全国医疗器械监督管理工作。目前，我国的医疗器械监督管理由国家药品监督管理局（NMPA）负责，具体由医疗器械注册管理司和医疗器械监督管理司负责。县级以上地方人民政府药品监督管理部门负责本行政区域的医疗器械监督管理工作。

2. 国家对医疗器械实行分类管理。根据其风险程度分为三类，即低风险的一类医疗器械、中等风险的二类医疗器械和较高风险的三类医疗器械。

3. 医疗器械产品应当符合医疗器械强制性国家标准；尚无强制性国家标准的，应当符合医疗器械强制性行业标准。

（二）医疗器械产品注册与备案

《条例》第八条规定："第一类医疗器械实行产品备案管理，第二类、第三类医疗器械实行产品注册管理。"规定了产品注册备案应提交的资料、药品监管部门审批的程序及要求。

> **请你想一想**
>
> 我国为什么对第一类医疗器械实行产品备案管理，却对第二类、第三类医疗器械必须实行注册管理？

（三）医疗器械生产

1. 规定了从事医疗器械生产活动应当具备的条件。

2. 规定了开办医疗器械生产企业的程序及生产医疗器械的要求。

3. 对医疗器械通用名称、说明书和标签作了规定。

（四）医疗器械经营与使用

1. 规定了开办医疗器械经营企业的条件、程序及经营医疗器械的要求。

2. 对医疗器械使用单位购进和使用医疗器械作出了规定。

3. 对进口医疗器械的相关规定。

（五）不良事件的处理与医疗器械的召回

1. **不良事件监测制度**　国家建立医疗器械不良事件监测制度，对医疗器械不良事件及时进行收集、分析、评价和控制。医疗器械生产经营企业、使用单位应当对所生产经营使用的医疗器械开展不良事件监测；发现医疗器械不良事件或可疑不良事件，应按规定及时向医疗器械不良事件监测技术机构报告。国家药品监督管理部门根据医疗器械不良事件评估结果及时采取发布警示信息以及责令暂停生产、销售、进口和使用等控制措施。

2. **医疗器械再评价和召回制度**　《条例》规定有下列情形之一的，省级以上药品监督管理部门应当对已注册的医疗器械须组织开展再评价：根据科学研究的发展，对医疗器械的安全、有效有认识上的改变的；医疗器械不良事件监测、评估结果表明医疗器械可能存在缺陷的；国务院药品监督管理部门规定的其他需要进行再评价的情形。

（六）监督管理

1. 规定了药品监督管理部门对医疗器械监督检查的内容、职权及采取的措施。

2. 规定了医疗器械抽查检验制度。药品监督管理部门应当加强对医疗器械生产经营企业和使用单位生产、经营、使用的医疗器械的抽查检验。经国家药品监督管理等有关部门认定的检验机构，方可对医疗器械实施检验。省级以上药品监督管理部门应当根据抽查检验结论及时发布医疗器械质量公告。卫生健康主管部门应当对大型医用设备的使用状况进行监督和评估。

3. 对医疗器械广告、咨询、投诉、举报等作出了规定。

（七）法律责任

医疗器械产品质量的优劣，直接影响到对疾病的诊断、治疗效果和公众的身体健康。违反国家医疗器械法律法规的不同情形，由县级以上药品监督管理部门根据情节轻重，分别给予责令改正，警告，没收违法产品及违法所得，罚款，责令停产停业整顿，吊销医疗器械注册证、医疗器械生产、经营许可证。构成犯罪的，依法追究刑事责任。造成人身、财产或者其他损害的，依法承担赔偿责任。

县级以上人民政府药品监督管理部门或者其他有关部门不履行医疗器械监督管理职责或者滥用职权、玩忽职守、徇私舞弊的，由监察机关或者任免机关对直接负责的主管人员和其他直接责任人员依法给予警告、记过或者记大过的处分；造成严重后果的，给予降级、撤职或者开除的处分。

（八）附则

明确了医疗器械及医疗器械使用单位的定义，规定了医疗器械产品注册收费、中医医疗器械管理、军队医疗器械使用管理等方面的内容。

任务三　医疗器械生产、经营管理

实例分析

普通药店超范围经营第三类医疗器械

2018 年 11 月，广东省惠州市食品药品监督管理局在日常监督检查中，发现惠州市五星药业有限公司大岭五星药品商场售卖"一次性使用输液器"。经调查，大岭五星药品商场有《第二类医疗器械经营备案凭证》，但没有第三类医疗器械的经营资质。根据有关规定，"一次性使用输液器"属于第三类医疗器械，所以，该药店属于超范围经营医疗器械。根据《医疗器械监督管理条例》及相关规定，惠州市食品药品监督管理局对该药店给予了以下行政处罚：没收违法所得38元，没收违法经营的医疗器械"一次性使用输液器"共 87 套，处罚款 10000 元整，罚没款合计 10038 元。

讨论　1. 第三类医疗器械具有什么特点？

　　　2. 国家对第三类医疗器械的经营有哪些具体要求？

一、医疗器械的生产管理

医疗器械作为关系到公众身体健康和生命安全的特殊产品，需要对其生产环节进行严格管理，规范生产行为，从而保证医疗器械的安全、有效。2014 年 7 月，国家食品药品监督管理总局颁布了《医疗器械生产监督管理办法》；同年 12 月，又发布了《医疗器械生产质量管理规范》。

（一）开办医疗器械生产企业的条件

1. 有与生产的医疗器械相适应的生产场地、环境条件、生产设备以及专业技术人员。

2. 有对生产的医疗器械进行质量检验的机构或者专职检验人员以及检验设备。

3. 有保证医疗器械质量的管理制度。

4. 有与生产的医疗器械相适应的售后服务能力。

5. 符合产品研制、生产工艺文件规定的要求。

（二）医疗器械的备案和注册管理

医疗器械备案是指医疗器械备案人向医疗器械监督管理部门提交备案资料，医疗器械监督管理部门对提交的备案资料存档备查。医疗器械注册是指医疗器械监督管理部门根据医疗器械注册申请人的申请，依照法定程序，对其拟上市医疗器械的安全性、有效性研究及其结果进行系统评价，以决定是否同意其申请的过程。凡在我国境内生产、销售、使用的医疗器械的，均应按照规定申请办理备案或者注册。

我国规定，对第一类医疗器械，实行备案管理。境内第一类医疗器械的备案，备案人向设区的市级医疗器械监督管理部门提交备案资料。进口第一类医疗器械的备案，备案人向国家药品监督管理局提交备案资料。

对第二类、第三类医疗器械，实行注册管理。境内第二类医疗器械由省级药品监督管理部门审查，批准后核发《医疗器械注册证》；境内第三类医疗器械由国家药品监督管理局审查，批准后核发《医疗器械注册证》。进口第二类、第三类医疗器械由国家药品监督管理局审查，批准后核发《医疗器械注册证》。

香港、澳门、台湾地区医疗器械的注册、备案，参照进口医疗器械办理。

《医疗器械注册证》有效期为 5 年，有效期届满需延续注册。《医疗器械注册证》格式由国家药品监督管理部门统一制定。

（三）医疗器械生产的备案与许可

生产第一类医疗器械，生产企业向所在地设区的市级医疗器械监督管理部门办理第一类医疗器械生产备案。符合规定条件予以备案的，发给第一类医疗器械生产备案凭证。

生产第二类、第三类医疗器械的，生产企业须向所在地省级药品监督管理部门提出生产许可申请，并提交所生产医疗器械注册证及相关证明资料等。经审核和现场核查，符合规定条件予以许可的，发给《医疗器械生产许可证》。

《医疗器械生产许可证》有效期为5年，有效期届满需要延续的应当重新审查发证。《医疗器械生产许可证》载明许可证编号、企业名称、法定代表人、企业负责人、住所、生产地址、生产范围、发证部门、发证日期和有效期限等事项，还附有医疗器械产品登记表、产品名称、注册号等信息。

（四）医疗器械生产质量管理规范

为加强医疗器械生产监督管理，建立健全与生产医疗器械相适应的质量管理体系，根据《医疗器械监督管理条例》和相关法规规定，2014年12月国家食品药品监督管理总局颁布《医疗器械生产质量管理规范》，2015年9月公布了《医疗器械生产质量管理规范现场检查指导原则》。

《医疗器械生产质量管理规范》和《医疗器械生产质量管理规范现场检查指导原则》，从医疗器械生产企业的机构与人员、厂房与设施、设备、文件管理、设计与开发、采购、生产管理、质量控制、销售和售后服务、不合格品控制、不良事件监测分析改进等方面对其质量体系作出了具体规定。医疗器械生产企业必须按照规范要求组织生产，切实保证医疗器械产品质量。

你知道吗

近几年与医疗器械行业紧密相关、影响较大的几项行业政策：一是集中采购。2018年医疗器械集中采购出现了"直接挂网＋议价""动态联动""联盟采购""捆绑招标""谈判"等新特点，随着国家"4＋7"带量采购的深化和"国采平台"建设，未来集中采购方式将会发生较大改变。二是分级诊疗。2019年国家卫健委提出"四个分开"，加速推进分级诊疗，使基层医疗器械需求增长旺盛。三是两票制。2018年国家鼓励公立医疗机构实行医用耗材购销"两票制"，加强流通环节监管。四是取消加成。2017年国家发改委《关于全面深化价格机制改革的意见》明确进一步取消医用耗材加成，实行零差率销售。五是严管设备捐赠、叫停"设备＋试剂"捆绑。2018年国家要求医疗机构等单位不得擅自接受企业捐赠赞助的设备、耗材、试剂、经费等。此外，营改增、金税三期、"互联网＋医疗"等政策，也将对医疗器械行业的未来发展产生重要的影响。

二、医疗器械的经营管理

医疗器械经营，是指以购销的方式提供医疗器械产品的行为，包括采购、验收、贮存、销售、运输、售后服务等。经营形式分为批发和零售。

医疗器械批发，是指将医疗器械销售给具有资质的经营企业或者使用单位的医疗器械经营行为。医疗器械零售，是指将医疗器械直接销售给消费者的医疗器械经营行为。

为了加强医疗器械经营监督管理，规范医疗器械经营流通行为，根据《医疗器械监督管理条例》和相关法规规定，原国家食品药品监督管理总局制订了一系列规章和规范性文件，主要有《医疗器械经营监督管理办法》《医疗器械经营质量管理规范》《医疗器械经营质量管理规范现场检查指导原则》《医疗器械经营企业分类分级监督管理规定》《医疗器械经营环节重点监管目录及现场检查重点内容》等。

（一）开办医疗器械经营企业的条件

1. 具有与经营范围和经营规模相适应的质量管理机构或者质量管理人员，质量管理人员应当具有国家认可的相关专业学历或者职称。

2. 具有与经营范围和经营规模相适应的经营、贮存场所。

3. 具有与经营范围和经营规模相适应的贮存条件。

4. 具有与经营的医疗器械相适应的质量管理制度。

5. 具备与经营的医疗器械相适应的专业指导、技术培训和售后服务的能力，或者约定由相关机构提供技术支持。

从事第三类医疗器械经营的企业还应当具有符合医疗器械经营质量管理要求的计算机信息管理系统，保证经营的产品可追溯。同时，也鼓励从事第一类、第二类医疗器械经营的企业建立符合医疗器械经营质量管理要求的计算机信息管理系统。

（二）医疗器械经营的备案与许可管理

《医疗器械监督管理条例》规定，医疗器械经营实施备案、许可制度。《医疗器械经营监督管理办法》规定，按照医疗器械风险程度，医疗器械经营实施分类管理。经营第一类医疗器械不需许可和备案，经营第二类医疗器械实行备案管理，经营第三类医疗器械实行许可管理。

经营第二类医疗器械，经营企业向所在地设区的市级医疗器械监督管理部门备案，填写第二类医疗器械经营备案表并提交相关证明资料。医疗器械监管部门对申请备案企业提交资料的完整性进行核对，符合规定的予以备案，发给第二类医疗器械经营备案凭证。

经营第三类医疗器械，经营企业向所在地设区的市级医疗器械监督管理部门申请经营许可并提交相关证明资料。医疗器械监管部门对申请人提出的第三类医疗器械经营许可申请，经审核符合规定条件的，设区的市级医疗器械监督管理部门依法发给《医疗器械经营许可证》。《医疗器械经营许可证》有效期为5年，载明许可证编号、企业名称、法定代表人、企业负责人、住所、经营场所、经营方式、经营范围、库房地址、发证部门、发证日期和有效期限等事项。

（三）医疗器械经营质量管理规范

医疗器械经营企业众多，但普遍存在经营企业规模小、管理不规范的问题，导致经营过程中不规范的经营和违法违规行为较多，这些不规范经营行为给公众安全带来很大威胁。因此，2014年12月国家食品药品监督管理总局发布了《医疗器械经营质量管理规范》，还有与之配套的《医疗器械经营质量管理规范现场检查指导原则》。

《医疗器械经营质量管理规范》明确了医疗器械经营企业质量管理体系的内容，对医疗器械经营企业职责与制度、人员与培训、设施与设备提出了明确要求，对经营过程中的采购、收货、验收、入库、储存、检查、销售、出库、运输和售后服务等环节做了详细规定。《医疗器械经营质量管理规范现场检查指导原则》包括一般项目和关键项目，适用于医疗器械监管部门对第三类医疗器械经营企业经营许可的现场核查、第二类医疗器械经营企业经营备案后的现场核查和医疗器械经营企业的各类监督检查。

你知道吗

医疗器械经营企业分类分级监督管理

我国医疗器械经营企业众多，据统计许可企业已超过23万家，还有备案企业62万余家。为落实习近平总书记"四个最严"要求以及《国务院关于加强和规范事中事后监管的指导意见》，国家药品监督管理局对医疗器械依法依规实行全覆盖的重点监管。2015年8月，国家食品药品监督管理总局颁布了《医疗器械经营企业分类分级监督管理规定》，对医疗器械经营企业采取分类分级监管模式，即根据经营产品风险程度、质量管理水平和信用信息等因素，将医疗器械经营企业分为不同的类别，并按照属地监管的原则，实施分级动态管理。目前我国将医疗器械经营企业分为三种情况进行监管，即三级监管。最高监管级别：主要是对医疗器械重点监管目录涉及的经营企业、为其他医疗器械生产经营企业提供贮存和配送服务的经营企业、上一年度受到行政处罚且整改不到位和存在不良信用记录的经营企业进行的监管。二级监管：主要是对除三级监管外的第二、三类医疗器械批发企业进行的监管。一级监管：最低监管级别，主要是对除二、三级监管外的其他医疗器械经营企业进行的监管。

三、医疗器械说明书、标签管理

医疗器械说明书是由医疗器械注册人或者备案人制作，随产品提供给用户，涵盖该产品安全有效的基本信息，用以指导正确安装、调试、操作、使用、维护、保养的技术文件。医疗器械标签，是指在医疗器械或者其包装上附有的用于识别产品特征和标明安全警示等信息的文字说明及图形、符号。

医疗器械说明书、标签是反映医疗器械安全有效和主要技术特征等基本信息的载体，直接关系到使用医疗器械的安全性和有效性。为规范医疗器械说明书和标签，2014年7月国家食品药品监督管理总局颁布了《医疗器械说明书和标签管理规定》，要求医疗器械说明书和标签的内容应当科学、真实、完整、准确，说明书内容应当与其他注册或者备案资料相符合，医疗器械标签的内容应当与说明书有关内容相符合。同时，还要求医疗器械说明书和标签不得有下列内容。

1. 含有"疗效最佳""保证治愈""包治""根治""即刻见效""完全无毒副作用"等表示功效的断言或者保证的；

2. 含有"最高技术""最科学""最先进""最佳"等绝对化语言和表示的；

3. 说明治愈率或者有效率的；

4. 与其他企业产品的功效和安全性相比较的；

5. 含有"保险公司保险""无效退款"等承诺性语言的；

6. 利用任何单位或者个人的名义、形象作证明或者推荐的；

7. 含有误导性说明，使人感到已经患某种疾病，或者使人误解不使用该医疗器械会患某种疾病或者加重病情的表述，以及其他虚假、夸大、误导性的内容；

8. 法律、法规规定禁止的其他内容。

四、医疗器械不良事件监测与召回管理

医疗器械不良事件是指获准上市的质量合格的医疗器械在正常使用情况下发生的，导致或者可能导致人体伤害的各种有害事件。医疗器械不良事件监测，是对医疗器械不良事件的发现、报告、评价和控制的过程。为加强对医疗器械不良事件监测和再评价，及时、有效控制医疗器械上市后风险，2018 年 8 月国家市场监督管理总局和国家卫生健康委员会联合颁布了《医疗器械不良事件监测和再评价管理办法》，明确了医疗器械上市许可持有人的监测主体责任，完善了不良事件监测制度，强化了风险控制要求，建立了重点监测制度，完善了再评价制度，强化了监督检查。

医疗器械召回，是指医疗器械生产企业按照规定的程序对其已上市销售的某一类别、型号或者批次的存在缺陷的医疗器械产品，采取警示、检查、修理、重新标签、修改并完善说明书、软件更新、替换、收回、销毁等方式进行处理的行为。医疗器械生产企业发现其生产的医疗器械不符合强制性标准、经注册或者备案的产品技术要求或者存在其他缺陷的，应当立

> **请你想一想**
>
> 在实施医疗器械召回时，医疗器械生产企业、医疗器械经营企业及使用单位分别应承担怎样的召回责任？

即停止生产，并通知相关生产经营企业、使用单位和消费者停止经营和使用，主动召回已经上市销售的医疗器械，采取补救、销毁等措施，记录相关情况，发布相关信息，并将医疗器械召回和处理情况向药品监督管理部门和卫生健康主管部门报告。

为控制存在缺陷的医疗器械产品，消除安全隐患，保证医疗器械的安全、有效，2017 年 1 月国家食品药品监督管理总局颁布了《医疗器械召回管理办法》。根据医疗器械缺陷的严重程度，医疗器械召回分为：①一级召回，使用该医疗器械可能或者已经引起严重健康危害的；②二级召回，使用该医疗器械可能或者已经引起暂时的或者可逆的健康危害的；③三级召回，使用该医疗器械引起危害的可能性较小但仍需要召回的。

五、医疗器械广告管理

为了保证医疗器械广告的合法、真实、科学，2009 年国家颁布了《医疗器械广告

审查办法》和《医疗器械广告审查发布标准》。

医疗器械广告的审批由省级医疗器械监督管理部门负责。医疗器械广告的申请人必须是具有合法资格的医疗器械生产企业或者医疗器械经营企业；医疗器械经营企业作为申请人的，必须征得医疗器械生产企业的同意。

申请人向医疗器械广告审查机关申请医疗器械广告批准文号并提交相关资料，广告审查机关对审查合格的发给医疗器械广告批准文号。广告发布者不得发布未取得批准文件、批准文件的真实性未经核实或广告内容与批准文件不一致的医疗器械广告。

医疗器械广告中有关产品名称、适用范围、性能结构及组成、作用机制等内容应当以医疗器械监管部门批准的产品注册证明文件为准。医疗器械广告中必须标明经批准的医疗器械名称、生产企业名称、注册证号、广告批准文号。推荐给个人使用的医疗器械产品广告，必须标明"请仔细阅读产品说明书或在医务人员的指导下购买和使用"。

目标检测

一、单项选择题

1. 国家按照风险程度对医疗器械实行分类管理，其中风险程度最高的是（　　）医疗器械。

    A. 第一类　　　　　B. 第二类　　　　　C. 第三类　　　　　D. 第四类

2. 按照医疗器械的管理分类，医用口罩属于（　　）医疗器械。

    A. 第一类　　　　　B. 第二类　　　　　C. 第三类　　　　　D. 第四类

3. 按照 2017 年新修订的《医疗器械分类目录》，目前将医疗器械分为（　　）个子目录。

    A. 15　　　　　　　B. 17　　　　　　　C. 22　　　　　　　D. 42

4. 在我国医疗器械监督管理法规体系中，处于核心地位的是（　　）

    A.《医疗器械监督管理条例》　　　B.《医疗器械注册管理办法》

    C.《医疗器械生产监督管理办法》　　D.《医疗器械经营监督管理办法》

5.《医疗器械注册证》有效期（　　）年，有效期届满需要延续注册。

    A. 2　　　　　　　　B. 3　　　　　　　C. 5　　　　　　　D. 10

6. 在我国，目前对医疗器械生产实行备案管理的是（　　）医疗器械。

    A. 第一类　　　　　B. 第二类　　　　　C. 第三类　　　　　D. 全部是

7. 在我国，生产医疗器械必须依照（　　）相关要求进行。

    A.《医疗器械生产质量管理规范》　　B.《医疗器械经营质量管理规范》

    C.《医疗器械使用质量管理规范》　　D.《医疗器械临床试验质量管理规范》

8. 以下不属于国家重点监管的医疗器械的是（　　）

    A. 一次性输液器　　　　　　　　　B. 血液净化用设备

    C. 麻醉呼吸机　　　　　　　　　　D. 核磁共振

9. 按照有关规定，我国医疗器械广告的审批由（　　）负责。

    A. 县级医疗器械监督管理部门   B. 市级医疗器械监督管理部门

    C. 省级医疗器械监督管理部门   D. 国家医疗器械监督管理部门

10. 按照我国有关规定，对于一次性使用的医疗器械，不得重复使用。对使用过的，应当按照有关规定（　　）并记录。

    A. 回收至生产企业   B. 销毁

    C. 可改作他用   D. 做废品卖出

二、多项选择题

1. 在以下医疗器械中，属于第三类医疗器械的是（　　）

    A. CT   B. 一次性注射器

    C. 一次性输液器   D. 骨板

    E. 血管支架

2. 我国对医疗器械实行注册管理的是（　　）医疗器械。

    A. 第一类   B. 第二类   C. 第三类

    D. 全都是   E. 全不是

3. 医疗器械不良事件监测是指对医疗器械不良事件（　　）的过程。

    A. 发现   B. 报告   C. 评价

    D. 控制   E. 以上全是

4. 我国开办医疗器械生产企业的条件是（　　）

    A. 有与生产的医疗器械相适应的生产场地、环境条件、生产设备以及专业技术人员

    B. 有对生产的医疗器械进行质量检验的机构或者专职检验人员以及检验设备

    C. 有保证医疗器械质量的管理制度

    D. 有与生产的医疗器械相适应的售后服务能力

    E. 产品研制、生产工艺文件规定的要求

5. 以下属于国家重点监管的医疗器械的是（　　）

    A. 一次性无菌注射器   B. 人工晶体

    C. 组织填充材料   D. 避孕套

    E. 医用防护口罩

书网融合……

微课　　　　　　划重点　　　　　　自测题

项目一

一、单项选择题

1. C 2. B 3. B 4. A 5. B 6. A 7. C 8. D 9. B 10. A

二、多项选择题

1. AB 2. AB 3. BDE 4. BCD 5. ABCDE

项目二

一、单项选择题

1. C 2. C 3. B 4. D 5. C 6. A 7. A 8. D 9. B 10. D

二、多项选择题

1. ABCDE 2. ABCD 3. ABCD 4. ABCDE 5. AC

项目三

一、单项选择题

1. A 2. A 3. D 4. C 5. D 6. D 7. C 8. D 9. C 10. D

二、多项选择题

1. ABCDE 2. BCD 3. ACD 4. CDE 5. ABCD

项目四

一、单项选择题

1. B 2. A 3. A 4. D 5. C 6. D 7. B 8. C 9. C 10. B 11. C

12. B 13. B 14. D

二、多项选择题

1. ABCE 2. ADE 3. ABCDE 4. ACDE 5. ACDE 6. AC

7. ABCDE 8. ABC 9. AE 10. ABCDE

项目五

一、单项选择题

1. C 2. D 3. B 4. A 5. B 6. A 7. A 8. B 9. A 10. A

二、多项选择题

1. BD 2. ABCD 3. ABD 4. ABC 5. ABCDE

项目六

一、单项选择题

1. C 2. D 3. B 4. D 5. D 6. A 7. B 8. C 9. A 10. B